四维骨愈合

FOUR-DIMENSIONAL BONE HEALING

主审 / 张明华

主编 / 李　颖　温垚珂

U0301723

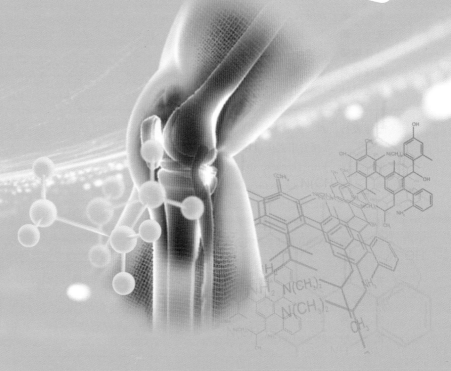

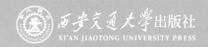

西安交通大学出版社

XI'AN JIAOTONG UNIVERSITY PRESS

图书在版编目(CIP)数据

四维骨愈合 / 李颖,温垚珂主编. -- 西安 :西安
交通大学出版社,2024.11.-- ISBN 978-7-5693-1008-5

Ⅰ.R683

中国国家版本馆 CIP 数据核字第 20240CH143 号

SIWEI GUYUHE

书　　名	四维骨愈合
主　　编	李　颖　温垚珂
责任编辑	张沛烨
责任校对	秦金霞
封面设计	任加盟

出版发行	西安交通大学出版社
	(西安市兴庆南路 1 号　邮政编码 710048)
网　　址	http://www.xjtupress.com
电　　话	(029)82668357　82667874(市场营销中心)
	(029)82668315(总编办)
传　　真	(029)82668280
印　　刷	陕西印科印务有限公司

开　　本	787mm×1092mm　1/16	印张　25.25	字数　522 千字
版次印次	2024 年 11 月第 1 版	2024 年 11 月第 1 次印刷	
书　　号	ISBN 978-7-5693-1008-5		
定　　价	286.00 元		

如发现印装质量问题,请与本社市场营销中心联系。

订购热线:(029)82665248　(029)82667874

投稿热线:(029)82668805

版权所有　侵权必究

主编简介
Chief Editors

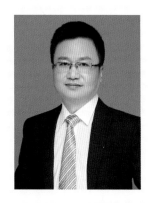

李 颖

医学博士。现任东部战区空军医院骨科主任,创伤中心主任,南京中医药大学、安徽医科大学副教授,硕士生导师。兼任中华医学会骨科学分会第十一届委员会青年委员会创伤学组委员,中国残疾人康复协会肢体残疾康复专业委员会副主任委员,全军显微外科专业委员会委员,全军骨科专业委员会创伤骨科学组委员,中国人民解放军关节镜与运动医学分会空军学组副组长,SICOT中国部数字骨科学会第一届委员会委员,《中华显微外科》编委,《中华创伤骨科》《中国矫形外科》《中华创伤》评审专家。从事创伤骨科临床工作20余年,擅长战(创)伤救治及关节外科,尤其在多发伤损伤或严重肢体损伤的损伤控制性手术、大肢体再植等方面有很深的造诣。承担课题8项,原南京军区重点(重大)项目1项,国家自然科学基金面上项目3项,南京市级项目2项。获原南京军区科技创新奖1项、军队医疗成果奖三等奖2项,国家发明专利3项,实用新型专利6项。以第一作者发表论文15篇,其中SCI论文3篇,出版专著1部。

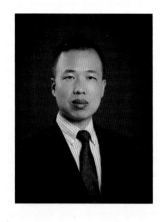

温垚珂

南京理工大学与美国弗吉尼亚理工大学联合培养博士。现任南京理工大学机械工程学院副教授,兼任中华医学会创伤学分会武器创伤学与创伤弹道学学组成员。同时,还担任 *Defence technology* 和《兵工学报》等4个期刊的青年编委。主要研究方向为轻武器杀伤效应、单兵防护技术、材料动态力学行为和人体易损性评估。主持国家自然科学基金面上项目、青年基金、军委科技委基础加强领域基金、国防科技重点实验室基金6项。参与国防科技创新特区重点项目、"叶企孙"科学基金、国家重点基础研究发展计划等项目多项。发表学术论文60余篇,获国防科学技术进步奖一等奖1项、北京市科技进步奖二等奖1项。

主审简介
Chief Referee

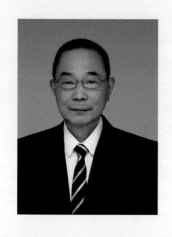

张明华

　　毕业于第四军医大学（现空军军医大学）。曾任空军军医大学第二附属医院骨科副主任。曾任陕西省医学会常委，全军骨肿瘤学组委员，陕西省医学会骨质疏松和骨矿盐疾病分会副主任委员，中国抗癌协会委员，西安医学会骨质疏松与骨矿盐疾病学分会副主任委员，陕西省医学会、西安市医学会医疗事故技术鉴定专家库成员。主要从事骨科生物材料、人工关节生物学固定、脊柱外科、骨病和骨与软组织肿瘤的研究与临床工作。对肢体恶性肿瘤保肢手术、恶性骨盆肿瘤手术、脊柱肿瘤手术切除、复杂疑难软组织肿瘤切除术具有丰富的临床诊疗经验。荣获军队医疗成果奖一等奖 2 项、陕西省科技进步奖一等奖 1 项、中华医学科技奖二等奖 1 项。承担国家高技术研究发展计划子课题 1 项，国家自然科学基金面上项目 1 项，参与国家自然科学基金重点课题 1 项。发表论文 50 余篇，出版专著 3 部。

编委会

主　　编：李　颖　　温垚珂

主　　审：张明华

编　　者：傅庭斌　樊黎霞　戴　伟　王亚平　龙　华

　　　　　王少白　许建辉　童梁成　江立红　范广礼

　　　　　王　飞　王　钦　周　强　张　毅　杨俊生

　　　　　汪剑龄　徐浩然　汪　萌　吴　凡　杨　迪

　　　　　王欢博　孙中洋　杨智伟　王　阳　朱志杰

　　　　　贺　耀　王　芳

学术秘书：徐丽萍　时冬琴

序
PREFACE

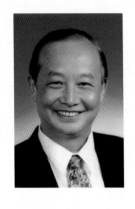

　　四肢骨折是创伤发病率最高的疾病,对骨折术后骨愈合程度的科学定量判断是目前学界的主要难题之一。

　　李颖、温垚珂教授通过长期临床实践,从骨愈合过程入手,以患者临床 CT 影像数据为依托,通过构建骨痂四维地形图,结合对有限元骨承载力、骨折部位壁厚变化的连续观察与分析,对不同阶段的骨折端愈合强度进行智能数值量化,并在共同的时间轴上对数值对比研究,形成四维比值分析法,有效解决了临床治疗中因对骨愈合程度及早期康复治疗的主观判断不当,导致再次骨折或进行再次手术治疗的难题,并对是否需要早期手术干预等一直困扰临床骨科医生的问题,提供客观数据支持,为康复训练方案的制订给出评判依据,帮助骨科医生科学地确定干预时机和干预性质,减少患者痛苦,降低患者的医疗费用和减少就诊时间。

中国工程院院士

2024 年 6 月

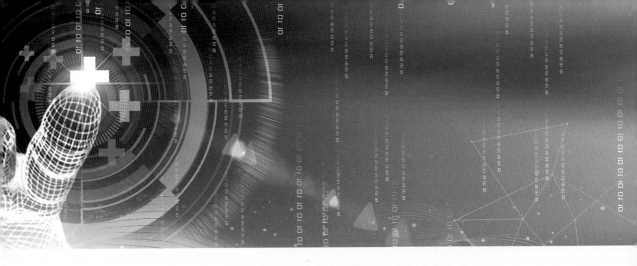

前言
PREFACE

　　不同于关节、脊柱等其他骨科的疾病，对于创伤骨科而言，无论哪种类型的骨折，骨愈合都是终极目的。只有建立在骨愈合基础上的康复，才是完全的功能恢复。虽然部分学者认为，如同人工关节对于自然关节的功能替代一样，"钉-骨复合物"构成的稳定载力结构也是对于天然骨骼的功能替代，并主张不要以取内固定作为唯一手术目的，但是实践证明，没有愈合的"钉-骨复合物"的问题依然很多。界面松动、拔钉、内固定金属疲劳性断裂、金属电解反应、局部无菌性炎症反应等问题有可能出现，所以骨愈合是创伤骨科医师追求的终极目标。

　　骨愈合分为一期愈合和二期愈合，一般认为二期愈合是骨愈合的主要方式，经典的骨愈合过程经历了血肿形成期、纤维骨痂形成期、骨性骨痂形成期和骨痂塑形期四个时期。骨折可以引起一系列的炎症、修复和再塑，这个过程促使损伤的骨组织恢复到初始状态。在骨愈合的过程中，这些骨痂的演变大约经历四个过程，分别是肉芽组织修复期、原始骨痂形成期、成熟骨板期和骨痂塑形期，上述病理过程相互交叉重叠，又按一定的时间阶段逐序发生和演变。在组织与结构的层面上,骨愈合是创伤局部组织坏死后增生重建的过程,其中骨组织的增生包括各类骨细胞的增生和细胞外基质成分增生两大部分,细胞和基质的增生受到各类因子的调节,这种调节在适当的应力刺激下有序发生。由于骨愈合与应力的关系遵循 Wolff 定律,因此有观点认为应力是骨愈合过程的总指挥棒。

目前临床上骨愈合、骨不连和骨愈合不良之间的鉴别诊断主要依靠 X 线片、CT、MRI、DEXA、RSA、EIS 等方法及医生的临床经验判断。其中,CT 及三维重建的应用使图像获得空间感,基于 CT 数据源的三维密度信息研究骨愈合具有良好的应用前景。

数字骨科技术的快速发展,为深入挖掘和研究 CT 数据的内涵,以及临床三维定量的研究骨愈合程度提供了一个实用的工具。我们基于前期工作基础,提出了骨愈合四维分析(目标骨段三维结构＋时间)的工作设想:以骨折端模拟端部应力-位移曲线的形式,量化评估下肢长管骨折的骨愈合程度,基于 CT 数据的数值化计算方法,对不同阶段的骨折端愈合强度进行数值量化,利用骨皮质厚度、皮质体积骨密度和体积骨密度的空间分布差异,在时间轴上对上述数值对比研究,构成四维比值分析法,用以判断骨愈合程度和再骨折风险。采用有限元壁厚分析法,采集 CT 数据源中实时的空间信息(三维壁厚＋体积)和密度信息(平均 CT 值),更便捷地了解骨愈合的实时状态,实现骨愈合程度的快速计算。通过深入探讨、使用数字骨科工具,从生物力学角度实时三维定量研究骨愈合程度,开启一个四维事件视角的研究过程。

编 者

2024 年 6 月

目 录
CONTENTS

第 1 篇

骨组织的生物力学

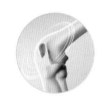

第 1 章　骨的组成与来源 ························ 3

1.1　骨的组织胚胎学来源 ············ 4

1.2　骨的组成成分 ····················· 5

第 2 章　骨组织的结构与功能 ··············· 11

2.1　骨的结构及分类 ················ 11

2.2　骨的血液供应 ··················· 14

第 3 章　骨的生物学特性与骨代谢 ····· 19

3.1　骨的生物学特性 ··············· 19

3.2　骨代谢的周期性特点 ········· 20

3.3　骨代谢的重要影响元素 ······ 22

3.4　骨代谢的调节因素 ··········· 26

第 4 章　骨代谢的分子机制 ················ 31

4.1　miRNA 在骨代谢及骨重建中的作用 ··· 31

4.2　lncRNA 在骨代谢及骨重建中的作用 ··· 36

4.3　蛋白质组学在骨代谢及骨重建中的作用

················ 41

4.4　N^6-甲基腺苷修饰在骨代谢及骨重建中

的作用 ····················· 44

第 5 章　生物工程骨 ························· 49

5.1　骨组织工程学 ················ 49

5.2　骨组织工程支架材料的种类 ········· 50

第6章 骨的生物力学 ……………………………… 53
　6.1 生物力学的基本概念 ……………… 53
　6.2 骨的生物力学基本概念 …………… 60
　6.3 骨的生物力学特性 ………………… 63

第7章 应力与骨重建的关系 …………… 81
　7.1 骨的功能适应性 …………………… 81
　7.2 骨重建的理论 ……………………… 83

第2篇

骨愈合的生物力学

第8章 骨愈合的过程和分类 …………… 93
　8.1 骨愈合的生物学过程 ……………… 93
　8.2 骨愈合四维空间概念 ……………… 97
　8.3 骨愈合的形式分类 ………………… 100

第9章 骨折愈合中的生物力学变化 ……… 103
　9.1 骨折的生物力学 …………………… 103
　9.2 骨痂形成过程中的生物力学 …… 106
　9.3 骨折愈合过程中的生物力学 …… 107

第10章 影响骨愈合的力学与生物学因素 … 119
　10.1 力学因素 …………………………… 119
　10.2 血液供应因素 …………………… 123
　10.3 局部解剖因素 …………………… 123
　10.4 全身因素 ………………………… 124

第11章 骨愈合临床诊断标准 ………… 128
　11.1 影像学评价标准 ………………… 128
　11.2 生物力学评价标准 ……………… 131
　11.3 骨断端的力学稳定性检测 ……… 133
　11.4 固定装置的形变检测 …………… 134
　11.5 血清学标志物 …………………… 134
　11.6 临床检查评价 …………………… 135

第 12 章　骨不愈合的临床问题 ·············· 137
　　12.1　骨不愈合的概念与诊断 ············ 137
　　12.2　骨不连和骨延迟愈合的分类　140
　　12.3　骨延迟愈合的治疗方法 ·············· 142
　　12.4　骨不连的治疗方法 ·············· 145
　　12.5　内固定失效的问题 ·············· 149
　　12.6　促进骨愈合药物治疗 ·············· 150

第 3 篇

人体数字仿真分析技术

第 13 章　数字仿真技术进展 ·············· 163
　　13.1　个体化有限元建模 ·············· 164
　　13.2　统计模型 ·············· 165

第 14 章　数字仿真方法原理及主流软件介绍
·············· 173
　　14.1　数字仿真方法 ·············· 173
　　14.2　软件介绍及特点分析 ·············· 174

第 15 章　人体组织建模方法及力学测试 ······ 179
　　15.1　人体组织建模方法 ·············· 179
　　15.2　人体组织力学测试方法 ·············· 179

第 16 章　骨的数字仿真研究 ·············· 195
　　16.1　有限元技术在人体骨组织创伤中的应用
·············· 196
　　16.2　骨的力学性能简介 ·············· 197
　　16.3　骨骼材料模型 ·············· 200

第 17 章　骨痂组织的仿真研究 ·············· 205

第 18 章　骨科内、外固定仿真研究 ·············· 208
　　18.1　长管骨有限元分析步骤 ·············· 208
　　18.2　外固定以及界面处理技巧 ·········· 218

第4篇

骨愈合四维定量分析

第19章　有限元骨承载力分析技术 ………… 261
　　19.1　骨的有限元骨承载力仿真原理 …… 261
　　19.2　骨承载力分析的主要技术路线和方法
　　　　　…………………………………… 265
　　19.3　骨承载力分析所用的主要参数及意义
　　　　　…………………………………… 273
　　19.4　仿真精度的验证 ………………… 275
　　19.5　骨承载力分析的总结 …………… 279

第20章　骨痂地形图判断骨愈合程度分析技术
　　　　　…………………………………… 280
　　20.1　骨痂仿真技术的研究现状 ……… 280
　　20.2　骨痂地形图的技术路线和主要方法
　　　　　…………………………………… 285
　　20.3　骨痂数据的提取及建模 ………… 287
　　20.4　骨痂地形图结果的判读 ………… 294
　　20.5　骨痂地形图分析对于骨愈合定量分析
　　　　　的总结 ……………………………… 297

第21章　壁厚分析法判断骨愈合程度分析技术
　　　　　…………………………………… 298
　　21.1　壁厚分析法的概念与应用 ……… 298
　　21.2　壁厚分析法对骨愈合程度的分析方法
　　　　　…………………………………… 299
　　21.3　壁厚分析法评估结果及意义 …… 307
　　21.4　壁厚分析法主要参数的验证 …… 308
　　21.5　壁厚分析法的总结 ……………… 314

第22章　骨愈合的四维比值分析法 ………… 316
　　22.1　骨愈合四维分析法的概念以及重要参数
　　　　　…………………………………… 316
　　22.2　四维比值法判断骨不连与骨愈合不良
　　　　　…………………………………… 319
　　22.3　四维比值分析法的临床回顾性研究
　　　　　…………………………………… 322

第 5 篇
经典病案报告

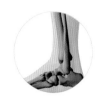

病案 1　冠状面骨不连临床观察案例 ………… 329

病案 2　骨肿瘤大段缺损的愈合过程案例 …… 335

病案 3　内固定有效性的判断案例 ………… 343

病案 4　内置物折断风险的预测案例 ………… 347

病案 5　壁厚分析下肢骨折骨愈合案例 …… 357

病案 6　两种方法联合判断骨愈合案例 …… 362

附录 A：骨愈合四维定量报告范例 ………… 367

附录 B：名词释义 ………………………… 375

致　谢 ……………………………………… 387

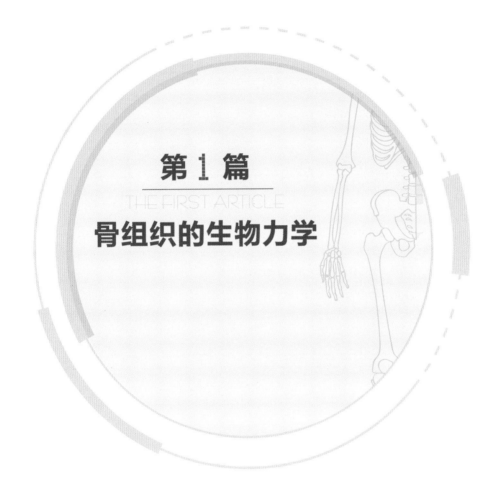

第 1 篇
THE FIRST ARTICLE
骨组织的生物力学

第1章 骨的组成与来源

　　人体共有206块骨,依所在部位可分为颅骨、躯干骨和四肢骨,按其形状又可分为长骨、短骨、扁骨及不规则骨(图1-1-1)。这些形状不同的骨,是长期自然演变的结果,它符合最优化原则,即用最少的结构材料来承受最大的外力,同时还具有良好的功能适应性。长骨是一种管状骨,骨干部分近似圆管形,中心为骨髓腔。骨干中段壁厚约为直径的1/5。骨端部充填有松质骨,外部包覆一层关节软骨。在肌肉或韧带附着处,表面形状变成不规则的凸起和结节,成熟长骨的表面(不包括关节部分)有一层骨膜。骨膜内层含有大量的活性细胞,它的增殖意味着长骨的生长。成熟后,这一层细胞主要由毛细血管网组成。骨膜外层是纤维层。短骨各方向长度相近,由很薄的骨皮质组成外壳,其中充填有松质骨。人的腕骨、跗骨等都属于短骨。某些指骨在结构上介于长骨和短骨之间。扁骨形如板状,如肩胛骨、髂骨、颅盖骨等。扁骨由两层很薄的密质骨板中间夹以松质骨形成。椎骨是不规则骨,它由两部分组成,中间部分(椎体)如同短骨,突出部分(棘突等)则可看作扁骨。

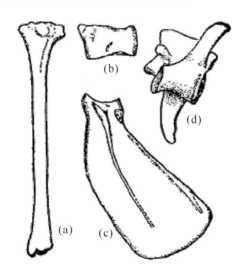

图1-1-1 骨的类型

(a)长骨;(b)短骨;(c)扁骨;(d)不规则骨。

　　虽然各种骨组织的形态千变万化,但是骨组织的结构和功能有很多内在共同规律,下面我们深入探讨一下骨组织的组成与来源。

1.1 骨的组织胚胎学来源

胚胎在子宫内的最初几周,经过囊胚期和原肠胚期,逐渐产生雏形,出现头、躯干及形成肢芽的外隆突。在外胚层和内胚层之间,有一层弥散疏松的细胞组织,称为间充质细胞(mesenchymal cells)。其逐渐分化为骨、软骨和肌肉等各种结缔组织。间充质细胞密集的部位将是最早形成骨结构的部位,每个密集的间充质细胞雏形将直接或间接地转化为骨组织。

1.1.1 骨的发生

骨发生(genesis of bone)的第一个显著标志是间充质细胞聚集,即由间充质细胞聚集在未来骨骼的发生部位形成骨骼元素。胚胎不同部位骨骼元素的间充质细胞来自不同的细胞谱系,即神经嵴细胞形成颅面骨,体节的生骨节发育为中轴骨骨骼元素,而侧板中胚层则形成肢骨起源的肢体间质。

1.1.1.1 颅面骨的发生

神经嵴细胞是生成颅面骨骼细胞的主要来源,它和来自表面外胚层、神经外胚层的上皮细胞或内皮细胞,通过细胞间的信号传递及相互作用,最终形成颅面骨骼元素。

1.1.1.2 中轴骨的发生

脊索是原始的中枢支架,间质组织细胞形成的生骨节向脊索方向迁移,围绕脊索密集分布,在脊索旁产生成对的节段。每个生骨节的间质细胞群被前方和后方的节间动脉分开,呈头部和尾部两部分。头部细胞群密度较高,而尾部细胞群疏松。随着生长的进行,头部致密细胞群与尾部疏松细胞群相连接形成原始椎体。随着致密区与松散区不断生长,原始椎体形成椎体,在这期间细胞群始终围绕着脊髓。头部致密细胞群向背侧迁移环绕神经管形成椎弓,同时细胞群还向前外侧突起形成相对应的肋突,也就是原始肋骨。椎间隙的间质组织组成胶体状椎间盘。成对的生骨节相连接,将节间动脉包裹在椎体中,经过细胞分化、密集、转型和再密集等过程,逐渐形成中轴骨。在胚胎第 6 周,间质原基开始出现软骨成骨中心。首先,脊索两侧分别出现一个成骨中心,然后这 2 个成骨中心相互融合,形成一个完整的成骨中心。另外,在椎弓处还出现 2 个成骨中心,它们在椎弓处向背侧延伸融合,并逐渐形成棘突。然后 2 个融合形成的成骨中心继续融合在一起,并向侧面伸延形成横突,最终发育形成一个完整的软骨性脊椎。脊椎在出生数年后才能完全发育成熟,成为脊椎成骨。

1.1.1.3 肢体的发生

随着体节形成和神经管闭合,中胚层外侧板局部分化产生肢体形态形成区,形成区细胞增殖使体节形成层增厚,间质细胞聚集成群产生肢芽。胚胎期第 6 周时,肢芽内间质细胞形成原始骨,在此基础上逐渐形成以后的肢体骨骼。

1.1.2 骨的形成

骨组织的发生和形成是同时进行的,骨的形成(formation of bone)方式有两种,一种是间接成骨,间充质细胞集聚形成透明软骨雏形,继而软骨细胞不断增殖分化,伴随着骨样组织的形成逐渐完成骨骼的生长发育,这种人体大多数骨的形成方式,称为软骨内成骨。另有少数骨是间充质细胞直接骨化形成的,这种直接成骨的方式称为膜内成骨。

1.1.2.1 软骨内成骨

人体的大多数骨,如四肢骨、躯干骨及颅底骨等,均主要以软骨内成骨的方式形成。软骨内成骨的过程,是胚胎发育到一定阶段,在预先形成的软骨雏形基础上骨细胞停止增殖,终末分化,伴随着血管侵入,开始软骨内成骨的过程。骨祖细胞侵入局部,经前成骨细胞分化为成骨细胞,在软骨基质降解的同时填充骨样组织,逐渐完成软骨组织向骨组织的转变。

1.1.2.2 膜内成骨

膜内成骨是在骨膜原始的结缔组织内直接成骨。人体内只有少数骨骼以此种方式成骨,它们的发生过程不依赖软骨原基的形成,主要发生在一些扁平骨,如顶骨、额骨、枕骨、颞骨、上颌骨、下颌骨和锁骨的一部分等。膜内成骨的形成过程开始于胚胎期的第 8 周,最典型的部位是顶骨。

1.2 骨的组成成分

骨由骨组织和骨膜等构成。骨组织的细胞包括骨祖细胞、成骨细胞、骨细胞和破骨细胞。成骨细胞分泌类骨质后变为骨细胞,类骨质钙化后形成坚硬的骨质。成熟骨组织的骨质以板层骨的形式存在。长骨由密质骨、松质骨、关节软骨、骨膜和骨髓等构成。密质骨由多层排列规则紧密的骨板构成,有环骨板、骨单位和间骨板三种形式。环骨板是分布在骨干内、外表面的骨板,外环骨板层数多也较规则。骨单位由多层哈弗斯骨板以同心圆方式环绕中央管构成,呈长筒状,数量多,是长骨骨干的主要支撑结构。间骨板是充填于骨单位之间及骨单位和环骨板之间的不规则骨板。松质骨是由薄层骨板以骨小梁的方式交织形成的网格样结构。

骨的发生分为膜内成骨和软骨内成骨两种方式。膜内成骨是在胚性结组织内直接成骨,是不规则骨和扁骨等的发生方式。软骨内成骨是在形成一块透明软骨的基础上,再逐步替换成为骨,是长骨、椎骨以及部分颅底骨的发生方式。长骨的加长是通过骺板软骨的不断增生和替换成骨的方式来实现,增粗则是通过骨干表面的骨形成和骨髓腔面的骨吸收而实现的。在骨的发生和生长过程始终伴随着骨的改建,这是骨形成与骨吸收的动态平衡,可受多种因素影响。

1.2.1 骨组织的细胞

骨祖细胞、成骨细胞、骨细胞和骨被覆细胞实际上是骨形成细胞的不同分化和功能状态,破骨细胞的来源不同,主要参与骨的吸收。骨细胞包埋于骨基质内,其他细胞均位于骨组织的表面。

1.2.1.1 骨祖细胞

骨祖细胞(osteoprogenitor)由间充质细胞分化而来,位于骨组织的表面。细胞小,呈梭形,细胞质弱嗜碱性,仅含少量核糖体和线粒体;细胞核色淡,呈椭圆形或扁平形。当骨组织生长和改建或骨折愈合时,骨祖细胞在骨形态发生蛋白等因子的刺激下活跃分裂,并分化为成骨细胞。

1.2.1.2 成骨细胞

成骨细胞(osteoblast)在成骨活跃的骨组织表面常排成一层,胞体较大,呈立方体或矮柱状。细胞表面有许多细小突起,可与邻近的成骨细胞或骨细胞的突起形成缝隙连接,以协调众多细胞的功能活动。细胞核位于远离骨组织的一端,大而圆,染色浅淡,核仁明显;细胞呈嗜碱性,碱性磷酸酶强阳性。电镜下可见大量粗面内质网、丰富的游离核糖体和发达的高尔基复合体,成骨细胞有活跃的分泌功能,合成和分泌骨胶纤维和有机基质,形成未矿化的细胞外基质,称类骨质(osteoid)。同时,成骨细胞以细胞膜出芽方式向类骨质中释放一些小泡,称为基质小泡(matrix vesicle)。基质小泡的直径为 $50\sim200nm$,膜上有钙结合蛋白、碱性磷酸酶、焦磷酸酶和 ATP 酶等,并含有酸性磷脂,小泡内含钙、小的钙盐结晶等。基质小泡在类骨质矿化的起始过程中有重要的作用。基质小泡的钙结合蛋白可把钙离子运送到基质小泡,而碱性磷酸酶和焦磷酸酶则使基质小泡内磷酸根浓度升高,钙离子和磷酸根结合先形成无定形磷酸钙,再进一步转变为羟基磷灰石结晶。然后,基质小泡破裂,将结晶释放到类骨质中,成为羟基磷灰石结晶的晶核,使骨盐沉积范围逐渐扩大、融合,最终类骨质矿化。另外,成骨细胞还分泌一些细胞因子,如成纤维细胞生长因子、胰岛素样生长因子、破骨细胞刺激因子等,调节骨组织的生成、吸收和代谢。当成骨细胞被类骨质包埋后,便成为骨细胞。成骨细胞并非持续处于活跃状态,当成骨功能相对静止时,其细胞变扁平,紧贴骨组织表面,称骨被覆细胞(bone lining cell)。当骨组织成骨功能重新活跃时,骨被覆细胞又可恢复为活跃状态的成骨细胞。因此,两者实为同一种细胞于不同功能状态下的表现。

1.2.1.3 骨细胞

骨细胞(osteocyte)数量最多,分布于骨质内,扁卵圆形,位于骨陷窝中,通过骨小管相连,接受双向调节。骨细胞是骨组织中的主要细胞,被认为是在成骨细胞谱系中终末分化细胞。资料表明,骨细胞不但参与骨形成与骨吸收,而且在传导信号和启动骨更新修复过程中起重要作用。骨细胞对骨内微细骨折具有修复作用,从而可防止疲劳性骨折的发生,维持骨结构的完整性。骨细胞包埋在坚硬的细胞间质腔隙中,此腔隙称作骨陷窝。骨细胞有许多细长的突起,这些突起伸进骨陷窝周围的小管内,此小管又称作骨小管。这些突出物能使骨细胞保持在通道的骨内,便于骨与血液之间交换离子和营养物质。骨细胞的胞核大都为卵圆形，着色略深。胞质稍呈嗜碱性，可见线粒体和高尔基体，用特殊染色显示有糖原颗粒和脂滴。Belanger发现骨细胞具有释放柠檬酸、乳酸、胶原酶和溶解酶的作用。溶解酶会引起骨细胞周围的骨蚀损或吸收，他把这种现象称为骨细胞性骨溶解。有些学者认为，骨细胞对骨吸收和骨形成都起作用。在骨细胞液中测出大量柠檬酸和乳酸，证实某些骨细胞确能释放相当多的这类酸性物质，认为与形成大而不规则的骨陷窝有关。由于骨细胞是由骨母细胞转化而来，故新形成的骨细胞有许多活跃的成骨细胞特征，即含有丰富的粗面内质网、大的高尔基体、许多线粒体以及细胞体积较大和含有许多核染色质的核。这种新形成的骨细胞容易被认出，这是由于其附在骨母细胞表面，通常在三面被已完全矿质化的基质包裹期可以看到，而另一侧被密集的胶原包围，使新形成的结晶体分散沉积在基质中。骨细胞的线粒体比成骨细胞的大，但数量少，中心体存在，单纤毛伸入骨陷窝腔内，细胞质通常含有小的中性脂肪小滴包含体、游离空泡和一些电子密集的微体。从这些现象看，骨细胞可能起一种维持作用，即产生新的基质成分，代替可能被交换的成分。也很可能还有其他作用，例如，经原浆膜交换电解质和改变pH调节细胞周围环境，改变晶体液使钙磷沉积与释放处于稳定状态，以维持血钙浓度或调节血钙平衡。骨细胞和成骨细胞一样，在甲状旁腺激素（PTH）和降钙素的作用下，能改变电解质浓度，表明这些细胞具有上述这类激素的受体。骨细胞可存活数年或数十年，由保留完整的微管腔隙系统提供营养。经包膜表层和骨皮质重建不可避免地引起骨小管通路沉积线中断，骨细胞破裂，陷窝变空，逐渐被矿物质填充。

1.2.1.4　骨被覆细胞

骨被覆细胞（bone lining cell）为扁平的上皮样细胞，在静止骨（即不出现骨基质沉积和吸收的骨）表面形成连续的一层。骨被覆细胞的胞质和细胞器较少，细胞有突起，相邻细胞的突起之间及其与邻近的骨细胞突起之间有缝隙连接。骨被覆细胞是停止成骨后仍存留在骨表面静止的成骨细胞，也有人认为它是一种特殊的骨祖细胞，在适当的刺激下能转变或分化为功能活跃的成骨细胞。骨被覆细胞还能吸引破骨细胞贴附于骨表面，从而参与正常的成骨和破骨过程。此外，这些细胞还有分隔骨细胞内液和骨髓腔内组织液的作用，维持骨细胞周液的钙离子浓度。

1.2.1.5　破骨细胞

破骨细胞（osteoclast）是移动的多核巨细胞，嗜酸性胞浆，接受甲状旁腺激素调节，主要功能是吸收矿化的骨和钙化的软骨。矿化组织的吸收是正常骨骼成熟所必需的，目前认为破骨细胞是体内唯一具有骨吸收活性的多核细胞。破骨细胞由多核巨细胞组成，细胞体的直径可达 $50\mu m$ 以上，细胞核的大小和数目有很大的差异，15～20 个不等，直径为 $30～100\mu m$，主要分布于骨组织表面的凹陷中，抗酒石酸酸性磷酸酶（trap）是破骨细胞的特征性标志物。破骨细胞的细胞体大，细胞核多，容易辨认。但单核的破骨细胞难以辨认，可通过含有较多的线粒体的特点来区别。在破骨细胞吸收骨基质的有机物和矿物质的过程中，造成基质表面不规则，形成近似细胞形状的陷窝,称为吸收陷窝。在陷窝内对着骨质的一面,细胞伸出许多刷毛样突起,很像上皮细胞表面的纵纹缘和刷毛缘。借助电镜观察,这种毛样突起是破骨细胞表面上由胞膜所形成的数百根微绒毛,分散在破骨细胞吸收面上,具有协助蚀损骨质的作用。有学者证实,在无活性的破骨细胞上几乎或根本没有这种刷毛缘。刷毛缘受 PTH、维生素 D、前列腺素等影响,微绒毛增加,使破骨细胞表面刷毛缘增多。破骨细胞的分界区称为清晰区,是无细胞器官的许多微纤维和非结晶物所形成。刷毛缘微绒毛之间的膜陷入胞质内则形成小泡,小泡通过狭颈与吸收区相通,靠近吸收区前面的基质显示出磨损,因为胶原纤维从基质伸入微绒毛之间的腔隙,表明磨损的基质部分脱矿化。某些磷灰石结晶和胶原纤维碎片也能在活跃的刷毛缘间隙和小泡内被发现。破骨细胞中常见到一些溶酶体,可能具有溶解多糖蛋白和胶质纤维的作用。溶酶体含有酸性水解蛋白酶,破骨细胞的活性与此酶活动有关。矿物质由酸性产物溶解,暴露的胶原纤维等物质会被酶消化。破骨细胞每天可吸收的层厚为 $50\mu m$ 或更多,这种活性消耗的大量能量要靠额外的许多细胞质线粒体补给。破骨细胞的形态表明,它是由多个细胞融合而成的。这种细胞的细胞核大都与成骨细胞核相似,故一般认为是多个成骨细胞的融合。破骨细胞上的新附受体在骨的吸收功能中起重要作用。破骨细胞至少有 3 种细胞外基质整合素受体,而整合素对破骨细胞黏附于骨表面和其在骨表面的移动起重要的作用。

1.2.2 骨基质

骨基质(bone matrix)是由有机物、无机物以及少量水分子组成。有机物主要包括骨胶原纤维及无定形的基质组分。无机物主要由磷酸钙、碳酸钙、氯化钙等构成,以羟基磷灰石结晶形式分布于有机物的间隙中。脱脂骨的干重量含磷酸钙 51.04%、碳酸钙 11.3%,氯化钙 2%、磷酸钠 1.16%、碳酸钠和氯化钠 1.2%、有机物(骨胶原)3.3%。成人新鲜骨含骨基质 50%、脂肪 15.75%、其他有机物 12.4%、无机物 21.85%。胶原占有机物的 90%、非胶原占 10%。细胞蛋白占 10%,在非胶原蛋白中占 1.6%,非胶原蛋白占 16%。随着年龄的增长,矿物质比例逐渐有所升高,水和有机物比例逐渐降低,骨基质中有机物与无机物比例逐渐降低,导致骨骼韧性降低,变得质硬且脆。

1.2.2.1 无机物

骨基质中的无机物(inorganic mineral)统称为骨盐,它占干重量骨的 65%~75%,其中 95% 为钙-磷固体。现代研制的骨靶向药物载体(如双膦酸盐类),能与羟基磷灰石特异性结合,使药物选择性地作用于骨组织。骨基质中的无机物通常称为骨盐,在电镜下观察,骨盐呈细针状结晶,这些骨盐结晶大都沉积在胶质纤维中。结晶衔接成链,并沿纤维长轴呈平行排列,其排列方向显示出很强的抗压力效能,因而使骨骼保持了坚硬的机械性能。

无定形的钙-磷固体在嫩的、新形成的骨组织中较多(40%~50%),在老的、成熟的骨组织中少(25%～30%)。其化学组成和物理结构尚未阐明,但研究结果表明,这种无定形的物质结构是 $CaHPO_4 \cdot 2H_2O$ 或者是 $Ca_3(PO_4)_2 \cdot 3H_2O$。钙-磷固体是一种结晶度很差的羟基磷灰石,分子式为 $Ca_{10}(PO_4)_6 \cdot 5H_2O$。理论上的钙、磷克分子比例是 1:67,但与骨内值很不相符。合成羟基磷灰石和骨晶体的X线衍射类型是相似的,两者的大小也是相似的。羟基磷灰石晶体的大小很不相同,其长轴方向和胶原纤维的方向相平行。人骨仅有 0.5% 的钙是可以交换的,通过特殊放射性核素辨别发现中央管和吸收腔可以很快发生交换,但骨吸收部位没有参与这种交换反应。在液体中的晶体被一层水包围,即形成水化壳。从理论上讲,各种离子在水溶液中进入很容易,交换也较快。在晶体表面,离子的平衡受静电影响,只有这些离子的化学特性与组成这些晶体的元素特性相似,才有可能进入晶体,并成为晶体的一部分。因此,锶和铅能替代磷灰石中钙的位置,氟化物或氯化物能替代氢氧基离子。但这些替代速度与交换很快的含水层相比,进行较慢。骨质中次要的矿物质是镁、钠、钾和一些痕量元素(包括锌、锰、氟化物和钼)被认为在骨表面被吸收,在骨的代谢中可能不起作用。

1.2.2.2 有机质

有机质(organic material)中包括胶原和非胶原性有机物(蛋白多糖、脂质等)。

胶原 为骨与软骨中主要的蛋白,在决定骨与软骨的体积、形状和强度方面具有重要的作用。胶原是一种结晶纤维蛋白原,被包埋在含有钙盐的基质中。若用弱酸或络合剂乙烯四乙酸等溶液浸泡,溶去基质中的无机成分,骨质因失去坚硬性而变得柔韧,同时胶原纤维也被显示出来,具有典型的X线衍射像和电镜图像。

Ⅰ型胶原纤维占 90%,Ⅴ型胶原纤维和Ⅲ型胶原纤维含量少。非胶原蛋白有骨粘连蛋白、骨钙素、骨蛋白多糖、骨形态发生蛋白(bone morphogenetic protein,BMP)等。Ⅰ型胶原是骨基质中的主要成分,其分子结构为 3 条多肽链,每一链含有一千多个氨基酸,分子量为 95000,这 3 条肽链交织呈绳状,故又称三螺旋结构,由丙氨酸、亮氨酸、甘氨酸、精氨酸、谷氨酸、脯氨酸和羟脯氨酸等多种氨基酸组成。其总氮量为 18.45%,而甘氨酸、脯氨酸和羟脯氨酸组成胶原总量的 60%。其特点是具有由[甘氨酸(Gly)-X-Y]重复序列构成的 α-肽链,X 常为脯氨酸,Y 常为羟脯氨酸或羟赖氨酸,α-肽链结构赋予了胶原蛋白极强的硬度和稳定性。胶原分子主要由成骨细胞合成分泌。在生理状态下,胶原分子是不可溶性结晶样物质。可溶性胶原是未交联的胶原类型,在生理状态下是固体,但能用冷氯化钠溶液和冷稀释酸溶解,这种溶液贮藏在 pH 值为 7.0 和 37℃ 的温度下,能形成由微原纤维组成的乳光色胶。

胶原在软骨成骨矿化过程中,能直接促进骨与软骨交界处的矿化和基质退化,使各种组织和器官具有强度结构完整性。1mm 直径的胶原可承受 10～40kg 的力。骨质含的胶原细纤维普遍呈平行状态。扫描电镜下可见,骨基质中的胶原细纤维分支,呈连接错综的网状结构。胶原细纤维的直径,和其他种类有很大不同,但一般来说,它随着年龄的增长直径逐渐增粗,显得更密集。纤维的排列结构与其他组织中所见到的相类似,从 X 线衍射像及电镜下资料观察,均和其他来源的胶原没有显著差异。

蛋白多糖(proteinglycan) 蛋白多糖是一类与骨基质结构相关的非胶原蛋白,由糖胺聚糖(GAG)和核心蛋白所组成。因 GAG 具有极强的极性,能够吸引水分子进入骨基质,以此调节骨骼的塑性形变。这些糖蛋白复合物依其分布不同有很大的差异,如软骨中主要为蛋白聚糖,骨组织中主要为糖蛋白,这些糖蛋白复合物占骨有机物的 4%～5%,是由一条复杂的多肽链组成,还有几个硫酸多糖侧链与其共价连接。骨主要的多糖是硫酸软骨素 A,它的作用尚未明了,但有资料表明,其可抑制骨的矿化过程。在某些疾病(如黏多糖类病)中,蛋白多糖在尿中排泄增多,导致骨与软骨多糖丢失,发生特殊的骨骼畸形。

脂质(lipids) 在骨基质有机物成分中占比不及 0.1%,主要为游离脂肪酸、磷脂类和胆固醇等。在电镜下发现,磷脂类正好在矿质化发生之前消失。2020 年,Carmeliet 发表于《自然》杂志的一项研究充分证实,脂类含量是软骨内成骨过程至关重要的调节因素,局部低脂质含量对骨折愈合过程中骨祖细胞介导的软骨形成与存活具有重要意义,说明脂质在骨生长代谢过程中起一定作用。

（吴　凡）

第2章 骨组织的结构与功能

骨是坚硬而有生命的器官,是能再生和自我修复的组织。绝大多数骨骼都由骨组织、骨膜和关节软骨组成,骨骼内有骨髓腔。骨骼系统的主要作用有:①支撑人体结构框架;②保护脑、眼睛及内脏器官;③提供坚固的运动链和肌肉附着点,完成运动功能;④参与机体的钙和磷代谢;⑤骨的血管丰富,并有神经分布,参与机体造血;⑥是重要的内分泌器官,与远隔器官(如心、脑、肝、肾等)交互作用。

2.1 骨的结构及分类

骨不是一种静止的钙化基质的沉积,而是一种动力结构。这种结构的成分和整个结构的设计,要经过骨细胞持续不断地改建。骨组织主要由骨膜、密质骨、松质骨、关节软骨、血管、神经等几部分组成。其在构筑上的基本单位由骨板组成,在光学显微镜(简称光镜)下,骨是由不同排列方式的骨板组成,若将长骨的密骨质做横断面观察,骨板可显示出骨膜、外环骨板层、骨单位和内环骨板层,骨皮质呈板层同心圆式排列。松质骨的骨板结构主要由骨小梁组成;密质骨的骨板结构由骨膜、外环骨板层、骨单位和内环骨板层组成。

2.1.1 骨膜

骨膜(periost)指由骨表面的致密结缔组织所组成的纤维膜,包被在骨表面的是骨外膜,衬附在骨髓腔面的是骨内膜(图1-2-1)。骨外膜较厚,由外层的夏贝氏纤维和内层细胞层组成,其中夏贝氏纤维中含有纵向穿行的穿通纤维即穿通管。骨内膜较薄,衬于髓腔内面,创伤时有较强再生能力。

2.1.1.1 骨外膜

骨外膜(periosteum)一般可分为两层:①纤维层是最外面的一层薄的、致密的、排列不规则的结缔组织,其中含有一些成纤维细胞。结缔组织中含有较粗大的胶质纤维束,彼此交织成网状,有血管和神经在纤维束中穿行,沿途有一些分支经深层进入穿通管。有些粗大的胶质纤维束向内穿进骨质的外环层骨板,亦称贯穿通纤维。这些纤维将骨膜牢牢地固定在骨面上,特别是肌腱附着处。

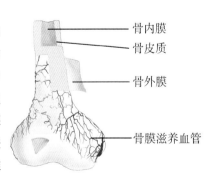

图1-2-1 骨膜

骨内膜
骨皮质
骨外膜
骨膜滋养血管

此外,还有大的营养血管穿过这些纤维进入骨内。②新生层或成骨层为骨外膜的内层,主要由多功能的扁平梭形细胞组成,其含有的粗大胶质纤维很少,却含有较多的弹力纤维,形成一薄层弹力纤维网。内层与骨质紧密相连,并在结构上随年龄和功能活动而发生变化。在胚胎期或幼年期,骨髓迅速生成,骨外膜内层细胞数量较多,甚为活跃,直接参与骨的生长,很像成骨细胞。在成年期,骨外膜内层细胞呈稳定状态,变为梭形,与结缔组织中的成纤维细胞很难区别。当骨受损后,这些细胞又恢复造骨的能力,变为典型的成骨细胞,参与新的骨质形成。在骨的生长期,骨外膜很容易剥离,但在成年后的骨膜,与骨附着甚为牢固,不易剥离。

2.1.1.2 骨内膜

骨内膜(endosteum)为一薄层含细胞的结缔组织,除了衬附在骨髓腔面以外,也可以衬附在中央管内以及包在松质骨的骨小梁表面。骨内膜中的细胞也具有成骨和造血功能,还有形成破骨细胞的可能。成年后的骨内膜细胞呈不活跃状态,若骨受损时,可恢复造骨的功能。外环骨板层表面的骨板环绕骨干排列,称为外环骨板层,由数层骨板组成,其外和骨外膜紧密相连。在外环骨板层中可见与骨干相垂直的穿通管,横向穿行于骨板层。通过穿通管,营养血管进入骨内,和纵向走行的中央管内的血管相通。中央管经穿通管与骨面和髓腔相通,这样骨面与髓腔就有了血液循环的联系。内环骨板层靠近骨髓腔面也有数层骨板环绕骨干排列,称为内环骨板层,骨板层可因骨髓腔的凹凸面而排列不甚规则,骨板的最内层衬附有骨内膜,也可见有垂直穿行的穿通管(图1-2-2)。

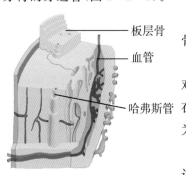

板层骨
血管

哈弗斯管

图1-2-2 穿通管结构

骨在微观结构方面可分为几种主要类型,即编织骨、初级骨、次级骨或哈弗斯系统以及次级骨单位。

编织骨是原始骨质,其矿物质含量较低,寿命相对较短,在组织结构上,其胶原纤维随机排列。它可在胎儿骨和骨折愈合的骨痂中见到,但最终被吸收而为板层骨替代。

初级骨是编织骨在被板层骨替代过程中的一种过渡形式。初级板层骨在整骨的内层或外层呈环形致密排列,并具有部分血管腔。骨端部的松质骨也属于初级板层骨,它与骨髓腔及血管有很大的接触面积,所以它是机体钙离子交换的主要场所。通常初级板层骨具有较高的力学强度。初级骨单位是板层骨围绕血管呈较规则的环形排列,它的板层数比次级骨单位的多,既没有黏合线,也没有骨重建的痕迹,所以它的力学性能优于次级骨单位。初级骨单位随机体生长发育会被次级骨单位取代。

微观结构上骨组织的基本组成单位叫骨单位,又称哈弗斯系统(Haversian system),是由中央管与其周围的骨板层共同组成。中央管的长度为3~9mm,内有交织的网状结构。这些管道不但相互沟通,而且与髓腔和福克曼管相连接。这种放射状排列的福克曼管穿越内板,一端与骨膜动脉相连,另一端又与髓腔动脉相接。中央管

的直径平均为 $300\mu m$，内壁衬附一层结缔组织，其中的细胞成分随着每一骨单位的活动状态而有所不同，在新生的骨质内多为骨母细胞，在被破坏的骨单位中则有破骨细胞，一般的骨单位为梭形细胞。许多较早期的骨单位，特别是新生儿的骨皮质，缺乏环形排列的同心圆骨板层。骨沉积在骨外膜或骨内膜的表面形成的骨单位，或在松质骨骼内形成的骨单位，称为初级骨单位。中央管被易变的、延长的同心圆骨板柱围绕，仅有几层骨板。初级骨单位常见于幼骨，特别是胚胎骨和婴儿骨，随着年龄增长，初级骨单位也相应减少。次级骨单位与初级骨单位相似，但是经初级骨单位改建后形成。次级骨单位因为有一黏合线，很容易辨认，能使其与邻近的矿质化组织分开来。

　　哈弗斯系统以骨胶原纤维束高度有规律地成层排列为特征，它与骨盐和有机质结合紧密，共同组成骨板（图 1-2-3）。同一层骨板内的纤维大多是相互平行的，相邻两层骨板中的纤维层的方向呈交叉状。骨板的厚薄不一，一般为 3～7mm。众多的骨单位是依骨长轴而纵向排列的，因此在横切面上可见一小的圆形开口，在纵切面上为一长条裂口。骨细胞体积较小，其长轴基本与骨胶原纤维的长轴平行，也显示出有规律地排列。每一骨单位的表面有一层黏合质，在横断面的骨磨片上呈折光较强的骨单位轮廓线，称为黏合线。在骨的板层中，相邻陷窝的骨小管彼此相通，组成骨小管系统。无数的骨小管呈放射状排列，从中央管向骨陷窝走行，使中央管与陷窝相通，其功能是使陷窝内的骨细胞经骨小管获得营养液，同时将代谢产物排出。陷窝是扁形或椭圆形结构，其内壁有无数小裂隙，与骨小管相通，骨细胞的许多细长的突起，经裂隙伸入骨小管内。每一骨单位的表面都有一层黏合质，呈强嗜碱性，含有大量的骨盐，但胶质很少。在骨单位之间，充填着一些不完整的骨单位，形状不规则，大都缺乏中央管，称为间骨板，是部分吸收后的骨单位，也是旧的骨单位遗迹。所有板层中胶原纤维与哈弗斯系统的长轴呈斜向螺旋形交叉排列，并非完全平行或呈直角。从长骨骨干立体结构图（图 1-2-4）可以看到四种板层骨：哈弗斯系统、外环骨板、内环骨板和间骨板。哈弗斯系统是骨承载的最小的结构单元，它具有优良的力学性能。

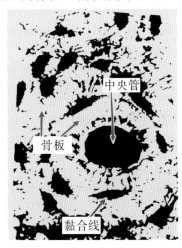

图 1-2-3　哈弗斯系统

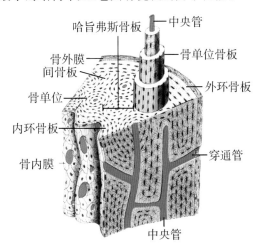

图 1-2-4　大骨骨干立体结构

2.1.2 密骨质

密质骨(compact bone substance)的骨板厚度一般为 $5\sim7\mu m$，但各部位的骨盐分布并不相同。在内、外环骨板和间骨板内，骨盐含量很高，而且在各板层中分布一致。各骨单位的骨盐沉积程度不完全相同，在同一骨单位中，各板层骨的骨盐分布也不一致。新生成骨单位的骨盐沉积较少，随着骨的生长，骨盐由中央管附近的骨板逐渐向周围沉积，而且含量不断增多，老的骨单位具有较多的骨盐沉积。

2.1.3 松质骨

松质骨(cancellous bone)的骨小梁也由骨板组成，但层次较薄，结构简单，一般不显骨单位，在较厚的骨小梁中，也能看到小而不完整的骨单位。这些骨单位中的血管较细或缺失，骨板层之间也无血管，骨细胞的营养则依靠骨小梁表面的骨髓腔血管供给。

密质骨和松质骨是骨在最高结构层次的分类，其结构上的区别肉眼就能分辨清楚，密质骨一般位于骨的外层，松质骨则位于骨的内层。以长骨为例，密质骨主要在骨干部位，松质骨主要在干骺端。密质骨结构致密，表观密度为 $1.8g/cm^3$，除血管和骨细胞外，空隙极少，它含有大量的哈弗斯系统；松质骨密度低，表观密度范围为 $0.1\sim1.0g/cm^3$，有很高的孔隙度，其中往往含有骨髓。松质骨中的胶原纤维束相对较粗，排列杂乱。

总而言之，骨可看成是复合材料，主要由大体上平行排列的胶原纤维及致密的磷酸钙填充而形成，同时还含有水和少量无定形基质。胶原是一种构造蛋白，在脊椎动物的皮肤、肌腱、韧带、血管、软骨、基膜、结缔组织中含有未矿化的胶原。不同组织的胶原蛋白质分子类型不同，但其组成方式都一样。

2.2 骨的血液供应

滋养管、穿通管和哈弗斯系统，以及静脉窦、干骺动脉、膜下动脉、滋养动脉组成的血液供应网络，是组成骨组织代谢的解剖基础(图 1-2-5 和图 1-2-6)。

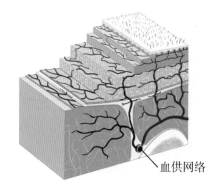

图 1-2-5 骨的血液供应(宏观)

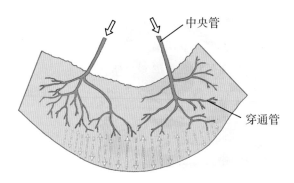

图 1-2-6 骨的血液应(微观)

骨单位（osteon）为成熟密质骨，有成人密质骨的显著特征。初生时，仅在人骨的股骨中段出现，以后在所有长骨中逐渐形成。虽然是纵向走行，但中央管常有许多分支互相形成广泛吻合。中央管内有小血管，仅有单条的，大都为毛细血管，有时可见到两条，则为小动脉或小静脉。穿通管与中央管走向相互垂直，并彼此相通，因此其中的血管也彼此交通。在中央管内还可见到细的神经纤维与血管伴行，大多为无髓神经纤维，偶尔也可见到有髓神经纤维。这些神经主要由分布在骨外膜的神经纤维组成，其粗细可表明，既含有节后交感神经纤维，也含有细的无髓痛觉传入纤维。

长骨的血液供应来自三个方面：①骨端、骨骺和干骺端的血管；②进入骨干的营养动脉（常有 1 或 2 条）；③骨膜的血管。进入骨干的营养动脉分为两个大的分支，即升支和降支，每一支都有许多细小的分支，大部分直接进入骨皮质，另一些分支进入髓内血窦。升支和降支的终末血管给长骨两端供血，并与骨骺和干骺端血管形成吻合。起源于髓内营养动脉的皮质小动脉，呈放射状直接进入骨皮质，或以 2～6 支小动脉为一束的形式进入骨皮质。在骨皮质内的小动脉，又形成许多分支，一些沿长轴纵向延伸，而另一些呈放射状走行。这些血管分支，最终在骨单位形成毛细血管。有一些小动脉进入骨皮质后，又穿出骨皮质，与骨膜的小动脉相吻合，形成动脉网。在髓内，某些小动脉较短，形成骨髓的毛细血管，给骨髓供血。中央管内常含有管壁很薄的两条血管，一条较细，而另一条稍粗，较细的一条为动脉，而稍粗的一条为静脉，形成进出两个方向的血流。在四肢骨，常为 1 条动脉，少数情况下也可为 2 条。营养动脉从四肢骨的中下 1/3 交界处由前内侧进入骨内，但是进入点常有变异。股骨有 2 条来自股深动脉穿支的营养动脉，从股骨粗线（股骨嵴）进入骨内。桡骨和尺骨的营养孔位于近侧端，股骨的营养动脉起源于股后动脉，正好在股骨斜线下（即比目鱼肌起始部位），从后外侧穿入骨皮质（图 1 - 2 - 7）。

在髓内的营养动脉，不论是上行支还是下行支，均是髓内重要的血液供应来源。髓内营养血管以放射状分布，形成髓内和皮质内毛细血管，大约 30% 的血液流至骨髓的毛细血管床，70% 流至皮质毛细血管床。骨髓和骨皮质的毛细血管床互不联系，血液回流也是分开的。在创伤等特殊情况下，髓外血液供应和髓内血液供应通过交通支互相连接。进入骨髓血窦的小动脉，起源于营养动脉的外侧支，同时还有另外一些小动脉供给骨皮质的骨内膜。有些学者认为，骨干骨皮质的血液供应完全由横向的髓内营养动脉分支供给。另一些学者认为，血液供应是分段供给，即营养动脉的分支供给骨皮质的内侧 1/2 或 2/3，剩余部分由骨膜血管供血（图 1 - 2 - 8）。

长骨具有一个较大的中央静脉窦，接受横向分布静脉管道的血液，这些血液来自骨髓的毛细血管床（即血窦），横向管道内含有进入骨内膜的小动脉。这些静脉管道可将血液直接引流入中央静脉窦，也可先引流入最大的静脉分支内，然后再汇入中央静脉窦。中央静脉窦进入骨干营养孔，作为营养静脉将静脉血引流出骨。长骨的静脉血，主要经骨膜静脉丛回流，仅有 5%～10% 的静脉血经营养静脉回流。许多静脉血经骨端的干骺端血管回流，骨端血管是骨膜静脉系统的部分。从骨膜表面的骨干骨皮质出现的内皮管,称小静脉。尽管近来有人认为骨皮质血液很少回流至内骨膜静脉,但体内研究表明,毛细血管离开中央管后有分支进入骨髓,并进入骨髓血管窦(图1-2-9)。

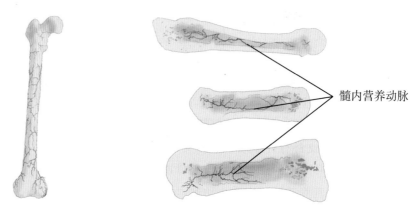

图1-2-7 长骨的血液供应   图1-2-8 髓内营养动脉

髓内营养动脉

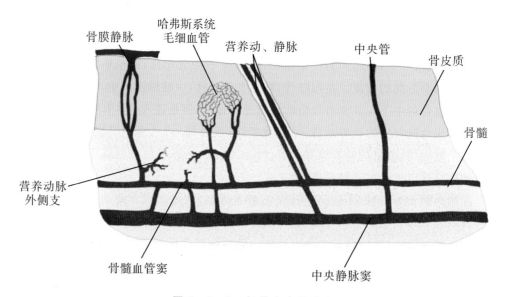

骨膜静脉   哈弗斯系统毛细血管   营养动、静脉   中央管   骨皮质

营养动脉外侧支

骨髓

骨髓血管窦   中央静脉窦

图1-2-9 长骨中央静脉窦

对于骨干骨皮质内的血流方向与范围仍有争议。目前较为公认的观点是血液离心性流动,也已被微动脉造影研究证实。该观点认为血液先从骨髓营养系统进入骨内膜面,然后流出骨外膜。倘若骨髓营养系统中断,骨外膜系统仍保留,可维持血液供给,此时血流方向变为向心性流动。

尽管解剖学上,骨膜血管与骨皮质血管都起源于骨髓血管,并且互相有联系,但许多学者仍否认骨膜系统的供血多于骨皮质最低限度的供血。在骨皮质的外侧部可见中央管内的许多管壁较薄的小血管与骨膜内的小动脉是相连续的。这证实当髓内营养血管中断后(如在严重移位性骨折时),骨膜系统的血液是流入整个骨皮质的基础,这是重要的辅助血液供应来源。长骨两端的血液供应,由周围小孔进入骨骺与干骺端的血管供给。这些小动脉分支进入骨后形成动脉弓,产生一个密集的交锁网状结构,当它们进入软骨下区时,血管口径进行性变小,形成终末小血管襻。骨骺与干骺端小动脉和骨髓营养动脉的终末支形成吻合,供血占整个骨血液供应的20%～40%(图1-2-10)。

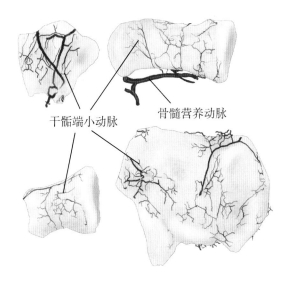

干骺端小动脉　　骨髓营养动脉

图1-2-10　骨骺与干骺端小动脉和骨髓营养动脉

进入骨骺的血管有两种,一种为远离骨骺的血管,经软组织直接进入骨骺,发生骨骺分离时此血管因远离骨骺,不易发生损伤;另一种是紧贴骺板边缘的关节软骨进入的血管,紧贴骺板,因而在骨骺分离时易遭损伤,引起骨骺或骺板缺血。发生缺血者多为关节内骨骺,如股骨头骨骺、肱骨内髁骨骺、肱骨外髁骨骺和桡骨头骨骺等。

由于进入前板的小动脉分支紧靠软骨细胞静止区,为软骨提供营养,所以骨骺血液供应障碍直接影响骺板软骨细胞的增殖能力,使软骨基质不能钙化,肥大软骨细胞堆积不能成骨,进而影响软骨内成骨的整个过程。

正常骨皮质血管内的血流变化较大,调节机制尚不明确。在正常的肢体,所有的血管并非同时开放发挥作用,只是部分有限的血管参与血液的循环过程,另外一些血管处于"静止状态"。在某些情况下(如对侧肢体骨折),大量的血管变为功能活跃状态(这一点经微动脉造影可得到证实)。如果骨髓和骨膜的血液循环中断,干骺端血液循环会增加,如果营养动脉和干骺端血流中断,骨膜血管会发生增殖,增加骨膜血流量,该过程往往伴有新骨的形成。

当营养动脉的血流中断时,大约内侧2/3的骨皮质缺血坏死,但外侧1/3骨皮质仍成活。相反,当骨膜被剥离仅与骨皮质附着,营养动脉完好,外侧1/3骨皮质发生缺血坏死,常常伴随骨膜新骨的形成,新骨围绕骨干生长。当营养动脉受压(如髓内针固定时),会发生代偿性的骨膜血管增殖,使较大范围的骨皮质获得成活。当髓内营养动脉中断，骨膜从骨干剥离，会发生整个骨干的骨皮质坏死。

在某些情况下，肢体较大的周围静脉血流会发生逆流和迂回至长骨的髓腔。当肢体主要静脉回流障碍时，长骨髓内压上升。在急性静脉阻塞的情况下，静脉血流逆行流入股骨远端干骺端，从而可以证实侧支静脉回流经骨髓静脉管道建立。急性和慢性静脉栓塞时，会出现骨深部钝性疼痛或局部压痛等现象，抬高肢体后静脉血回流，疼痛即可减轻。

总而言之，长骨血液循环系统有以下几个特点：①骨的营养动脉系统由营养动脉和干骺端动脉的分支组成，相互形成的吻合组成了骨髓血液供应。这个系统的血液多半由全身循环中的局部主要动脉的分支供给。②骨膜动脉系统由围绕管状骨的肌肉中心血管供给和形成，是骨循环中较大的血管系统。③至少有 2/3 或 3/4 的内侧部分骨皮质的血液主要由骨髓营养动脉系统的分支供给。根据某些学者的实验表明，外侧骨皮质的 1/3 或 1/4 的血液主要由骨膜动脉供给。另有一些学者认为，骨膜的血液供应限制在筋膜附着处的骨皮质区（如股骨粗线处）。正常情况下，进入骨皮质的血流方向是离心性的，即从骨髓至骨膜。在异常情况下，如营养动脉系统阻塞，骨膜血液供应系统能逆转为回心性的血流方向，使骨膜的血液供给骨皮质。虽然认为骨膜动脉对骨皮质的血液供应是有限的，但当骨髓血流受阻时，骨膜动脉变得相当活跃，没有在血流方向上形成大的逆流。在骨膜深层，骨膜输出血管和输入营养血管之间周围毛细血管的互相吻合相当丰富，并与皮质表面血管连接密切。在骨干表面，大部分骨膜附着较疏松。⑥骨膜系统（小动脉和小静脉）有较多的血管成分，穿过有限的局部皮质表面，此处筋膜结构牢固地附着于干骺端。

（杨　迪）

四维骨愈合

第3章 骨的生物学特性与骨代谢

在生物体生命过程中,骨骼持续地处于动态重构中,破骨细胞持续性地分解旧骨质(骨质吸收),而成骨细胞不断产生新骨质予以补充(骨质生成),保证了骨的解剖与功能的完整性。骨骼的新陈代谢过程是一个不断循环往复的过程。

3.1 骨的生物学特性

骨作为有生命的活组织,不同于离体骨块和各种生物工程骨,其主要的生物学特点是不断钙化和矿化,尤其是在骨愈合和骨重建进程中,矿化程度直接决定了骨密度和骨质量。

骨的钙化与矿化过程是指在有机质内有秩序地沉积无机盐,涉及细胞内和细胞外生物化学和生物物理学过程。化学过程是产生集结现象,使钙和磷结合成羟基磷灰石簇,其分子式为 $Ca_{10}(PO_4)_6(OH)_2$,最初组成非晶体状磷酸钙盐,然后逐渐形成晶体形式。晶体和非晶体的磷酸钙盐胶原、少量弹性纤维、蛋白多糖和脂质一起被包埋在基质中间,有一层水(即水化壳)围绕在晶体四周,通过水化壳,离子才能转运到晶体表面。羟基磷灰石晶体呈针状或板状,每一晶体簇是由数千个多面单位组成的网格组成。骨的形成分两个阶段,首先成骨细胞沉淀类骨质,然后类骨质沉着钙化的前缘矿质化。有机质基质插入成骨细胞和矿质化前缘间形成一个清晰边界,象征矿质化前缘。在矿质化前缘水平上,骨组织和其他基质成分与磷灰石混合在一起。此外,还有金属离子(如锶、铅、铁和铝)、四环素和其他荧光色素,能与矿质化基质永久性结合。有研究表明,达到矿质化前缘之前,新鲜沉积的类骨质成熟期大约为 10 天,这一速度对于大多数哺乳动物而言颇为恒定,随年龄几乎无变化。然而,"成熟"的机制并不清楚,成骨细胞如何具有生成"可钙化基质"的能力以及控制矿质化发生的能力等,都需要进一步研究。

矿化的关键是羟基磷灰石的集结,推测有两种途径,即过饱和与纤维蛋白激活。前者是过饱和溶液中的离子沉淀形成非晶体磷酸盐,并进一步转变为羟基磷灰石。后者是合成细胞的大分子含有结合钙和磷酸钙,能为不饱和溶液中有关离子转变为晶体提供能量。

在电子显微镜(简称电镜下),能看到电子密集的颗粒,可能是蛋白与钙络合的物质,分布在突出细胞的小泡内,形成新的矿物质。经自动射线摄影研究,这些颗粒最初在线粒体,然后在内质网靶细胞表面移动,最后进入钙化部位的基质。因而,细胞内的改变与骨的钙化有密切关系。

羟基磷灰石晶体在钙和磷存在的情况下不断形成,胶原、糖蛋白、无机焦磷酸盐、脂质以及细胞活性等因素影响这一过程。

关于矿化的机制,尽管对其超微结构和组织化学方面进行了较深入的研究,但对其矿化的过程尚未完全明了。普遍认为,这一过程需要4种条件:①要有足够的钙、磷离子浓度及合适的钙、磷比例;②要有可钙化的基质存在;③要有成核剂参与;④要受调节因子的控制(如促进因子和抑制因子)。文献曾介绍过许多促进因子或抑制因子,这些抑制因子(如焦磷酸盐或双膦酸盐)在预防异位骨化方面有特殊的意义。例如,高聚集蛋白聚糖已表明在体外可抑制矿化,这种类似的抑制作用在软骨中也能观察到。然而,关于钙化基质的定义和成核剂的生理作用尚存在较多争议。

3.2　骨代谢的周期性特点

骨代谢即为骨更新,旧骨更新为新骨,骨的代谢是人体代谢活动的一部分,受神经、内分泌、饮食及运动等多种因素的影响。人的一生中骨代谢是不断进行的,破骨细胞"吃掉"旧骨,成骨细胞又生成新骨代替旧骨以及骨的分解、矿化、重建等多个方面称为骨代谢。健康的骨骼完成一个骨代谢周期为3～4个月,密质骨全面整体更换一次平均需要20年,松质骨全面整体更换一次平均只需要4年。骨骼在人的生命周期里一直在进行着新陈代谢。在骨代谢的过程中,每天都有一定量的骨组织被吸收,又有相当数量的骨组织合成,两者保持着动态平衡(图1-3-1)。骨代谢对于维持骨的正常结构以及调节血浆钙、磷平衡是不可缺少的。

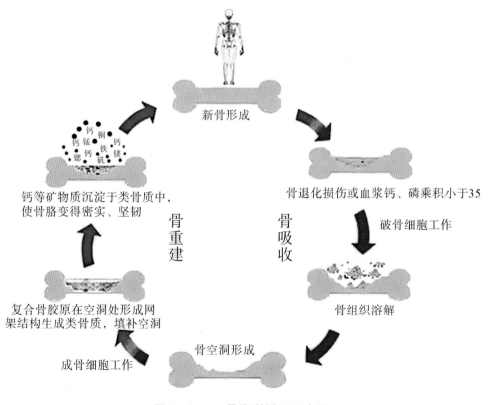

图1-3-1　骨代谢循环示意图

3.2.1　骨吸收

骨吸收（bone resorption），即在破骨细胞的作用下，将人体骨骼中多余的、有害的、破损的、被细菌或病毒感染的骨组织进行清除。破骨细胞通过分泌多种酶，将硬骨分解成液态，然后被破骨细胞吸收、排出体外。健康的人体骨骼每秒约有100万个破骨细胞在工作，年龄越大，退化、老化越严重，破骨细胞工作的数量就越多，骨组织被溶解的速度就越快。如果不能及时形成新骨填补，就会逐渐形成空洞，发生骨质疏松和相关骨病。

3.2.2　骨形成

骨形成也称骨重建、骨生长，就是在被清除的骨组织部位重新生长新骨，即把破骨细胞工作清理留下的空洞进行"修补""填平"，恢复其原样，保持骨的健康和生理功能。

当骨重建时，破骨细胞因微损伤的刺激向骨小梁表面聚集，由于机械负荷的转移，骨重吸收陷窝的产生会导致重吸收空腔周围的局部应力的高度集中。因此，骨细胞感受到高的机械信号，并激活成骨细胞成骨，以填充骨重吸收陷窝的空腔。一部分成骨细胞，被包被于组织基质并分化为骨细胞，另一些成为无活性的衬里细胞覆盖在骨组织表面。最后，骨结构的完整性得到重塑。

近年来，关于骨代谢过程形成了"骨重建现代模式"的理论。该理论认为正常骨组织的新陈代谢主要包括以下四期：①激活期。一组破骨细胞募集、吸附到更新的陈旧骨表面。②骨吸收期。破骨细胞开始吸收陈旧骨，并在陈旧骨表面向深面挖凿形成平均深度 $40\sim60\,\mu m$ 的骨吸收陷窝，达到清除陈旧骨的目的。③逆转期。陈旧骨被吸收后，破骨细胞随之消失，单核细胞取而代之，骨陷窝内被富含糖蛋白和酸性磷酸成分的黏性物质沉积，7～10天陷窝被填平，但尚缺乏胶原成分的沉积。④成骨期。成骨细胞内合成的原胶原离开细胞进入细胞外间隙，组成含有三螺旋结构的Ⅰ型胶原网络，再以磷酸钙结晶形式沉积于骨胶原的网架上，形成矿化的骨基质。

3.2.3　骨量

骨量是指除去髓腔后骨组织的量，包括矿物质和有机质。临床上通常用骨矿含量（bone mineral content，BMC）或者骨密度（bone mineral density，BMD）来检测骨量。骨量一方面取决定其储备（峰值骨量），同时又依赖于骨更新的速率（骨转换率）。峰值骨量（peak bone mass，PBM）是指在骨骼成熟期获得的最大骨量，一般在青春期后成年早期达到。骨转换（bone turnover）是旧骨的吸收和新骨的形成过程，分别由破骨细胞和成骨细胞完成。骨转换量的表达形式是骨转换率，指单位时间内总骨量被新骨取代的百分率（％／年）。在正常激活频率下，整个转换周期约需600天，其中重建期为120天，占20％，静止期为480天，占80％。

骨量是动态变化并具有明显的时间依赖性。在个体发育成熟前，骨骼形成的构建速度超过骨的分解、吸收速度,大量新生骨的存积使骨量增高。成年期是骨代谢平衡期,由于骨钙的移出量超过沉积量,骨量开始轻微下降。老年期特别是绝经期妇女由于雌激素水平的降低,骨量流失速度明显加快,出现较明显的骨量减少。

骨代谢在于成骨细胞和破骨细胞之间的动态平衡。成骨细胞分泌骨基质成分包括Ⅰ型胶原及各种糖蛋白等,并且提供调控破骨细胞分化的因子,如巨噬细胞集落刺激因子和核转录因子、配体受体激动因子,在骨形成与骨吸收过程中均起到关键作用。骨质更新的平衡依赖于成骨细胞的增殖、分化、迁徙、分泌和凋亡。其中任何过程被扰乱,使以上平衡被破,都有可能导致骨量下降、骨脆性及骨折风险增加,造成骨质疏松。

3.3 骨代谢的重要影响元素

3.3.1 钙在骨代谢中的作用

钙是人体必不可少的物质,在人体内以氢氧化物的形式存在于骨组织中。它是血液凝结的必要物质,对保持神经—肌肉的应激性和肌肉的收缩起重要作用,对黏蛋白和黏多糖的组成,以及许多酶的形成也是必不可少的,是维持细胞的渗透压,调节酸碱平衡和加强骨的机械力的重要因素。70kg体重的正常成人每日钙的需要量为0.65g,生长期儿童和孕妇每日钙的需要量为1.0g。

钙的吸收部位主要在小肠上段,小部分也可在结肠被吸收。肠吸收钙可分为两个概念,即真性吸收和纯吸收。前者指饮食中钙被吸收的量和进入肠道的消化液中钙被吸收的量的总和,后者指饮食含钙量与粪钙量之差。前者反映肠道的吸收功能,而后者则更在于说明机体摄取钙的数量。钙的吸收依赖于维生素D、甲状旁腺激素(PTH)和降钙素。某些因素也可影响钙的吸收,如酸性环境增加了钙盐的可溶性,有利于钙的吸收。相反,碱性环境降低了钙的吸收。正常人血浆钙维持在$2.2\sim2.7$mmol/L,儿童稍高一些。钙进入体内与蛋白结合,约占30%,形成不弥散形式。而弥散形式是以离子状态存在的,约占70%。

钙的排泄主要通过肾脏,小部分通过肠道。肾脏对钙的排泄量差异很大,受饮食和其他因素的影响。一般情况下,成人每天经肾脏排泄400mg,儿童为每千克体重排泄$4\sim6$mg。

钙盐是相对不溶性的,特别是磷酸盐和碳酸盐。磷酸钙离子浓度大于10^3mol/L,这种形式的离子浓度,在细胞外液循环中大约占50%。当第三种形式的磷酸钙(如骨的磷灰石结晶)以Ca^{2+}和HPO_4^{2-}形式加入溶液中时,这种离子将会附着于骨的晶体上。

钙是许多器官的络合物,对增强和调节细胞膜的通透性起重要作用。对于功能正常的细胞,细胞内Ca^{2+}浓度必须维持在10^7mol/L之内,pH也必须维持正常。Ca^{2+}和PO_4^{3-}的浓度,不应超过10^3mol/L的范围,以防止磷酸钙沉积在细胞内。

钙在细胞内的环境中保持相对稳定,既表明细胞外液的钙离子浓度与细胞内液之间相比差异较大,还表明细胞膜对二价离子是相对不可渗透的。但是钙离子却能不断地进入细胞内,或许与线粒体的存在与确切地控制细胞内钙离子的浓度有关。

钙泵位于细胞膜,具有运送钙离子对抗细胞外化学梯度的功能。钙离子由小肠黏膜吸收,或经肾小球滤过由肾小管吸收后,通过细胞运输,很快泵出细胞,形成无休止地进出骨的液体间隙的现象,防止阻碍细胞代谢。整个血浆钙和骨间隙液中的钙每20分钟交换一次。从理论上说,在线粒体的控制下,钙离子能很快地通过渗透膜,然后通过钙泵排出细胞,不会引起细胞内钙离子浓度过高。

在血浆中,钙离子的浓度约为 2.5mmol/L。可弥散的钙离子是没有被不能弥散的血浆蛋白络合的部分,稍多于总量 50%,或 $1.25\sim1.5$mmol/L,约为 1.5×10^3 mol/L,这样保持钙离子浓度低于溶液产生磷酸钙盐的水平。这些离子和另外一些细胞膜的络合物之间的平衡,维持了细胞外离子浓度的恒定。当这种平衡改变时,会引起高血钙或低血钙等临床病理改变,产生离子经细胞膜排出或反方向运动。

活跃的骨组织被一层细胞所覆盖,形成动力接触面,使液体与骨和细胞外液的细胞间成分获得相互交流。幼年期的骨组织几乎 100% 的骨面被覆盖,而老年期大约 40% 的骨面未被覆盖,这些区域不参与细胞外液钙含量的消耗。这种细胞间相互交流的方式,维持了钙离子在两个液体间隙之间的差异(即骨和细胞外液)。

正常小肠有调节钙吸收的功能,钙摄入量过多时,可减少吸收,钙摄入量过少时,则增加吸收。小肠吸收钙离子也取决于饮食和其他因素的影响,如维生素 D 的代谢影响吸收过程,而胆汁盐使脂肪乳化,便于脂溶性维生素 D 的吸收。肾小管吸收钙的量,绝不会超过肾小球滤过的量。如果细胞外液的钙来源受限,可通过骨的吸收增加骨间隙液的钙含量。骨间隙液维持着骨晶体和其他形式磷酸钙的平衡,能提供一定量的钙,进入细胞外液以维持所需的水平。

小肠调节功能减弱在老年性骨质疏松症的发病中占重要原因,老年人钙吸收量降低,与小肠调节功能减弱有一定关系。有研究表明,小肠对钙吸收的调节功能随年龄增长而减弱,高盐摄入也损伤小肠钙吸收的调节功能。过多的钠摄入影响肾脏对钙的重吸收功能,导致高尿钙。因此,有高钠摄入习惯者,易患骨质疏松症。

3.3.2　磷在骨代谢中的作用

磷在细胞生理和骨骼矿化中起重要作用。磷是核酸、羟基磷灰石、高能磷酸键、细胞膜磷脂的重要成分,是分布最广泛的组织成分之一,磷平衡失调,会影响几乎所有的器官与组织。正常人体内磷总量为 $400\sim800$g,其中 $80\%\sim90\%$ 以无机磷酸盐的形式存在于骨内(占骨矿物质的 8%),其余 $10\%\sim20\%$ 存在于血液、软组织及脏器的细胞内液和细胞外液中。在骨内,磷和钙结合形成羟基磷灰石 $[Ca_{10}(PO_4)_6(OH)_2]$。骨内磷酸盐由不稳定的碎片组成,与血液中离子状磷酸盐保持动态平衡,稳定的磷酸盐碎片附着在骨组织中。

正常成人每天磷最低需要量为 0.88g,发育期儿童和孕妇的需要量稍多一些。磷的主要饮食来源是奶、肉、蛋、坚果和所有谷类等,面粉和大米中也有少量磷。磷在食物中以有机和无机两种形式存在。

　　磷以可溶性无机磷酸盐的形式经小肠吸收,吸收过程受维生素 D 的控制。摄入钙过多,会使磷酸盐在小肠内变为不可溶性,致使磷的摄入量减少,使血清磷含量降低,导致低磷性佝偻病或骨软化。摄入钙不当,血清磷酸盐存在相对多,会引起代偿性甲状旁腺激素(PTH)增多,出现骨吸收,增加尿磷酸盐排泄。肾小管磷的吸收降低,钙的吸收增加,使血钙水平恢复正常。人体摄入的磷中,约 60% 经尿内排出,血清磷以无机磷酸盐离子形式存在,成人正常水平为 $1 \sim 1.3 \mathrm{mmol/L}$,儿童稍高,为 $1.6 \sim 1.9 \mathrm{mmol/L}$。

　　所有磷酸盐以离子形式经肾小球滤过吸收,吸收过程也受 PTH、维生素 D 与降钙素的控制。其中,PTH 是调节肾磷排泄的主要激素,也是血浆磷浓度的主要影响因素。维持足够的无机磷水平对成骨细胞和骨细胞基质矿化过程至关重要。产生足够的游离矿物质需要碱性磷酸酶(ALP)。ALP 从 β-甘油磷裂解出磷,游离的矿物质通过钠依赖的磷转运进入细胞。低磷血症时,ALP 活性增强以提供更多的磷进入骨骼细胞。一旦提供了足够的磷,酶活性就下降。因此,ALP 是骨内磷稳态很好的评价指标,骨源性 ALP 可能提供更精确的骨代谢信息。

　　保持生理性的磷稳态对骨骼健康非常重要。骨骺的生长板对骨骼生长有重要作用,其血管系统的增加需要生长板软骨的矿化,如果出现钙、磷异常会影响该过程。矿化缺陷会导致干骺端以下类骨质的积聚,发生在生长期动物和人类表现为佝偻病。人类和小鼠的研究也证实,保持正常的钙磷稳态,能够代偿 $1,25\text{-}(\mathrm{OH})_2\text{-}\mathrm{D}_3$ 缺乏或者维生素 D 受体功能缺失,形成正常的生长板表型。尽管钙在调节软骨成熟过程中有重要作用,但最终肥大软骨细胞凋亡是由血磷水平决定的。除了生长板,骨骼矿化过程也受到低磷血症的影响,引起骨软化,即矿化不良的骨骼。儿童可以表现为佝偻病和骨软化,成人只表现为骨软化。

3.3.3　镁在骨代谢中的作用

　　镁是人体内含量第二的二价阳离子元素,成人体内镁含量约为 25g,50%～70% 存在于骨骼中,其中约 30% 的骨骼镁是可交换镁。它是体内 300 多种酶的辅酶,在机体的能量代谢、核酸和蛋白质合成及炎症免疫反应等过程中起着重要作用。镁直接影响骨细胞功能及羟基磷灰石结晶的生长。同时,镁间接通过引起轻微炎症影响PTH 的活化和分泌,在骨组织稳态的维持上发挥重要功能。自然界的镁元素广泛地存在于食物中(尤其是豆类、蔬菜、坚果等食物中),所以严重的镁缺乏现象在健康人群中是很少出现的。但在许多因素(如酗酒、胃肠道疾病,使用利尿剂、质子泵抑制剂、免疫抑制剂及接受化疗等)的影响下,可通过减少远曲小管的重吸收而增加肾脏排泄等途径导致镁的丢失。

　　镁摄入不足及低镁血症可导致一系列相关疾病,包括偏头痛、2 型糖尿病、代谢综合征、高血压、动脉粥样硬化、心源性猝死甚至结肠癌。近年来,相关研究证实,镁缺乏导致成骨细胞的分化及增殖受到抑制,破骨细胞的数量及活力明显增强,继而造成骨量下降、骨皮质变薄、骨小梁稀疏、骨脆性增加及骨的机械强度严重降低。一些小型流行病学统计发现,食物中镁摄入与人骨密度具有相关性。

镁在细胞增殖、分化、迁徙与发挥功能方面起着重要作用。镁缺乏可以造成DNA、RNA 及蛋白质的合成障碍,从而影响细胞增殖。镁对于骨细胞的活性具有重要意义。体外实验中低镁还能通过下调成骨相关基因的表达来影响细胞系成骨分化过程,镁可以促进培养基中成骨细胞的有丝分裂,而缺镁(<0.8mmol/L)则抑制细胞生长和迁徙等过程,此外,镁还可以影响血清与骨 ALP、骨钙素及胶原形成,提示成骨分化过程受抑制,成骨功能下降。最新实验研究表明,低镁可以通过上调诱导型一氧化氮合酶表达来抑制成骨细胞系增殖,故细胞镁浓度平衡是成骨细胞正常生长及发挥功能的保证。

研究发现,破骨细胞的数目及其覆盖、侵蚀表面积在镁缺乏小鼠中明显增加,提示破骨细胞性骨吸收是镁缺乏小鼠骨量丢失的重要原因之一。可能与镁缺乏导致骨骼中炎症因子增加,破骨细胞的数目及活力增加有关。骨骼中包含含有神经肽的神经纤维(如 P 物质等),镁离子可以抑制 N-甲基-D-天门冬氨酸受体激活,细胞外镁缺乏可以降低该受体的氨基酸浓度阈值,增加一系列神经递质的释放,从而诱导 T 细胞释放一系列细胞因子,如肿瘤坏死因子 α(TNF-α)、白介素-1(IL-1)、白介素-6(IL-6)等。这些细胞因子,无论是系统释放或是在骨骼微环境中生成,均会激活人与实验动物体内破骨细胞的募集,增强骨质的吸收。

3.3.4 铁在骨代谢中的作用

铁离子是细胞必需元素之一,参与细胞 DNA 合成、氧的转运、细胞呼吸链氧化还原反应等。正常的铁代谢组成机体铁稳态,当铁稳态异常时,机体各系统会呈现相应的代谢紊乱,其中"铁过多"会催化氧自由基形成,促使细胞膜发生脂质过氧化反应,造成细胞和组织损害。铁稳态失衡与神经系统疾病、血液系统疾病、肝脏疾病的相关性研究较为多见,与骨骼系统疾病的相关性研究相对较少。

目前临床中主要将血清铁蛋白作为反应机体铁稳态的指标,铁蛋白可结合 4500个铁原子,能较好反应铁贮存能力和水平,通常正常男性血清铁蛋白含量为 $30\sim400\mu g/L$,女性为 $12\sim150\mu g/L$。当血清铁蛋白含量$>1000\mu g/L$ 时,往往被认为存在病理性铁过载,需要临床干预;当血清铁蛋白含量大于正常值但小于 $1000\mu g/L$ 时,往往被认为存在铁蓄积(铁过多)。

铁蓄积在绝经后女性中多见。有研究报道,女性一年月经排血相当于一年可以排出 36mg 铁,绝经后通常可以出现铁蓄积。此外,当雌激素水平下降 90%,血清铁蛋白的含量从绝经前到绝经后可以提高 2~3 倍。所以,绝经后女性与铁蓄积关系非常密切。自 2010 年起,国外相继有研究报道铁蓄积可通过增加铁蛋白中亚铁氧化酶活性来抑制成骨细胞活性。铁蓄积时,转铁蛋白活性受抑制,非转铁蛋白结合的铁离子浓度增加,细胞内贮存铁的铁蛋白增加,细胞内铁离子芬顿反应催化的自由基(即活性氧,ROS)增加,从而促进细胞凋亡,影响细胞功能。此外,ROS 可拮抗"前成骨细胞"的 Wnt 通路,产生成骨抑制效应,铁还可与 T 细胞因子结合的 β-连环蛋白协同产生成骨抑制作用。

2012 年,国内有学者报道枸橼酸铁铵(ferric ammonium citrate,FAC)干预对破骨细胞前体 RAW264.7 的影响。该研究认为 FAC 能够导致破骨细胞数量增加,该现象与活性氧水平增加相关,当运用抗氧化剂 N-乙酰半胱氨酸(N-acetylcysteine,NAC)对抗 FAC 干预时,破骨细胞活性及数量与对照组相当。随后,在小鼠体内分别运用 FAC 和 FAC+NAC 干预,结果提示 FAC+NAC 组的骨量显著优于 FAC 组,骨吸收指标显著低于 FAC 组。因此,铁蓄积主要是通过抑制成骨细胞活性,促进破骨细胞的募集数量和活力导致骨量的丢失。

3.4 骨代谢的调节因素

3.4.1 调节因子

系统和局部调节因子(化学性质)包括相互作为激动因子和拮抗剂的生长因子,并通过细胞增殖和生物合成活性刺激骨形成或骨吸收。这些多肽在招募、增殖、分化和胶原蛋白的水平上影响成骨。它们存在于骨基质中,由成骨细胞合成,也由其他细胞元素合成(表1-3-1)。

表 1-3-1 参与骨形成的生长因子

生长因子	根源	骨骼上的动作
转化生长因子 β(TGF-β)	血小板、炎症细胞、软骨细胞、成骨细胞	祖细胞刺激
骨形态发生蛋白(BMP)	软骨细胞、成骨细胞	软骨形成的补充、增殖、分化和增强
成纤维细胞生长因子(FGF)	炎症细胞、软骨细胞、成骨细胞	间充质细胞增强、增殖新生血管刺激
血小板源性生长因子(PDGF)	血小板、炎症细胞、内皮细胞	刺激 I 型胶原蛋白的合成,间充质细胞增强、增殖
胰岛素样生长因子	软骨细胞、成骨细胞	产生 I 型胶原蛋白刺激作用

3.4.2 激素调节因素

骨代谢中的激素调节因素往往是通过生化指标来反映的,这些指标分别来源于骨、软骨、软组织、皮肤、肝、肾、小肠、血液及内分泌腺体等,是由成骨细胞或破骨细胞分泌的酶和激素,以及骨基质的胶原蛋白代谢产物或非胶原蛋白组成。骨组织在代谢过程中产生的相关产物和激素,可以从血液或尿液中检测到,包括反应钙磷代谢调节指标的 PTH 及降钙素等。所有骨代谢中的激素调节因素通过生化指标来反映,体现出人体的骨代谢水平。

3.4.2.1 甲状旁腺激素

甲状旁腺激素(PTH)是影响血钙水平的主要激素,其主要作用是直接影响骨钙水平及小肠内靶细胞功能,维持血浆钙的正常水平,保证机体各种细胞发挥正常生理功能。一般认为,PTH 重要的生物效应包括:①升高血钙浓度;②降低血磷浓度;③通过降低肾小管对磷的重吸收,增加尿中磷的排泄量;④增加肾小管对钙的重吸收,降低钙经尿流失;⑤增加骨的改建和骨的吸收率;⑥增加骨溶解和骨表面的破骨细胞数目;⑦增加尿中羟脯氨酸的排泄;⑧激活靶细胞内腺嘌呤环化酶;⑨加速维生素 D 的生成。

3.4.2.2 降钙素

降钙素由甲状腺滤泡周围的 C 细胞分泌,但也存在于其他部位,如甲状旁腺与胸腺等,但尚未得到证实。降钙素通过靶细胞发挥其功能,这些靶细胞主要在骨和肾脏,少部分在小肠,降钙素和 PTH 对骨吸收有拮抗作用,但对降低肾小管对磷的重吸收方面有协同作用。降钙素所致的低血钙,主要是暂时地抑制了 PTH 刺激骨吸收的作用,减少了钙从骨进入血浆的量。低血磷的发生,是由于降钙素直接作用,增加了磷排出血浆进入软组织和骨的量,抑制了骨的吸收。降钙素的作用与维生素 D 无关,因为降钙素对维生素 D 缺乏的动物和服用大剂量维生素 D 的动物都能发挥作用。

药理剂量的降钙素可完全抑制破骨细胞的骨吸收作用,降低细胞质钙浓度,使不稳定骨钙流失减少,抑制骨吸收。降钙素抑制破骨细胞活力,使溶骨过程减弱,同时还使成骨作用增强,钙、磷沉积增加,血钙与血磷水平因此下降。降钙素降低血钙的作用迅速,其作用受降钙素应用的种类、剂量、给药途径及骨转换状态等因素的影响。须注意的是,对高钙状态者用降钙素降血钙的作用明显,而对正常血钙者,降钙素无明显降血钙作用。

3.4.2.3 雌激素

雌激素(estrogen,ER)主要通过与雌激素受体作用发挥骨代谢调节作用。雌激素可抑制氧化应激反应,促进成骨细胞增殖,抑制成骨细胞凋亡,延长成骨细胞生存时间,促进胶原合成,促进 BMP 合成,提高骨矿化。雌激素对破骨细胞的抑制作用可分为直接作用和间接作用,直接作用是通过雌激素与雌激素受体结合介导产生的,间接作用主要是利用成骨细胞与免疫细胞分泌的细胞因子,通过抑制破骨细胞活性,诱导破骨细胞凋亡维持骨密度,保护骨组织。雌激素还可通过钙代谢调节系统影响骨代谢活动。雌激素自然缺乏(如绝经后女性)或病理性缺乏(如卵巢切除、卵巢功能早衰等),不仅生殖器官会发生明显变化,其他组织也会产生显著变化,最明显的变化之一是骨形成受抑制,骨吸收增强。雌激素缺乏是绝经后骨质疏松症发生的主要原因。

研究表明,雌激素可直接促进成骨细胞增殖、对成骨细胞编码转录因子基因和骨基质蛋白(Ⅰ型胶原、骨钙素、碱性磷酸酶)的表达等有直接作用。雌激素可通过与成骨细胞上的雌激素受体结合形成受体-配体复合物,变构后进入细胞核与特异的

DNA 序列结合,激活雌激素相关信号转导途径,促进特异的 mRNA 合成。其也可通过与成骨细胞上的雌激素受体结合,促进成骨细胞分泌 TNF-α、IL-1、IL-6 等诱导单核破骨细胞前体,分化为具有较强骨吸收能力的多核破骨细胞,促进成骨细胞增殖、分化,延长成骨细胞生存周期,提高成骨细胞活性,促进骨形成。

3.4.2.4 睾酮

睾酮(testosterone)是男性体内主要的性腺激素,在骨骼的生长代谢、骨量维持及抑制骨量丢失方面均起着重要作用。儿童期表现尤为突出,有促进骨骼肌发育,促进骨骼中钙盐沉积,使骨骼增厚生长等作用;青春期主要体现在增加松质骨与骨皮质的骨量,对达到骨峰值起着重要作用;成年后则主要促进骨形成,抑制骨吸收,并与其他调节骨代谢的激素共同维持骨量,调节骨代谢。

睾酮是人体中最主要的雄激素,与性激素结合蛋白、白蛋白结合存在于血液中。在外周组织,睾酮被 5α 还原酶转化为双氢睾酮。睾酮和双氢睾酮能激活雄激素受体(androgen receptor, AR),参与骨代谢的调节。动物模型研究表明,AR 的激活可以维持骨小梁和骨膜的生长和稳定,AR 敲除的小鼠骨小梁骨量较对照组下降。有学者认为成骨细胞是 AR 作用的靶细胞,睾酮通过激活 AR 使成骨细胞矿化,调节骨吸收、协调骨基质的合成和矿化。对于破骨细胞,AR 激活后可能起到一种抑制作用,限制破骨细胞的活动,从而减少骨质的吸收。AR 的激活限制可能通过影响 Wnt 信号加载在雄性小鼠成骨反应。而经典的 Wnt/β-catenin 信号通路可促进间充质祖细胞分化为成骨细胞,促进细胞增殖和矿化,通过增加 OPG/RANKL 比值阻止细胞增殖和分化,是维持骨代谢稳态所必须的。睾酮还可以通过芳香酶转化成雌激素,间接作用于雌激素受体参与骨代谢的调节。

3.4.2.5 生长激素

生长激素(growth hormone,GH)具有促进骨的线性生长、骨重建、骨骼肌生长、糖脂代谢及免疫调节作用。生长激素可直接、间接地对破骨细胞的前体细胞与成熟破骨细胞进行作用,并对骨吸收进行调控,同时也可对前体细胞向成骨细胞分化进行刺激,从而更好地促进软骨细胞和骨细胞增殖。

3.4.3 其他因子的调节机制

3.4.3.1 核因子-κB 受体激活因子配体(receptor activator of NF-κB ligand, RANKL)调节骨细胞功能

骨髓细胞在重组 RANKL(sRANKL)和巨噬细胞集落刺激因子(macrophage colony stimulating factor,M-CSF)存在的条件下培养在经胶原处理的培养容器中,骨髓细胞会被诱导分化为破骨细胞。IL-1、M-CSF 和 sRANKL 均能延长破骨细胞存活时间,但只有 IL-1 和 sRANKL 能诱导破骨细胞的骨陷窝活性。而破骨细胞中只加入成骨细胞时,破骨细胞的骨陷窝活性也会被激活。骨吸收因子(如 1,25-(OH)$_2$-D$_3$、PTH 和 IL-1)只有在成骨细胞存在的情况下,才能提高破骨细胞的

骨陷窝活性,这表明成骨细胞/成骨基质细胞通过其细胞膜上的 RANKL 激活破骨细胞。与 RANKL 的作用一样,IL-1 也能延长破骨细胞存活时间,促进破骨细胞融合,提高破骨细胞的功能活性,这表明 RANKL 是骨吸收的生理性调节分子,而 IL-1 是骨吸收病理性调节因子。目前已经知道,RANKL 激活靶细胞的 NF-κB 在 RANKL 诱导的破骨前体细胞分化为破骨细胞的过程中有十分重要的作用;且 RANKL 和 M-CSF 是鼠破骨细胞形成的两个基本信号分子,证明了 M-CSF 在人破骨细胞形成过程中起着十分关键的作用。

3.4.3.2 IL-1 和 RANKL 在破骨细胞中介导信号转导

电泳迁移率测量显示 IL-1 能瞬时激活从破骨细胞核中纯化的 NF-κB,在加入 IL-1 30 分钟后其活性达到最大值。IL-1 诱导破骨细胞的形成是经破骨细胞膜上的 IL-1 Ⅰ型受体。Ⅰ-κBα 与 NF-κB 形成复合物存在于细胞质中,Ⅰ-κBα 的活性下降与 NF-κB 活性相关联。免疫组织化学研究显示,NF-κB 的亚单位 p65 从细胞质中转移进入大多数多核细胞的细胞核中。先用抑制剂或反义寡核苷酸封闭 NF-κB 亚单位 p65 和 p50,IL-1 刺激破骨细胞的作用就被抑制,表明 IL-1 通过 NF-κB 刺激破骨细胞。RNA 印迹(northern blot)分析显示破骨细胞表达高水平的 RANK mRNA,以及 sRANKL 处理经纯化破骨细胞,30 分钟可见 NF-κB 被激活,同时伴有 Ⅰ-κBα 水平下调。IL-1 和 sRANKL 在 30 分钟内也可激活破骨细胞的 c-Jun 氨基末端激酶(c-Jun N-terminal kinase,JNK)。这些结果表明破骨细胞的 NF-κB 和 JNK 是由 IL-1 和 sRANKL 所激活的。

成骨细胞/成骨基质细胞通过细胞间接触方式诱导破骨细胞的分化,并调节破骨细胞的功能。有许多实验尝试去阐明成骨细胞/成骨基质细胞提供的细胞微环境,但这个问题直到 RANKL 及其基因作用分子被克隆后才有了一个比较明确的答复。一系列 TNF 受体配体家族新成员的发现使我们明确了是成骨细胞/成骨基质细胞调节着破骨细胞的分化和功能。RANKL 也被称为 ODF、TRANCE 或 OPGL,是 TNF 配体家族成员。骨相关因子上调成骨细胞/成骨基质细胞中的 RANKL mRNA 的表达水平,破骨前体细胞表达 RANK。RANK 是 TNF 受体家族成员,通过细胞间接触识别成骨细胞/成骨基质细胞膜上 RANKL 并与其结合,在 M-CSF 存在的情况下诱导破骨前体细胞(preosteoclast cell,POC)分化,POC 持续分泌血小板衍生生长因子-BB 能增加间充质干细胞(mesenchymal stem cells,MSC)成骨和内皮祖细胞(endothelial progenitor cells,EPC)血管生成。RANKL 维持 POC 的存活,并诱导 POC 的融合和激活成熟破骨细胞。骨保护素(osteoprotegerin,OPG)也称为破骨细胞抑制因子(osteoclasto-genesis inhibitory factor,OCIF),是与 RANKL 作用的可溶性受体。OPG 在 RANK-RANKL 信号传导系统中作为诱饵受体而发挥作用,从而减少破骨细胞的产生。

总之,成骨细胞/成骨基质细胞参与骨细胞发展的全过程,如破骨细胞/破骨前体细胞的分化,POC 的存活、融合及破骨细胞的激活。用 RANKL 和 MCSF 替代成骨

细胞/成骨基质细胞,可对破骨细胞生长的全过程进行调节(图1-3-2),RANKL、
RANK和OPG是调节骨细胞生存和功能的三个关键分子。

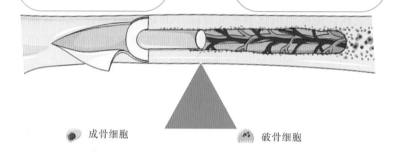

促进骨量增加

成骨细胞活跃
破骨细胞不活跃

负重活动,生长,氟化物,电刺激,雌激素,生长激素,睾酮,降钙素,维生素D(成年人:每天750~1000 mg;学龄儿童:每天1000~1200 mg;妊娠及绝经妇女:1500 mg),抑制RANKL、NF-κB、JNK通路,激活Fas通路、M-CSF、IL-1减少,OPG、BMP增加

抑制骨量增加

成骨细胞不活跃
破骨细胞活跃

缺乏负重活动,甲状旁腺功能亢进,皮质醇增多,雌激素缺乏,睾酮缺乏,酸中毒,骨髓瘤,淋巴瘤,钙摄入不足,正常老化,酗酒,慢性疾病,激活RANKL、NF-κB、JNK通路,抑制Fas通路、M-CSF、IL-1增加,OPG、BMP减少

成骨细胞　　　　　　　　破骨细胞

图1-3-2　骨量调节机制

（王欢博）

第4章 骨代谢的分子机制

骨代谢的动态平衡是维持正常骨组织功能的重要因素之一,当平衡被打破,即造成骨损伤甚至骨代谢疾病。成骨细胞、骨细胞和破骨细胞等通过分泌因子以旁分泌的方式互相调控,并调节骨髓内血管的形成维持骨的稳态(图1-4-1)。同时,这些细胞分泌的因子参与调控其他组织器官的功能,骨骼起到内分泌器官的作用。但目前骨代谢的机制尚不完全明确,影响骨代谢的信号通路较为复杂。

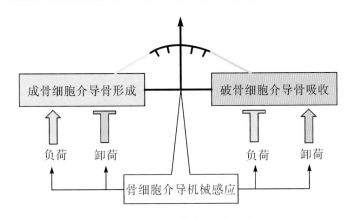

图 1 - 4 - 1 骨代谢的动态平衡

4.1 miRNA 在骨代谢及骨重建中的作用

miRNA 和骨代谢的关系如图 1 - 4 - 2。

4.1.1 miRNA 对骨髓间充质干细胞增殖的影响

虽然骨髓间充质干细胞已被用于口腔颌面部缺损的治疗,但其有限的增殖能力降低了骨髓间充质干细胞的治疗效率。因此,骨髓间充质干细胞的体外扩增成为干细胞研究与组织再生领域亟须解决的问题。近年来,研究人员通过对 miRNA 的微观干预调控骨髓间充质干细胞增殖取得了一定的进展。有研究发现,绝经后骨质疏松症患者骨髓间充质干细胞中 LncRNAH19 明显下调,转染 H19 通过下调 miR-19b-3p 显著降低骨髓间充质干细胞的增殖和分化。有实验研究发现,黄芪多糖可下调 miR-152 的表达,抑制 miR-152 表达对骨髓间充质干细胞的增殖和分化表现出促进作用,而转染 miR-152 模拟物则在一定程度上抑制了骨髓间充质干细胞的增殖及分化。

BMP-9 是 miR-152 的直接靶标,并参与介导骨髓间充质干细胞中 miR-152 的功

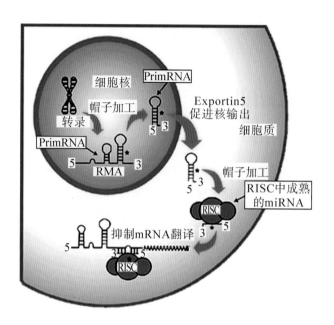

图 1 - 4 - 2　miRNA 和骨代谢的关系

能,BMP-9 激活骨髓间充质干细胞中的 PI3K/AKT 和 Wnt/β-catenin 信号通路,从而增强了骨髓间充质干细胞的增殖和分化。也有研究发现,与股骨、颈骨骨折患者相比,类固醇相关性骨坏死患者的骨髓间充质干细胞中 miR-217 表达水平显著降低,miR-217 通过靶向 DKK1,促进 β-catenin 核易位,增加 Runt 相关转录因子 2(runt-related transcription factor 2,RUNX2)、COL1A1 的表达,明显促进骨髓间充质干细胞的增殖。还有研究表明,miR-146a 可以促进骨髓间充质干细胞的增殖。转染 ag-omiR-103 导致 miR-103 过表达抑制了骨髓间充质干细胞增殖和成骨分化,而 an-tagomiR-103 使 miR-103 沉默则消除了这些抑制作用。进一步的研究表明,SATB2 是 miR-103 的直接靶基因,转染 agomiR-103 的骨髓间充质干细胞显著下调了 SATB2 的蛋白表达水平。miR-31 可以激活 CXCR4/Akt 途径,而 CXCR4/Akt 信号阻断可以消除 miR-31 对骨髓间充质干细胞增殖、存活和迁移的有益作用;miR-15a-5p 过表达通过 Wnt/β-catenin/PPAR 信号通路促进骨髓间充质干细胞的凋亡,减少细胞的增殖。多位学者的研究发现,miRNA 对骨髓间充质干细胞的增殖、迁移有着不可或缺的调控作用,这为未来骨髓间充质干细胞的临床应用奠定了坚实的基础。

4.1.2　miRNA 对骨髓间充质干细胞成骨分化的调控

一些 miRNA 已被证明通过调节与骨髓间充质干细胞成骨分化相关的基因来促进其分化。例如,糖皮质激素广泛用于治疗慢性炎症性疾病,但长期应用糖皮质激素可导致骨质疏松。有学者通过使用地塞米松诱导骨髓间充质干细胞模拟糖皮质激素性骨质疏松症的方法来探索 miR-291a-3p 影响骨髓间充质干细胞分化的机制,结果发现,miR-291a-3p 可提高骨髓间充质干细胞的细胞活力、成骨分化能力和 ALP 活性,而这三者均受到地塞米松的抑制。与此同时,在转染 miRNA-291a-3p 模拟物后,成骨基因 *Runx2*、*DMP1* 和 *ALP* 表达上调,脂肪生成基因 *C/EBPα* 和 *PPARγ* 表达下调。进一步研究发现,miR-291a-3p 可通过直接抑制 DKK1 mRNA 和蛋白的表达,激活 Wnt/β-catenin 信号通路,从而促进骨髓间充质干细胞的成骨分化,这一发现提示 miR-291a-3p 在预防骨质疏松症中发挥重要作用。

有学者发现在过表达 miR-21 的骨髓间充质干细胞中,HIF-1α 和 p-Akt 蛋白表达上调,当加入 PI3K 抑制剂后,p-Akt 和 HIF-1α 蛋白表达下调,同时他们也进行了体内实验,将 miR-21 修饰的骨髓间充质干细胞/β-磷酸三钙复合材料植入大鼠骨缺损模型,通过 Micro-CT、荧光标记和组织形态学分析,发现 miR-21 显著增加了骨缺损部位的新骨形成和矿化,该研究说明 miR-21 通过增加 HIF-1α、p-Akt 活性以及 PTEN 降解来促进骨髓间充质干细胞成骨分化,从而显著增加大鼠骨缺损部位的新骨形成。

还有学者研究发现,褪黑素具有调节骨髓间充质干细胞成骨分化的能力,褪黑素作用后骨髓间充质干细胞中 miR-92b-5P 的表达上调,转染 miR-92b-5P 可促进骨髓间充质干细胞的成骨分化,miR-92b-5P 沉默可抑制骨髓间充质干细胞的成骨作用,进一步通过荧光素酶报告基因分析、实时 qPCR 分析和 Western blot 分析证实 miR-92b-5P 通过直接靶向细胞内黏附分子 1 参与成骨过程,该研究结果表明褪黑素可提高 miR-92b-5P 的表达,miR-92b-5P 可靶向细胞内黏附分子 1 调控骨髓间充质干细胞向成骨细胞分化,为骨质疏松症的治疗提供了新的方法。

研究发现,miR-136-3p 在乙醇诱导的骨质减少小鼠模型中显著下调,下调 miR-136-3p 表达显著抑制了人脐静脉内皮细胞和骨髓间充质干细胞的血管形成和成骨分化,而 miR-136-3p 改善了乙醇诱导的骨质减少,同时恢复了骨量和血管形成,该研究首次证实了 miR-136-3p/PTEN 轴在调控血管形成和骨形成中的关键作用,可能成为酒精性骨丢失的潜在治疗靶点。

随着 miRNA 不断深入研究,越来越多的 miRNA 被发现在骨髓间充质干细胞的成骨分化中起着不可或缺的作用,miR-217、miR-106a、miR-26a、miR-199b-5p 等均被发现可以促进骨髓间充质干细胞向成骨细胞分化,促进骨再生。

除了上述几种 miRNA 发挥促进成骨分化的作用外,一些 miRNA 过表达还会抑制成骨细胞分化,使骨质疏松症、牙周病等骨相关疾病难以愈合。例如,骨质疏松症大鼠骨髓间充质干细胞中 miR-139-5p 的表达增加,抑制 miR-139-5p 通过 NOTCH1 靶向 Wnt/β-catenin 信号转导途径促进骨髓间充质干细胞的成骨分化。亦有研究发现,与对照组相比,再生障碍性贫血患者的骨髓间充质干细胞中 miR-144-3p 显著上调,而 miR-144-3p 缺失可显著增强再生障碍性贫血患者骨髓间充质干细胞成骨分化。相反,过表达 miR-144-3p 阻碍了骨髓间充质干细胞的成骨分化,miR-144-3p 负向调控骨髓间充质干细胞中 TET2 的表达,TET2 表达降低与总 5-羟甲基胞嘧啶水平和成骨基因表达显著降低相关,miR-144-3p 通过抑制 TET2 的表达降低再生障性贫血患者骨髓间充质干细胞的成骨能力,因此,靶向 miR-144-3p 可能是治疗再生障碍性贫血的一种策略。

1 型糖尿病是一种自身免疫性胰岛素依赖性疾病,与破坏骨稳态有关,有学者利用 miRNA 芯片筛选差异表达的 miRNA,发现 miR-214-3p 可能抑制 1 型糖尿病小鼠骨髓间充质干细胞分化,通过分子研究发现 miR-214-3p 通过靶向 β-catenin 的 3'-UTR 抑制骨髓间充质干细胞成骨分化,这一研究表明 miR-214-3p 可能是治疗 1 型糖尿病患者骨骼疾病的一个潜在靶点。正畸治疗期间周期性拉伸诱导的骨骼形成是一个复杂的生物过程,受多种因素调节。有学者使用 miRNA 芯片技术筛选拉伸诱导骨髓间充质干细胞成骨分化过程中机械敏感的 miRNA,并鉴定出 9 个差异表达 miRNA,选择其中显著下调的 miR-503-5p 用于进一步功能验证。研究发现,在骨髓间充质干细胞中过表达 miR-503-5p 可减弱拉伸诱导的成骨分化,而抑制 miR-503-5p 可逆转这一作用。除了上述几种抑制骨髓间充质干细胞成骨分化的 miRNA。近年来越来越多的 miRNA 被发现可以抑制骨髓间充质干细胞的成骨分化,如 miR-99a、miR-449b-5p、miR-205、miR-384-5p 等均可以通过不同的信号通路,靶向不同目的基因抑制骨髓间充质干细胞向成骨细胞分化。

4.1.3　miRNA 对骨髓间充质干细胞成脂分化的调控

骨髓间充质干细胞具有分化为不同细胞谱系的能力,而干细胞分化程序对于骨骼微环境和骨骼发育至关重要,在骨髓间充质干细胞的成骨分化方面学者们已经有了大量的研究,而骨髓间充质干细胞的成脂分化对于骨代谢的平衡同样不可忽视。

有学者发现在猪骨髓间充质干细胞被化学诱导分化为脂肪细胞的过程中 miR-17、miR-21 和 miR-143 的表达增加,它们的模拟物的过表达增加了脂肪细胞分化阳性细胞的数量,表明 miR-17、miR-21 和 miR-143 参与并促进猪骨髓间充质干细胞的成脂分化。研究表明,三氧化二砷治疗再生障碍性贫血可以部分恢复骨髓间充质干细胞的分化失衡,下调 miR-204 表达可能是治疗再生障碍性贫血的新策略。

老年 2 型糖尿病并发骨质疏松症患者的骨组织和血清中 miR-205 表达增加,抑制了老年雌性小鼠骨髓间充质干细胞的成骨分化并促进其成脂分化,miR-205 的敲低则促进成骨分化并抑制其成脂分化。双重荧光素酶报告基因测定发现,Klf3 是 miR-20a-5p 的直接靶标,siRNA 介导的 Klf3 沉默增强了 miR-20a-5p 过表达诱导的脂肪生成作用,而 Klf3 的表达增强则减弱了 miR-20a-5p 的作用,这一结果表明 miR-20a-5p 是通过在脂肪形成过程的早期阶段靶向并负调控 Klf3 来促进骨髓间充质干细胞向脂肪细胞分化。有研究发现,miR-214-5p 可能通过调节 TGF/Smad2/COL4A1 信号通路来促进骨髓间充质干细胞的成脂分化。

上述已被证实的 miRNA 对骨髓间充质干细胞成脂分化能力具有正向促进作用,同样有些 miRNA 对骨髓间充质干细胞的成脂分化能力具有负向抑制作用。例如,miR-149-3p 过表达通过与 FTOmRNA 的 3'UTR 结合而抑制了肥胖相关基因的表达,这对于调节体质量和脂肪质量起着重要作用。

在类固醇引起的股骨头坏死大鼠模型中,有学者鉴定了 9 个上调的 miRNA 和 28 个下调的 miRNA,其中 miR-27a 被下调并与 PPAR 和 GREM1 表达负相关,通过进一步研究证实,PPAR 和 GREM1 是 miR-27a 的直接靶标,而 miR-27a 下调增强了成脂分化,而 miR-27a 上调则减弱了类固醇诱导的大鼠骨髓间充质干细胞的脂肪形成并促进成骨。

4.1.4 miRNA 对骨髓间充质干细胞成软骨分化的调控

骨髓间充质干细胞的软骨分化对于软骨再生至关重要,但是其分化机制仍然不甚明了,近年来学者们对这一问题做出了关键的探索。例如,有研究发现,载有 miR-140 的外泌体在骨髓间充质干细胞分化为软骨细胞中发挥生物活性作用,参与软骨愈合过程。软骨细胞衍生的外泌体 miR-8485 通过调控 Wnt/β-catenin 途径,促进骨髓间充质干细胞的软骨分化,为软骨重建提供了创新思路。通过实验研究发现,循环拉伸应变可以促进 miR-365 的表达,miR-365 是参与骨髓间充质干细胞软骨形成的关键机械敏感 miRNA,直接抑制 HDAC4 的表达,进而增强骨髓间充质干细胞的软骨形成。褪黑素通过上调 miR-526b-3p 和 miR-590-5p 促进人骨髓间充质干细胞的软骨分化,这一功能是通过靶向 SMAD7 增强 SMAD1 磷酸化实现的。此外,miR-526b-3p 模拟物或 miR-590-5p 模拟物也成功地促进了人骨髓间充质干细胞的软骨分化,这一研究结果表明,使用褪黑素或 miRNA 转导修饰骨髓间充质干细胞可能是治疗软骨损伤和变性的有效方法。研究证实,miR-127-5p 通过增加 SOX9 的表达和降低 Runx2 的表达,可以促进大鼠骨髓间充质干细胞的软骨分化和减少软骨肥大。在转化生长因子 3 诱导骨髓间充质干细胞软骨分化过程中 miR-410 的表达升高,miR-410 转染增加了软骨生成标记物(Ⅱ型胶原蛋白、SOX9、聚集蛋白聚糖和透明质酸合酶 2)的 mRNA 和蛋白表达水平,降低 Wnt3a 蛋白表达,证实了 miR-410 是骨髓间充质干细胞软骨分化的关键调控因子,直接靶向触发 Wnt 信号通路的 Wnt3a。然而,也有学者发现部分 miRNA 抑制了骨髓间充质干细胞的成软骨分化。例如,在软骨分化过程中 miR-143-3p 表达水平降低,而且 miR-143-3p 可以通过靶向骨髓间充质干细胞中的 BMPR2 来调控分化过程;miR-485-5p 可以降低 SOX9 表达水平,促进软骨表面炎性因子的产生,并阻止小鼠骨髓间充质干细胞向软骨细胞分化。

4.1.5 miRNA 对骨髓间充质干细胞向其他谱系分化的调控

骨髓间充质干细胞在特定条件下可以分化为心肌细胞和肝细胞等,其中 miRNA 同样承担不可或缺的角色。例如,过表达 GATA-4 的骨髓间充质干细胞来源外泌体诱导骨髓间充质干细胞分化为心肌样细胞,减少缺氧诱导的心肌细胞凋亡,并改善梗死后的心肌功能。miR-199b-5p 表达下调通过 HSF1/HSP70 信号通路诱导骨髓间充质干细胞向心肌样细胞分化,而对骨髓间充质干细胞的增殖和迁移没有影响。在衰老的肝脏中,miR-126a 表达减少,而骨髓间充质干细胞中 miR-126a 减少可引起年龄相关的端粒缩短、DNA 损伤反应和促炎细胞因子增多。

近年来,随着 miRNA 在生命科学领域的不断深入研究,越来越多的 miRNA 被发现在骨髓间充质干细胞增殖及不同谱系分化中起着重要的调控作用,这些特异性 miRNA 可能成为靶向药物治疗的有用靶点。

4.2 lncRNA 在骨代谢及骨重建中的作用

4.2.1 lncRNA 在成骨分化相关通路中的调控机制

人体骨组织具有新陈代谢的活动特征,并在整个生命过程中反复重建,以维持骨骼的动态平衡,此过程中成骨分化介导的骨形成和破骨细胞介导的骨吸收共同组成骨稳态的动态调节。而成骨细胞和破骨细胞功能失衡都会导致包括骨质疏松症、骨关节炎等在内的多种骨代谢性疾病,这使得诱导成骨分化成为治疗骨代谢疾病的重要策略。BMSC、牙髓干细胞(dental pulp stem cell,DPSC)、牙周膜干细胞(periodontal ligament stem cell,PDLSC)等因具有优越的成骨分化潜能,成为成骨分化机制研究的常用细胞。已有研究表明,BMSC 成骨分化需要转录因子、信号通路和生物力学信号紧密配合,这种相互作用网络失调可能会影响 BMSC 向成骨细胞的分化,进而破坏骨代谢平衡,而信号通路作为其中较为重要的一环已成为机制研究的热点。长链非编码 RNA(long non-coding RNA,lncRNA)作为生物控制和病理过程中重要的调控分子,参与了成骨分化过程,并介导多家族多条信号通路调控成骨分化,包括 Wnt、丝裂原活化蛋白激酶(mitogen-activated protein kinase,MAPK)和 TGF-β 等信号通路。这里总结了近年研究发现的 lncRNA 在成骨分化相关通路中的调控机制,以期为骨代谢疾病的分子靶向治疗提供参考。

lncRNA 是一类转录本长度超过 200 个核苷酸的非编码 RNA,属于 RNA 聚合酶 II 转录副产物。由于缺乏开放的阅读框架,lncRNA 很少或根本不具备翻译蛋白质的能力,而直接在 RNA 水平调节基因表达。它具有与 mRNA 相似的生物学特性,如 5-端帽和 3-端多聚腺苷酸(PolyA)尾,因此也被称为 mRNA 样 lncRNA。相关研究表明,超过 40% 的人类基因组转录没有 PolyA 尾,这意味着 lncRNA 的组成和分布更加多样。同时作为一种序列结构复杂的 RNA 转录产物,lncRNA 转录后广泛存在于哺乳动物细胞质和细胞核中,已成为基因组学领域的研究焦点。虽然 lncRNA 的研究还处于早期阶段,但相比已被研究数年的 miRNA,lncRNA 具有更长的分子序列、空间结构和多种作用模式,且大多数 lncRNA 的二级结构、剪接形式和亚细胞定位相对保守,这些都为更多探索性研究提供了条件。lncRNA 的分类主要依据基因组定位、介导表型、作用机制和亚细胞定位等指标,尚无统一标准。例如,根据其与邻近蛋白编码基因的位置关系,可以分为正义 lncRNA、反义 lncRNA、内含子 lncRNA、双向 lncRNA 及基因间 lncRNA;根据功能又可分为信号分子、诱饵分子、引物和骨架分子。在成骨分化中,lncRNA 主要通过 3 个方面参与基因表达调控。①转录水平的调控:lncRNA 可以通过调控转录因子的结合和组装、形成带有调控序列的三链复合物,以及通过与 RNA 聚合酶 II 结合而干扰转录过程 3 种方式,控制其他基因的转录。②转录后水平的调控:lncRNA 的功能依赖于与大脑中高表达的 RNA 结合蛋白(RNA-binding proteins,RBP)的相互作用。lnc RNA 与 RBP 结合形成大量 lncRNA/RBP 复合物,这些复合物可以募集各种蛋白质复合物和激活下游分子。有报道 MEG3 作为竞争内源性 RNA(competing endogenous RNA,ceRNA)在转录后 mRNA 修饰过程中调节成骨基因的表达。③表观遗传调控:一方面,lncRNA 可控制染色质重塑,将染色质修饰物募集至 DNA 靶点;另一方面,lncRNA 作为组蛋白修饰复合物的载体,诱导其甲基化。DNA 甲基化可以直接调节 Runx2 和成骨相关转录因子抗体的表达,从而影响骨形成。随着基因测序技术的进步,过去十年,越来越多研究证实 lncRNA 参与了多种生物学功能,包括肿瘤、炎症及各种代谢性疾病。一些 lncRNA 还具有作为疾病诊断分子标志物的巨大潜力。同样,在骨外科学和口腔外科学领域,ln-cRNA 对成骨分化的重要调控功能正逐步显现。相关lncRNA 种类繁多,调控机制复杂,许多研究表明 lncRNA 通过介导多条"明星"信号通路在调控成骨细胞分化中发挥重要作用,对骨稳态调节具有重要意义(图 1-4-3)。

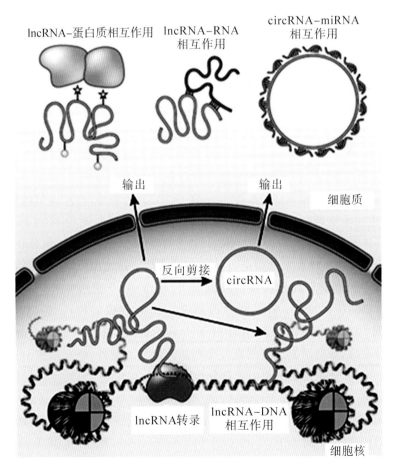

图 1-4-3 lncRNA 和骨代谢的关系

4.2.2 Wnt/β-catenin 信通路

Wnt/β-catenin 信号通路是一条被广泛研究且高度保守的"明星"通路,在包括细胞分化在内的细胞增殖、细胞凋亡等表型中发挥重要作用。激活 Wnt/β-catenin 信号通路可促进成骨分化进程,进而促进骨修复,已经成为 lncRNA 重要的下游分子机制。研究显示,使用含短发夹 RNA(short hairpin RNA,shRNA)的慢病毒沉默大鼠第 3 代 BMSC 中 lncRNA HOTAIR 表达,可导致 ALP 活性升高,成骨相关标志物骨钙素、骨桥蛋白、Runx2 增多,显著促进成骨分化。进一步研究显示,HOTAIR 下调还会导致 Wnt/β-catenin 通路相关蛋白 β-catenin、细胞周期蛋白 D1、癌基因表达增加,从而促进 BMSC 的成骨分化。在 DPSC 中过表达 lncRNA DANCR 后,Wnt/β-catenin 信号通路被抑制,进而抑制了细胞分化。有学者也得出了类似结论,他们通过小干扰 RNA 干扰小鼠胚胎成骨细胞前体细胞(MC3T3-E1)中 DANCR 的表达,激活 Wnt/β-catenin 信号通路,进而增强细胞成骨分化能力,提示 DANCR 可能成为成骨相关疾病潜在治疗靶点。有研究发现 lncRNA MEG3 可上调果蝇 zeste 基因增强子同源物(EZH2)的表达,并通过组蛋白 H3 中赖氨酸 27 的三甲基化(H3K27me3)直接抑制 β-catenin 和 Wnt 配体表达,从而减弱成骨分化能力。

为了证实 MEG3 对胫骨骨折愈合的负调控,有学者从相反角度进行验证,在小鼠胫骨骨折模型中沉默 MEG3 后发现可激活 Wnt/β-catenin 信号通路,组织学检查和生物力学试验结果显示骨折愈合和功能恢复加快;在体外实验中也得到相同结果。基于生物信息学分析发现 lncRNA AK039312 和 AK079370 参与了成骨分化过程,这些 lncRNA 能抑制 Wnt/β-catenin 信号通路的两个关键转录因子 TGF-7、淋巴增强结合因子 1,从而抑制 MC3T3-E1 细胞的成骨分化。

此外,还证明这两种 lncRNA 作为 miR-199B-5p 的海绵,均可调节糖原合成酶激酶 3 表达,进一步负调控 Wnt/β-catenin 信号通路,揭示了其调控 MC3T3-E1 细胞成骨分化的具体通路机制。lncRNA AK045490(AK0)是一种成骨细胞分化抑制剂,有学者采用两种骨质疏松小鼠模型进行体内实验表明,AK0 在切除卵巢组和骨质疏松组的表达水平分别高于保留卵巢组和健康组,提示 AK0 表达水平升高与骨丢失有关。进一步机制研究显示,AK0 通过抑制 β-catenin 的核转位,下调 T 细胞因子 1(tcellfactor1,TCF1)、淋巴增强结合因子 1 和 Runx2,进而阻断 β-catenin/TCF1/Runx2 信号通路,最终抑制成骨细胞分化和新骨形成。此外,还有很多 lncRNA 激活 Wnt/β-catenin 信号通路正向调控成骨分化。

H19 是第 1 个被发现的 lncRNA,位于人类 11 号染色体上,能通过吸附和抑制 miRNA 的表达起到 ceRNA 的作用。有学者揭示了 H19 在成骨分化中的调控网络,他们发现 H19 同时抑制 miR-22 和 miR-141 与 β-catenin 结合,上调 Wnt/β-catenin/Runx2 表达,从而促进 BMSCs 的成骨分化。进一步研究发现,H19 可以作为 miR-675 前提通过剪切产生两个成熟的 miRNA(miR-675-5p 和 miR-675-3p),进而通过 Wnt/β-catenin 信号通路调节成骨分化。有学者研究发现抑制 lncRNA TUG1 可进一步抑制 Wnt/β-catenin 信号通路相关蛋白表达,进而降低成骨细胞分化能力,提示该 lncRNA 可能作为骨形成的正向调节因子。

结直肠癌高表达基因(colorectal neoplasia differentially expressed,CRNDE)是一种与肿瘤相关的 lncRNA。有学者首次揭示了其在成骨分化中的调控机制。他们发现在体外 MC3T3-E1 细胞中 CRNDE 高表达,为了进一步验证 CRNDE 在体内的作用,采用成簇规律间隔的短回文重复序列与相关蛋白 9 系统建立了 CRNDE 基因敲除小鼠,发现小鼠骨量明显减少,而过表达 CRNDE 可通过激活 Wnt/β-catenin 信号通路恢复部分成骨细胞的分化功能,该结果提示了 Wnt/β-catenin 信号通路可能作为骨代谢疾病的有效治疗靶点。

同样,有研究探究了 lncRNA 小核仁 RNA 宿主基因 1(small nucleolar RNA host gene 1,SNHG1)在成骨中的作用,发现 miR-101 和成骨相关基因在成骨过程中上调,而 Dickkopf 相关蛋白 1(dickkopf related protein 1,DKK1)和 SNHG1 表达下调,表明 miR-101 过表达可能通过降低 DKK1 和 SNHG1 的表达水平而抑制成骨细胞分化,揭示 Wnt/β-catenin 信号通路是 SNHG1/miR-101 轴下游调控成骨分化的重要机制。有学者通过核糖核酸下拉实验证实,lncRNA KCNQ1OT1 通过激活 Wnt/β-catenin 信号通路促进 BMSCs 成骨分化,进而减轻骨破坏。类似研究还发现,lncRNA P21 也可通过 Wnt/β-catenin 信号通路促进大鼠骨质疏松模型的成骨分化。

此外,在炎症条件下经典 Wnt 信号通路负调控成骨分化。利用 lncRNA 基因芯片分析发现,lncRNA POIR 在牙周炎患者的 PDLSC 成骨分化过程中明显下调,过表达 POIR 在体内外均可促进细胞成骨分化,潜在机制可能是 POIR 作为 miR-182 的 ceRNA,可抑制 miR-182 靶基因叉头框蛋白 1,并通过与 TCF4 竞争结合 β-catenin,从而抑制经典 Wnt 信号通路来促进骨形成,揭示了 lncRNA-miRNA 调控网络在 PDLSC 成骨分化中的作用机制。

以上研究从细胞和动物水平证明 Wnt/β-catenin 信号通路的激活能有效减轻甚至逆转骨破坏,被认为是骨重塑的关键通路。未来研究应聚焦其下游或上游相关分子对成骨分化的调控机制,结合激活或过表达 Wnt/β-catenin 信号通路策略,可能为骨重塑相关疾病的靶向治疗提供更广阔的思路。

4.2.3 TGF-β 信号通路

TGF-β 信号通路参与组织器官形成和组织修复,在调控细胞增殖分化和伤口愈合等方面发挥重要作用。有研究通过转录组微阵列分析鉴定出 2171 个在人 PDLSC 成骨分化过程中差异表达的 lncRNA,经过进一步生物信息学分析还发现一些与此分化过程交互的关键通路,包括 MAPK 和 TGF-β 信号通路,提示两种通路可能交叉调控成骨分化。而 SMAD 作为 BMP 和 TGF-β 信号的负调控因子也参与了成骨分化调控。lncRNA GAS5 已被证明能负向调节脂肪细胞的分化,采用 shRNA 沉默 GAS5 后,人 BMSC 成骨分化能力明显增强,而 SMAD1/SMAD5/SMAD8 信号通路中的其他分子(如 BMP-2、BMP-4、BMP-7)表达无差异,最终发现 SMAD7 是 GAS5

上游移码突变体复合体的作用靶点；其具体机制可能是 GAS5 通过与上游移码突变体相互作用降解 SMAD7，最终促进成骨细胞分化，首次揭示了 GAS5 对成骨的保护机制。同样，在非创伤性股骨头坏死的成骨分化过程中采用 siRNA 干扰 HOTAIR 表达，发现可通过上调 miR-17-5p 及下调下游靶基因 SMAD7 的活性促进成骨分化。

此外，SMAD 突变小鼠身体尺寸小于野生型小鼠，可能是由于成骨分化能力减弱所导致。采用定量 PCR 检测发现，骨质疏松症患者血清尿路上皮癌相关基因 1（urothelial cancer associated 1，UCA1）水平明显高于健康人，进一步抑制 UCA1 后，BMP-/SMAD1/SMAD5/SMAD8 信号通路被激活，可促进成骨细胞分化。

鉴于 lncRNA SNHG7 在骨折愈合相关机制待阐明，学者们进行了相关研究。发现与正常组织相比，股骨颈骨折组织中 SNHG7 表达水平明显下调，敲除 SNHG7 后成骨活性下降，并可下调 TGF 受体 2、SMAD2 磷酸化和 SMAD3 磷酸化的表达，从而抑制 TGF-β 信号通路，为骨折治疗提供了全新视角。另外，H19 是 miR-675 的前体 RNA，可通过 miR-675 下调 TGF-1β 表达，抑制 SMAD3 磷酸化，进而下调组蛋白去乙酰化酶（histone deacetylase，HDAC）4/5，最终增强人 BMSCs 成骨标志物 Runx2 和骨钙素的表达。TGF-β/SMAD 信号通路是 lncRNA 调控成骨分化过程中的关键通路，但目前研究多集中于肿瘤转移领域，骨修复方向报道多限于单一通路蛋白。随着分子生物学、药理学等学科的发展，TGF-β 信号通路家族具体作用机制会逐渐清晰，有望为骨代谢疾病的分子治疗奠定基础。

4.2.4　MAPK 家族参与调控 BMSCs 的分化、矿化和增殖

生长分化因子 5（growth differentiation factor 5，GDF5）是成骨过程中重要调节因子。过表达 GAS5 可以促进人 PDLSCs 中 GDF5 的表达，进一步研究 GAS5 和 GDF5 对 MAPK 信号通路蛋白的调节发现，在 GDF5 下调的细胞中 p38 和 JNK 磷酸化减少，而在 GAS5 过表达的细胞中 p38 和 JNK 磷酸化增加。以上结果证实了 GAS5 通过 GDF5 和 p38/JNK 信号通路调控人 PDLSC 成骨分化的新机制。而且 DANCR 已被证实通过 Wnt 信号通路调控成骨分化过程，在 BMSC 成骨分化过程中，DANCR 表达水平下调；过表达 DANCR 后，p38/MAPK 信号通路失活，并导致 BMSC 成骨能力减弱，使用 p38 特异性抑制剂 SB203580 处理后成骨能力恢复；DANCR 通过 p38/MAPK 信号通路调节人 BMSC 成骨分化，可能成为一个调控骨破坏性疾病的潜在靶点和调节因子。此外，H19 也与 MAPK 信号通路密切相关，能直接与 p53 蛋白结合抑制 p53 活性，从而促进 MSC 成骨分化。MAPK 信号通路在成骨分化调控中起重要作用，但目前研究相对较少，且相关通路蛋白较分散，未来需要聚焦相关联 MAPK 信号通路蛋白的机制研究，以期探索其调控成骨分化的关键靶点。

4.2.5　NF-κB 转录因子家族主要参与应激诱导、免疫和炎症反应

研究表明，NF-κB 信号通路还参与了应激和炎症条件下对成骨分化的调控。NF-κB 信号通路诱导的炎症微环境造成了 lncRNA POIR/miR-182 调控网络的失

衡,进而影响成骨分化。此外,创伤应激通过下调 MC3T3-E1 细胞中 DANCR 的表达,激活 NF-κB 信号通路以发挥成骨分化抑制作用,而过表达 DANCR 可上调 ALP 和 Runx2 基因表达,一定程度上减轻了创伤应激对成骨分化的抑制作用。有研究证实,MEG3 可调节 miR-133a-3p 的表达,抑制绝经后骨质疏松诱导的 BMSC 成骨分化。lncRNA DEPTOR 在骨质疏松发展过程中呈高表达状态,用 shRNA 沉默 DEPTOR 可通过上调 MEG3 表达激活 BMP-4 信号通路,进而抑制 BMSC 成骨分化。而 MEG3 的敲除可削弱 DEPTOR 对 BMP-4 信号通路的激活作用,且体内、外研究结果均一致。NOTCH1 信号通路的激活和阻断会影响 BMSC 的分化,有学者分别从小鼠骨质疏松模型和骨质疏松症患者组织分离培养 BMSC,发现 lncRNA HCG18 表达均增加,其通过靶向 miR-30a-5p/NOTCH1 轴抑制 BMSC 成骨分化,但目前关于成骨分化中 NOTCH1 信号通路及其相关 lncRNA 的研究较少。此外,PI3K/AKT 信号通路也与成骨分化有关,有研究表明,lncRNA MEG3 作为 ceRNA,通过吸附 miR-27A-3p 上调 lncRNA IGF-1 表达,激活 PI3K/AKT 信号通路而促进牙周炎环境下 PDLSC 成骨分化。

4.3 蛋白质组学在骨代谢及骨重建中的作用

蛋白质组学正被众多学科应用,它可以检测正常或疾病状态下组织全部表达蛋白质在量上的差别。早期最常用的是双向电泳技术,后来发展出的非凝胶蛋白质组学技术包括了质谱分析(mass spectrometry,MS)、高效液相色谱分析(high performance liquid chromatography,HPLC)、液-质联用以及蛋白芯片等。与基因组学和转录组学相比,蛋白质组学在识别病理条件下细胞内失调的蛋白和通路更高效,有助于发现疾病特异性突变和表观遗传学改变,这也使得蛋白质组学成为获取生物学标志物的重要技术手段。2020 年,权威期刊《自然评论遗传学》发表综述,认为对人体细胞、组织和体液的"蛋白质组学分析"可为探究人类复杂生物学过程提供有价值的参考,有助于理解遗传和非遗传因素如何影响着疾病的结局,从而揭示与疾病相关的生物学途径和生物学标志物,获得疾病新的药物靶点。

4.3.1 单核细胞蛋白质组学

单核细胞蛋白质组学主要是指从外周血中分离出单核细胞进行蛋白质组学分析以鉴定骨质疏松症相关的生物学标志物。由于在骨密度峰值期(即绝经前,20～45 岁),女性骨代谢处于骨形成和骨吸收的相对平衡状态,为探索不同个体之间骨密度差异的内在遗传因素提供了一个独特的"窗口期"。因此,2008 年有学者从 1000 名绝经前女性中筛选出 30 名具有极高和极低髋部骨密度的受试者,采集分离外周血单核细胞,通过蛋白质组学方法获得 38 个差异表达蛋白。其中,超氧化物歧化酶 2(superoxide dismutase,SOD2)和谷胱甘肽过氧化物酶 1(glutathione peroxidase,GPX1)在骨质疏松症患者体内分别显著上调和下调。由于 SOD2 可催化超氧化物生成过氧化氢,而 GPX1 可保护过氧化氢引起的氧化应激损伤,是人体最重要的抗氧化酶之一。该研究者提出 SOD2 和 GPX1 可能共同作用于细胞,调节过氧化氢水平,促进破骨细胞的分化、形成和活性,在骨质疏松症发病机制中起重要作用。该团队针对绝经前白人妇女的研究结果显示,膜联蛋白 A2(annexin2,ANXA2)和凝溶胶蛋白(gelsolins,GSN)在低骨密度受试者的外周单核细胞中分别显著上调和下调。体外实验表明,ANXA2 可显著促进单核细胞跨内皮屏障的迁移,在低骨密度受试者中ANXA2 表达水平升高,可能会刺激更多的单核细胞在体内通过血管壁迁移到骨表面,从而促进单核细胞向破骨细胞分化、吸收,导致骨密度降低。认为 GSN 可能通过与 AR 相互作用,增强雄激素诱导的 AR 反式激活,从而抑制单核细胞的生长,并促进单核细胞凋亡,减少破骨细胞的形成和骨吸收,增加骨密度。2015 年,达斯瓦尼(Daswani)等研究发现与 RANKL 相关的热休克蛋白 27(heat shock protein,HSP27)在绝经前和绝经后低骨密度妇女的单核细胞中均明显上调。与上述 ANXA2 研究类似,HSP27 体外实验也提示 HSP27 可促进单核细胞的迁移,从而促进破骨细胞的形成和骨吸收。综上所述,ANXA2、GSN 和 HSP27 有可能作为骨质疏松症的潜在生物学标志物。2017 年,第一个人单核细胞蛋白质组学库建立,共包含 2237 个蛋白质编码基因,也为单核细胞生物学与骨质疏松症的深入研究提供了参考。

4.3.2 血清、血浆蛋白质组学

血清、血浆蛋白质组学主要是指用蛋白质组学的方法直接从血浆或血清中鉴定相关生物学标志物。研究提示,患有骨质疏松症的绝经后女性的血浆中,SOD 酶活性显著高于非骨质疏松症组。此外,一些生活质量评分,如疼痛、精神和社会功能与SOD 酶活性也相关。因此,SOD 可能是绝经后女性发生骨质疏松症的重要指标。中国老年人血浆中 ANXA2 蛋白水平与髋部骨密度呈负相关。体外实验表明,ANXA2以浓度依赖方式调节成骨细胞 hFOB1.19 生长,其在较低浓度时可促进成骨细胞生长,而在较高浓度时促成骨细胞生长作用减弱,这就解释了在低骨密度者中观察到血浆 ANXA2 水平升高的现象。当然,血浆 ANXA2 蛋白水平是否能预测骨质疏松症和骨质疏松骨折还有待于进一步研究。绝经后妇女血清中的 α 胰蛋白酶抑制剂重链H4 可使破骨细胞活性增加,导致骨密度降低,骨折风险升高。目前,临床研究中预测骨质疏松性骨折的血清生物学标记物主要是通过横断面研究确定,但也有少部分从前瞻性研究中确定。一项前瞻性队列研究结果显示,在老年女性中,血清硬化素水平越高,髋部骨折风险越大。现在,硬化素抗体罗莫佐单抗(romosozumab)已被美国食品药品监督管理局(FDA)批准上市,用于治疗绝经后伴随有高骨折风险的骨质疏松症。

4.3.3 外泌体蛋白质组学

外泌体蛋白质组学主要是指从骨相关细胞及其微环境各种组分中分离出外泌体以鉴定相关生物学标志物。近年来,外泌体蛋白质组学受到越来越多的关注,其中也包括骨相关细胞来源的外泌体。2015 年,有学者从小鼠来源 MC3T3 细胞培养上清

液中分离出微囊泡,用蛋白质谱的方法鉴定了外泌体含量以及潜在的成骨相关蛋白和通路。结果显示,外泌体主要来源于细胞质膜,参与蛋白质定位和细胞内信号转导,且真核细胞起始因子2通路在成骨过程中起着重要的作用。2018年,在对老年骨质疏松症或骨量减少患者和正常志愿者血清中纯化的外泌体进行的定量蛋白质组学分析中,共鉴定了1371种蛋白。后续生物信息学分析和体外研究表明,骨质疏松症患者血清来源外泌体中蛋白的变化不仅参与了抑制整合素介导的成骨细胞的机械感受和激活,还触发了破骨细胞分化和吸收;相反,骨量减少者的血清来源的外泌体既促进了破骨细胞激活又促进了新骨形成,这可能导致骨重塑代偿性升高;而老年正常志愿者血清来源的外泌体可能通过抑制衰老相关的氧化应激而对骨健康起到保护作用。2020年还有类似研究发表,应用定量蛋白质组学方法比较骨质疏松症患者、骨量减少患者和骨量正常者血浆外泌体的蛋白表达,共鉴定了45个差异蛋白,其中4个(PSMB9、AARS、PCBP2和VSIR)得到了进一步的验证。PSMB9是一种蛋白酶复合体,一些基础研究已经揭示了蛋白酶体在成骨细胞和破骨细胞活性调节中的重要作用。Garrett等人研究发现,抑制蛋白酶体的特定催化 β 亚基可以通过增强成骨细胞的功能和数量来促进体外和体内的骨形成。Chandra 等人研究提示,一种用于治疗多发性骨髓瘤的蛋白酶体抑制剂 Bortezomib 可能在治疗放射性骨质疏松症方面发挥作用。其余 3 种蛋白尚未有报道它们与骨质疏松症有关。PCBP2 已被证明与 RNA 结合蛋白 K 相互作用,后者主要参与破骨细胞形成,调节骨稳态。VSIR 是一种免疫调节受体,可抑制 BMP4 信号,而 BMP4 参与骨骼和软骨的发育,特别是四肢的发育和骨折的修复。AARS 可能导致肌肉无力和萎缩,但没有证据表明 AARS 对骨量有影响。以上结果为进一步研究骨质疏松的病理机制和治疗靶点提供了参考。

4.3.4 骨组织蛋白质组学

骨组织蛋白质组学主要是直接从骨骼组织中鉴定相关的生物学标志物。骨组织样本往往掺杂了造血干细胞、基质干细胞和内皮细胞等多种细胞类型,由此获得的组学结果反映了一个复合的细胞环境,其中骨细胞占95%以上。因此,骨组织蛋白质组学结果仍具有较强的说服力。2011 年,Alves 等人从 4 个行髋关节置换术的患者处获得健康松质骨片段,然后用质谱的方法进行骨组织蛋白质组学分析,产生了一个包含3038种蛋白的文库。该文库不仅含有大多数经典骨基质蛋白,还包含了一些具有未知功能的蛋白,是骨质疏松等骨相关疾病生物学标志物的来源。2012 年,Chaput 等人用质谱的方法对比骨关节炎伴有骨量减少和骨关节炎但骨量正常患者股骨中蛋白质表达差异。结果表明,在骨量减少情况下,碳酸酐酶 1 和磷酸甘油酸激酶 1 增加,而载脂蛋白 A-1 减少。综上所述,骨组织蛋白质组学能反映在骨质疏松症与非骨质疏松症人群骨骼中直接执行功能的差异蛋白,为寻找直接干预的药物靶点提供了全新角度(图 1-4-4)。

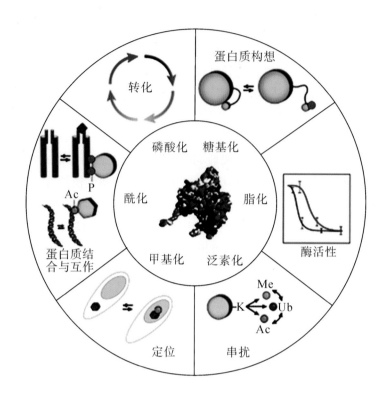

图 1-4-4　蛋白质组学和骨代谢的关系

4.4　N⁶-甲基腺苷修饰在骨代谢及骨重建中的作用

4.4.1　N⁶-甲基腺苷

N^6-甲基腺苷(m^6A)是位于腺苷 N^6 位点的一种动态甲基化修饰,其于 20 世纪 70 年代被首次发现,是真核生物 mRNA 中最普遍的内部修饰。m^6A 多位于 3′非翻译区(3′untranslated region,3′UTR),在终止密码子附近富集,编码序列(coding sequence,CDS)区也有分布。m^6A 修饰位点有一定的序列特征,通常为 DRm^6ACH(D 为 A、G 或 U;R 为 G 或 A;H 为 A、C 或 U)。m^6A 发生于核斑点,影响着 mRNA 代谢过程的各个阶段,如 mRNA 的剪接、结构转换、出核、翻译和降解。除 mRNA 外,m^6A 修饰还对非编码 RNA(如 miRNA、lncRNA、rRNA、tRNA、snRNA 等)具有重要的调节功能比如 pri-miRNA 上的 m^6A 修饰可推动其加工成 pre-miRNA 和成熟的 miRNA。此外,一些 lncRNA 上也存在 m^6A 如,Malat1、Neat1、Hotair、XIST(X 染色体失活特异转录物),XIST 上的 m^6A 修饰可促进 XIST 介导的 X 染色体失活。

m^6A 由 m^6A 甲基化转移酶复合物催化形成,甲基的供体是 S-腺苷甲硫氨酸(S-adenosyl me thionine,SAM),该复合体由甲基转移酶 3(methyltransferase-like 3,METTL3)、甲基转移酶 14(methyltransferase-like 14,METTL14)和 Wilms 肿瘤 1 相关蛋白(Wilms tumor 1 associate dprotein,WTAP)、Vir 样 m^6A 甲基转移酶相关

蛋白(Vir like m^6A methyltransferase associated，VIRMA)、含 CCCH 结构域的锌指蛋白 13(zinc finger CCCH-type containing 13，ZC_3H_{13})、HAKAI(一种 E3 泛素连接酶)、RNA 结合基序蛋白 15(RNA binding motif protein 15，RBM15)及其旁系同源蛋白 RBM15B 共同组成。在 m^6A 甲基化转移酶复合物中，METTL3 和 METTL14 形成一个异二聚体，其中 METTL3 有催化活性，而 METTL14 在结构上对 METTL3 起到支持作用。

m^6A 甲基转移酶的其余组成成分则通过直接或间接与异二聚体的相互作用起到"书写"(writer)的作用，而各个蛋白是否具有其特有的功能有待进一步研究。Alkb 家族蛋白的两个成员脱甲基酶 alkB 同系物 5(demethylases alk B homologue 5，alk-BH5)与脂肪和肥胖相关蛋白(fat mass and obesity associated protein，FTO)是 m^6A 的"去甲基酶"(eraser)，正如它的命名一样，FTO 最开始被人们熟知是因为其是脂肪形成和肥胖中的关键基因。

2011 年，美国芝加哥大学何川教授团队首先发现 FTO 是一个 m^6A 的"eraser"，而正是这个发现让人们认识到 m^6A 有着动态调控机制。但是，最新的研究表明，FTO 对 m^6A_m 去甲基化活性高于 m^6A，所以实际上 ALKBH5 是主要的 m^6A 的"eraser"。m^6A 对 mRNA 代谢过程的调控作用是通过 m^6A 的"读写"(reader)蛋白识别 m^6A 位点而发挥相应功能实现的，主要包括含 YTH 结构域的家族蛋白(YTH domain containing family protein，YTHDF1-3)和 YTH 结构域(YTH domain containing 1，YTHDC1-2)，它们都是 YTH 结构域家族蛋白。YTHDF1 可以调节 mRNA 的翻译，YTHDF2 介导 mRNA 的降解，而 YTHDF3 同时具备这两种功能。

另外，METTL3 也有"reader"的功能，其可以促进翻译。YTHDC2 在睾丸中富集，在精子形成过程中起重要作用并可以促进 mRNA 的翻译。而作为核内的"reader"，YTHDC1 有促进 mRNA 剪接和出核的功能。m^6A 在许多疾病和病理生理过程中起着至关重要的调节作用，如肿瘤发生、白血病、心肌重塑、心力衰竭、胚胎发育、造血干细胞分化和免疫调节等。越来越多的证据表明，m^6A 对骨形成具有重要的调节作用，m^6A 也可能是骨质疏松症的潜在发病机制。

4.4.2　m^6A 调节 BMSC 成骨向分化的机制

m^6A 调节 BMSC 成脂分化与成骨分化之间的转换。BMSC 具有多向分化潜能，能促进间充质组织如骨、脂肪、软骨、肌肉、韧带和肌腱等的再生。临床研究表明，肥胖与骨质疏松经常并存，并可能有因果关系，而骨质疏松的一个重要特征便是脂肪组织在骨髓中的积累。有学者发现，在 BMSC 中条件敲除 METTL3 会导致小鼠骨量的降低以及骨髓中脂肪组织的积累，而从小鼠骨髓中分离出的 BMSC 成脂分化潜能增加，成骨分化潜能降低。机制的研究表明，m^6A 甲基转移酶 METTL3 是通过 JAK1/STAT5/C/EBPβ 通路抑制 BMSC 成脂分化的。在这项研究中，研究人员发现 METTL3 与 JAK1 的表达呈负相关，其中 YTHDF2 参与了这个过程，其促进了 JAK1 的 mRNA 的降解，进而激活 JAK1/STAT5/C/EBPβ 通路。还有研究发现，

GDF11-FTO-PPARγ 通路可以促进 BMSC 的成脂向分化。也有学者发现,FTO 的 mRNA 水平在 BMSC 成骨向分化过程中下降而在成脂向分化中上升。在成骨细胞中条件敲除 FTO 可以缓解小鼠卵巢切除(ovariectomy,OVX)造模造成的骨小梁减少,骨小梁分离度增大等表型,而敲除 FTO 本身并不会使成骨功能指标上升。

另外,与对照 OVX 小鼠相比,从敲除 FTO 的 OVX 小鼠骨髓中分离出的 BMSC 成脂分化潜能降低,成骨分化潜能增加。在 FTO 的上游调控机制上,有报道指出 miR-149-3p 可以靶向 FTO 进而起到调节 BMSC 细胞成脂分化与成骨分化之间的转换的作用。综上所述,BMSC 中的 m⁶A 修饰在调节其成骨分化和成脂分化之间的转换中发挥着重要作用,METTL3 促进 BMSC 成骨向分化,抑制其成脂向分化,而 FTO 则相反。

m⁶A 调节 BMSC 成骨向分化的机制。多种信号通路调节着 BMSC 的成骨向分化如 Wnt/β-catenin 通路、MAPK 通路、BMPs/SMAD 通路、PI3K/Akt 通路和 Notch 通路等,而 m⁶A 修饰可以通过改变这些通路中的重要分子的表达水平而参与对 BMSC 的成骨向分化的调控。有研究报道,在 BMSC 成骨向分化过程中 METTL3 的表达增加。在机制上,该团队发现敲低 METTL3 通过抑制 PI3K/Akt 通路从而阻遏了 BMSC 细胞的成骨向分化。血管生成因子(vascular endothelial growth factor,VEGF)与成骨细胞的成熟有关,研究人员发现,METTL3 可以影响 VEGF 的 mRNA 的剪接,在 BMSC 中敲低 METTL3 后,剪接体 VEGF-188 的 mRNA 表达水平降低而 VEGF-120 没有明显变化,而有文献报道,前者参与了 BMSC 成骨向分化的过程。PTH 能调节骨代谢和骨稳态,可以通过 Notch 信号通路调控 BMSC 向成骨细胞分化。甲状旁腺素 1 型受体(parathyroid hormone type 1 receptor,Pth1r)对 PTH 的功能至关重要,其治疗老年女性绝经后骨质疏松症阿巴洛肽的药理机制便是选择性激活 PTH/Pth1r 信号轴。PTH/Pth1r 信号轴是 METTL3 促进 BMSC 成骨向分化的下游通路。该研究中发现,在 BMSC 条件敲除 METTL3 抑制了 Pth1r 的翻译。不过,研究人员没有进一步探索是哪个 m⁶A 的"reader"介导了这个过程。也有人通过 MeRIP 芯片测序在敲低 METTL3 的 BMSC 中筛选出了有显著变化的 pri-miRNA 和 pre-miRNA,在其中 pre-miR-320 的 m⁶A 水平最高,因而研究人员关注了这个 miRNA。进一步研究发现,敲低 METTL3 使 pre-miR-320 和 miR-320 的表达升高,而 miR-320 可以直接靶向 BMSC 成骨向分化的重要转录因子 Runx2,继而抑制其成骨向分化,而敲除 METTL3 本身也可使 Runx2 的 mRNA 和蛋白水平降低,YTH-DF1 介导了这个过程。因此,作者总结 METTL3 可以通过上述两种机制调节 BMSC 的成骨向分化。但是,据报道 pri-miRNA 上的 m⁶A 被"reader"蛋白异质性胞核糖核蛋白 A2B1(HNRNPA2B1)识别后可促使其加工成 pre-miRNA 和成熟的 miRNA。所以,METTL3 实际上是参与了 miRNA 的成熟过程,而这无法解释上述研究中敲低 METTL3 后,pre-miR-320 和 miR-320 的 mRNA 水平升高的现象,其内在的机制有待进一步研究。综上所述,m⁶A 可以通过多种机制调节 BMSC 的成骨向分化。

4.4.3　m^6A调节骨质疏松症

骨质疏松症可以发生在不同性别和任何年龄,但多见于绝经后女性和老年男性。原发性骨质疏松症分为绝经后骨质疏松症(Ⅰ型)、老年性骨质疏松症(Ⅱ型)和特发性骨质疏松症(包括青少年型)三类。其中,绝经后骨质疏松症一般发生在女性绝经后5~10年;老年性骨质疏松症一般指老年人70岁后发生的骨质疏松症。多项研究表明,m^6A可能参与了这两种骨质疏松症的发生过程。

早期的临床研究报道,*FTO*基因的常见变异与BMD及女性髋部骨折风险相关。Sachse等人构建了点突变的*FTO*基因的小鼠模型(FTO-R313A),突变点位于精氨酸-313,其对FTO的酶活性至关重要。研究人员发现,FTO-R313A小鼠的身长、体重、脂肪质量、瘦肉质量与野生型小鼠相比较小而身体成分的比例未发生明显变化。不过,FTO-R313A小鼠的BMD和骨矿物质量都有下降,因此,FTO对骨骼生长和骨矿化有重要作用。我国学者则构建了FTO全敲除的小鼠模型(*Fto KO*),在12周和30周时小鼠都呈现与上述研究相似的表型。除此之外,研究人员同时构建了在成骨细胞中条件敲除FTO的小鼠模型(FtoOc KO),他们发现FtoOc KO小鼠的身长、体重等指标较野生型小鼠没有明显改变,12周时,骨量也没有明显变化。而在30周时,FtoOc KO小鼠的骨量才显著降低,这提示FTO可能参与了Ⅱ型骨质疏松症的发生过程,而Fto KO小鼠的骨表型可能一部分是小鼠新陈代谢的改变造成的。前文提及相关的研究中,FtoOc KO小鼠和野生型小鼠的骨表型则没有明显差异,与以上两个研究结果相悖,基于该研究,小鼠骨表型的数据不够全面,说服力较弱。

值得一提的是,前期相关研究中发现,FTO的mRNA水平在原代成骨细胞分化过程中升高,但有学者认为FTO的mRNA水平在BMSC成骨向分化过程是下降的。BMSC是原代成骨细胞的前体细胞,因此,原代成骨细胞应当是BMSC成骨向分化的一个阶段。推测FTO可能在BMSC不同的分化阶段发挥着不同功能。在BMSC分化前期调节其成脂分化与成骨分化之间的转换,而在其成骨向分化后期起到促进成骨向分化的作用。不过FTO功能发生变化的时间点以及功能转变的内在的机制尚不清楚。

有学者用CRISPR-Cas9技术分别构建了在BMSC中条件敲除和敲入METTL3的模型小鼠(Mettl3 KO和Mettl3 KI)。Mettl3 KO小鼠骨量减少,呈现骨质疏松症的骨表型,而METTL3敲入则可以缓解由于小鼠OVX造模所致的骨丢失,这提示METTL3可能调控了Ⅰ型骨质疏松症的发生。另外,有研究者还注意到,METTL3的敲除也使得破骨细胞功能上升而在Mettl3 KI小鼠中则没有改变。骨质疏松症患者骨组织的总体m^6A水平下降,且METTL3和METTL14的mRNA水平降低,而FTO和ALKBH5无明显改变。在这项工作中,研究人员构建了整体敲除和过表达METTL3的模型小鼠而得到了和上述研究相似的结果。综上所述,虽然METTL3和FTO分别是m^6A的"writer"和"eraser",看似作用相悖,但它们都对骨形成有重要作用,在骨质疏松的发生过程中扮演着重要角色。

目前来看,在骨相关领域 m⁶A 相关的研究较少,且都集中在 m⁶A 对 BMSC 和成骨细胞成骨向分化的调控机制上。m⁶A 是通过调节哪些下游分子的表达从而参与骨质疏松的发生还不明晰,所以未来还应该开展更多的相关研究完善 m⁶A 调控骨质疏松发生的机制。最近的一项研究报道,METTL3 对破骨细胞的分化和骨吸收功能也有调节作用。这样的结果并不让人意外,因为 m⁶A 在真核细胞 mRNA 中十分常见,调控过程也极其复杂。m⁶A 在不同的病理生理过程中可能影响着不同的关键正向或负向调节因子 mRNA 或蛋白水平的表达,因此同一个 m⁶A 的"writer""eraser"或"reader"很有可能同向调控两个作用相反的病理生理过程。我们认为,未来在 m⁶A 对骨质疏松调节机制的研究上不应局限于 METTL3 和 FTO,其他 m⁶A 的"writer""eraser"或"reader"或许也会通过不同途径参与骨质疏松症的发生。总之,m⁶A 对 BMSC 分化和骨质疏松有重要的调节作用,m⁶A 可能是治疗骨质疏松症的潜在靶点(图 1 - 4 - 5)。

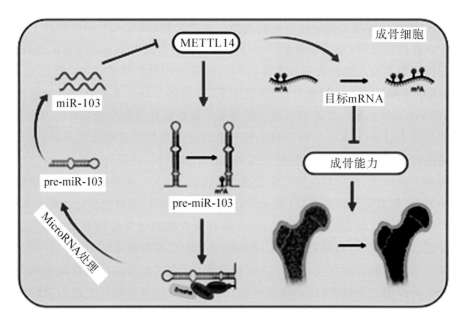

图 1 - 4 - 5　m⁶A 修饰和骨代谢的关系

本章回顾了骨代谢过程中成骨细胞和破骨细胞等功能性细胞在骨重塑中发挥的关键作用,并总结了最新的骨代谢相关机制,为骨质疏松、骨不连、骨缺损等疾病的治疗提供了新的思路,并为后期骨相关材料的研发提供指导。

（孙中洋）

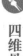

四维骨愈合

第5章 生物工程骨

5.1 骨组织工程学

骨组织工程学是在组织工程研究领域中专门从事研究组织工程化新生骨组织的一个研究分支,由于骨组织与其他内脏组织不同,具有相对单一的细胞成分,客观上降低了体外复制的难度,因此被认为是最具有前途和可行性的一个分支,也是目前骨缺损修复研究领域的热点。随着对骨组织结构的认知程度逐步深入,骨组织替代材料的研究取得了显著进步。骨组织工程学对于骨支架开展了较为深入的研究,筛选和制备出一种理想的支架材料对于组织工程学发展和临床应用至关重要。

组织工程学是生物医学工程学中的一个新的分支,是一个综合细胞学、材料学、生物化学、化学工程、生物医学工程和移植学等多学科的交叉领域,它将体外扩增的正常组织细胞吸附于一种生物相容性良好并可被机体吸收的生物材料上,然后再将细胞-生物材料植入体内,在材料逐渐被机体降解吸收的过程中,形成在形态和功能上与受损组织和器官一致的替代物,从而达到修复创伤学和重建功能的目的。其优点是:①不受供体来源限制;②可避免免疫排斥反应;③合成的组织具有功能,能代替被修复组织;④材料可随不同需要而改变。生物工程骨的成功应用,也从另一个角度证明了关于骨组织微观结构和功能理论是符合自然规律的科学理论。

骨组织工程研究的内容主要包括种子细胞、支架材料和激活物3个方面,其中支架材料是指能与种子细胞结合并植入生物体的材料,是细胞附着的基本框架和代谢场所,其形态和功能直接影响着所组成的组织形态和功能,是构建组织工程的最基本构架,因此筛选和制备出一种理想的支架材料对于组织工程学发展和应用于临床至关重要。

优良的骨组织工程支架材料应具备良好的细胞和组织相容性、可控的生物降解性、适宜的力学强度、特定的三维外形、优化的内部三维空隙结构,即具有适宜的孔隙率、孔隙连通度和不同孔径的三维分布。目前尚没有同时满足上述条件的理想支架材料,通过对目前研究中出现的各种不同材料的生物学特性、临床应用进展综述,以期对骨组织工程支架材料的发展方向进行评述。

理想的支架材料必须满足下列条件:①良好的生物相容性。除满足生物材料的一般要求,如无毒、不致畸外,还要有利于成骨细胞黏附、增殖,降解产物对细胞无毒害作用。②三维立体多孔结构。材料应具有三维立体结构,孔隙率最好达90%以上。③良好的生物降解性。支架材料应能降解,降解率应与组织细胞生长率相适应,并可进行人为调控。④良好的材料-细胞界面。材料应能提供良好的材料-细胞作用界面。

⑤良好的力学性能和可塑性。可预先制成一定形状,具有一定的机械强度。

5.2 骨组织工程支架材料的种类

5.2.1 天然有机高分子材料

天然有机高分子材料包括胶原、脱钙骨基质、生物衍生骨支架材料等。胶原主要分 5 类,骨组织中主要为Ⅰ型胶原和透明质胶,是正常骨组织主要的有机成分。它与成骨细胞表面特异性受体 α 整合素亚单位紧密结合,促进成骨细胞的黏附、增殖、分化。同时胶原表面含有沉积矿物的位点,对矿物沉积具有诱导作用。Kim 等人研究表明,胶原与非胶原基质蛋白特别是与生长因子结合,可以有效地引发和控制矿化过程,促进新骨形成。Rammelt 等人研究发现,Ⅰ型胶原可提高成骨细胞的成骨能力,刺激骨髓间充质干细胞向成骨细胞转化。但Ⅰ型胶原缺乏一定的机械强度,难以单独用于成骨细胞培养基质材料,而且胶原不稳定的生理学性质对种子细胞有一定的影响,异种胶原还存在一定的免疫反应。最近国内外学者将其与羟基磷灰石结合制成仿生复合人工骨,具有与人体骨组织更为相似的组织结构,动物实验结果也表明其有更好的骨传导性。

生物衍生骨支架材料分为 3 类,即完全脱蛋白骨、部分脱蛋白骨、部分脱钙骨。Hoffman 等人将骨盐含量高的 Laddec 骨和骨盐含量相对低的 Bio-Oss 骨在体外与成骨细胞复合,培养后发现,前者骨矿化量高于后者,表明支架的骨盐含量与复合体的骨矿化量成正相关关系。此类材料来源丰富,制作要求低、难度小、费用低,具有人工合成材料难以相比的天然网孔结构,但其免疫学(免疫源性反应)、材料学方面(材料的稳定性)的问题则尚有待于进一步解决。

5.2.2 人工合成有机高分子材料

人工合成有机高分子材料有良好的力学和加工性能,能满足许多组织工程的要求,在实验研究中显示出良好的成骨效应,其中以聚乳酸-羟基乙酸共聚物(polylactic-co-glycolic acid,PLGA)应用最为广泛。Breitbart 等人将聚羟基乙酸纤维支架复合体外培养的兔骨膜成骨细胞,植入修复兔颅骨直径为 15mm 的全层骨缺损,12 周后完全修复骨缺损。Vacanti 等人将骨膜成骨细胞吸附于聚羟基乙酸联合移植于裸鼠颅骨圆形缺损区,12 周时缺损完全修复。有学者通过在聚合物表面引入化学官能团的方法增加亲水性,使其有望在组织工程中得到应用。但将其植入体内时,部分患者中出现置入物局部的无菌性炎症,可能为酸性降解产物造成局部 pH 下降,在一定的应力下造成材料崩解,形成小分子崩解产物。有学者将碱性物质如碳酸钙、碳酸氢钠、羟基磷灰石引入聚合物中,可缓解 pH 下降,有助于防止无菌性炎症的发生。

尽管聚乳酸、聚羟基乙酸和 PLGA 有着良好的生物相容性、可降解性、可吸收性、材料吸收率可控性等优点,且已有许多改进,但仍存在细胞吸附力较弱、可引起无菌性炎症、机械强度不足、聚合物中残留的有机溶剂可引起细胞毒副作用及表面缺乏细胞识别信号等缺点。目前这类材料在骨组织工程中的研究方向是将其制成多孔支架,同时控制材料的降解与新骨形成相匹配。

5.2.3　无机材料

目前应用较为广泛的无机材料为珊瑚、磷酸三钙和羟基磷灰石等。

珊瑚　珊瑚因具有类似无机骨的微孔结构和组成成分(碳酸钙)而引起广泛注意。其三维多孔结构与动物松质骨相似,具有多孔性、高孔隙率、良好的生物降解性、有一定的机械强度和可塑性、来源丰富等优点。但缺点是降解较慢,限制了其在骨组织工程中的应用。

近年来的研究发现,珊瑚转化的羟基磷灰石还具有诱导骨髓基质细胞向成骨细胞转化的能力。曹罡等应用珊瑚羟基磷灰石作为支架材料研究发现,骨髓基质细胞附着于材料表面后可向成骨细胞分化,表明珊瑚羟基磷灰石具有促进所载细胞表达成骨细胞表型和合成细胞外基质的功能。种子细胞接种后是否能够继续维持细胞的增殖能力、是否能够呈现成骨细胞表型是检验骨组织工程支架材料优劣的重要指标。从这一点可看出可降解珊瑚羟基磷灰石在骨组织工程支架材料研究中良好的前景。

磷酸三钙　羟基磷灰石与磷酸三钙同属于磷酸钙陶瓷,只是由于其中的钙、磷比例不同而被区分。磷酸三钙具有非常高的生物相容性,但磷酸三钙的缺点是在体内降解过快。

羟基磷灰石　有较好的生物相容性,可与人体自然骨形成牢固的化学键合,因而被认为是一种最具潜力的人体硬组织替换材料。有学者将分离培养的兔髂骨成骨细胞与羟基磷灰石联合移植于自体尺骨 6mm 的缺损处,13 周后缺损已完全修复。国内外学者还试图通过各种方法进行材料的表面修饰进一步改善材料生物活性。Ripamonti等人通过吸附多聚赖氨酸的方法进行羟基磷灰石的表面修饰,达到了改善羟基磷灰石的表面活性、促进种子细胞黏附与生长的目的。但其强度低、韧性差的缺点大大限制了它在承载部位骨替换中的应用,既往只用在不承重的骨缺损部位修复。同时羟基磷灰石材料孔的相互连通程度以及连通孔的大小,对骨传导性能也有较大的影响,但孔径和孔隙度的增加也会降低材料的机械强度。这是一对矛盾,在孔径、孔隙度和机械强度之间找到一个折中方案,同时满足对多孔羟基磷灰石的骨传导性能和机械强度的需求也是研究热点。

随着纳米技术的发展,发现纳米羟基磷灰石具有更强的生物活性。天然骨基质可看作有机或无机纳米复合材料,有机成分主要为胶原,无机成分主要为羟基磷灰石。人工合成制备出的纳米羟基磷灰石材料,其生物力学强度得到明显改善。而利用组织工程原理与纳米材料技术来构建一种理想的生物性植骨材料,即纳米材料组织工程骨,正在成为跨学科的国际前沿研究热点与方向。

5.2.4　复合材料

天然材料生物相容性好,具有细胞识别信号,利于细胞黏附增殖。人工材料缺乏细胞信号,但具有天然材料所不具有的可以大规模生产、可以设计和控制结构、机械性能和降解时间等优点。近年来学者们已普遍采用人工复合材料来修复骨缺损,如将有机材料(如聚羟基乙酸)与无机材料(如羟基磷灰石)复合,或将羟基磷灰石与胶原、生长因子(如骨形态蛋白)复合形成复合材料,这样就可以克服单纯材料的缺点,与骨组织的天然构造更加吻合,具有良好的生物相容性及骨传导与骨诱导双重作用。周强等调制钙磷盐在液相中沉积到胶原上,得到具有天然骨层结构的纳米晶钙磷盐-胶原复合材料。李亚军等人以乳酸为原料制得了聚乳酸-羟基磷灰石复合型生物可降解的多孔材料,其优点表现在能够提高材料的力学性能和引导成骨特性,且能对羟基磷灰石的过快降解起到控制作用。还有学者对人骨结构进行三维扫描,将数据输入计算机,然后将纳米级的磷酸钙颗粒按照计算机指令快速喷塑成形,制备仿生人工骨。这些材料由于是从微观结构上仿照天然骨,具有片层结构和纳米晶两大特点,因而有更好的综合性能(包括降解和生物相容性)。

5.2.5 添加基因的支架材料

组织再生可能在一些情况下需要某些特殊因子,比如生长因子等,但由于其在体内相对较短的半衰期造成生长因子单剂量给药作用有限,它们只能短暂地标示细胞的分化和代谢功能。如能将特定的细胞因子基因转染到参与修复过程的细胞中,就能使生长因子在骨修复后期仍维持有效的水平,从而有力地促进局部组织的修复。同时非病毒载体系统具有低免疫性、载体易于设计及容易大量生产等诸多优点,但其缺点主要在于转染效率相对较低。这个方法为利用胶原作为某种所选基因的载体促进骨再生的研究提供了希望。

骨组织工程支架材料是构建骨组织工程的最基本构架,是骨组织工程能否发展与运用于临床的关键,但目前尚未能制备出一种理想的支架材料。用纳米材料工程技术设计制造出的具有特定功能的纳米仿生智能支架材料能更好地调控种子细胞的特异性黏附、增殖、定向分化等生物学行为,使其获得良好的生物活性。同时将运用基因工程技术、纳米技术以及纳米技术研制的非病毒基因转染载体有机结合,可以研制出基因活化仿生材料,它具有良好的表面活性和三维立体结构,并且能更好地调控种子细胞的生物学行为,具有无可比拟的优异性能,代表了骨组织工程未来发展的方向。可以预见,在不远的将来一种理想的以纳米复合生物材料为支架材料的组织工程骨将会诞生,这必将为从根本上解决骨缺损这一骨科难题打下坚实基础。

生物材料与体内细胞的相互作用是个复杂的过程,涉及众多的信号通路,目前进行深入研究的难度较大。通过近几十年来的材料生物学研究,总结出影响细胞行为的关键因素是生物材料的成分、结构(如纳米尺度、微米尺度、大体尺度)、表面功能化方法等,通过对这些因素的高通量设计研究,有望获得最优的骨科生物材料。骨科生物材料的高通量设计研究作为一种新兴的材料研究手段,可大规模研究材料性质对自体修复的作用,筛选出具有临床应用价值的材料因素,对骨科植入体进行进一步优化,有望极大促进骨科生物材料临床转化的进展。

(吴 凡)

四维骨愈合

第6章　骨的生物力学

力学是研究物体变形和运动的科学,生物学是研究生命的生长与衰亡的科学。生物力学(biomechanics)是两大学科的结合,专门研究生物与力学相关的问题,例如各种形式力的作用对生命体生长、萎缩、致病、整合等过程的效应。这里所说的生命体包括人类、动物、植物,像鸟飞、鱼游规律的力学原理研究,人体运动的最佳态势的探讨,人体的适应性与耐受性研究都属于这一范畴。

1638年,伽利略发现了施加载荷与骨形态之间的关系,这是有记录的对骨科生物力学进行研究的最早报道。1867年,瑞士教授 Herman Von Meyer 指出,骨的内部结构和外部形态一样,与其承受的载荷大小与方向有直接关系。该理论促进了骨科生物力学的进一步发展。1884年,德国医学博士 Julius Wolff 提出了一个重要的假说——沃尔夫定律(Wolff 定律):骨在需要的地方就生长,不需要的地方就吸收,即骨的生长、吸收、重建都与骨的受力状态有关。近年来,随着科学技术的发展,骨科生物力学已发展成一门类齐全、多学科交叉的新兴研究。骨科生物力学的研究涉及基础力学理论研究、临床实验研究、参数测试理论研究等,并出现了多种用于骨力学参数测试的设备。在生理机制理论研究上,Frost 和 Jee 等人提出骨组织中可能存在着引起骨量重新分配而适应力学环境的机制,称为"力学调控系统"(Mechanosat)。力学载荷作用于骨组织,骨内感应系统把监测到的力学刺激转变为化学信号,由生物力学反馈系统作用于骨组织,通过骨构建和骨重建来调节骨量,使骨量的分布能更有效地承受外力作用。

6.1　生物力学的基本概念

生物力学的研究与发展不仅有重要的实用意义,而且可以由此发现新的科学规律。生物力学在科学技术的发展中占有重要的地位,生物力学的发展及其新概念,必将促进相邻科学的发展。在生物力学研究中首先要明确以下基本概念。

6.1.1　应力与应变

任何物体承受力时,都会引起物体的变形,改变了原有的尺度,在物体内会产生内力。物体任何一点均会发生变形,称为该点的应变(stain),内力强度称为该点的应力(stress)。应变指局部的变形,是形变量与原尺度之比。应力指局部受到力的强度,是单位面积上承受之力,单位是压强单位帕斯卡(Pa)。

应力是为了抵抗外部载荷而在材料内部产生的力,力的大小与外部载荷、结构形状有关系;而应变表示的是材料在外部载荷作用下,其伸长量与原长的比值,公式表示如下,需要注意的是,此公式表示的工程应变并未考虑材料在变形过程中横截面积发生的变化。

$$\varepsilon = (l_0 - l)/l$$

弹性段范围内的应力与应变的关系为

$$\sigma = E\varepsilon \qquad\qquad (1.6.1)$$

其中,E 即为材料的杨氏弹性模量,表示材料的刚性,值越大,越不容易发生变形。杨氏弹性模量在仿真中是一个非常重要的材料参数。

应力是内力的分布集度(应力是针对某"点"而言的,我们要描述一点的应力时,应该指出这个点的位置及过这个点的平面的方位),为了描述截面上一点的应力,围绕该点取一个微面积 ΔA(图 1-6-1)。在这个微面积上,内力系的合力为 ΔF,由于这个面积足够小,我们假设其内力为均匀分布,则可得到其平均应力,再取平均应力的极限,可得到该点的总应力或全应力。总应力的方向随着所取点的位置的变化而变化,显然总应力是矢量,其方向与截面的关系是任意的。我们再把总应力分解成两个分量,一个是垂直于截面,称为正应力;另一个与截面相切,称为切应力(图 1-6-2)。

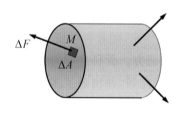

图 1-6-1 应力

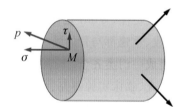

图 1-6-2 切应力

6.1.2 变形与位移

变形前后物体内一点位置的变化,在材料力学中的位移有线位移和角位移,图 1-6-3 所示悬臂梁,在自由端施加一集中力,梁发生弯曲变形。如果考察某一截面的位移,如自由端的位移,显然截面的形心会产生一个向下的位移,产生了线位移,同时截面的法线方向也产生了变化,即截面发生了转动,产生角位移。在外力作用下,物体尺寸和形状发生改变。

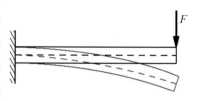

图 1-6-3 变形及位移

6.1.3 应变种类

6.1.3.1 线应变

线应变:度量物体内一点尺寸的改变程度。在图 1-6-4 中我们考察构件内任一点 A,在 A 点附件取任意点 B,AB 的长为 Δx,在外力作用下构件发生变形,A、B 两点均产生位移到新的位置点 A' 和点 B',则两点之间的距离变成了 $\Delta x + s$,设在 Δx

四维骨愈合

范围内其变形是均匀的,可得平均线应变。

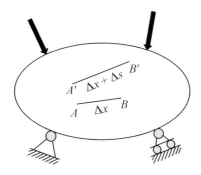

图 1-6-4 线应变

$$\varepsilon_m = \frac{\Delta s}{\Delta x} \qquad (1.6.2)$$

我们对上式取极限,可得到 A 点的线应变为

$$\varepsilon_m = \lim_{\Delta x \to 0} \frac{\Delta s}{\Delta x} \qquad (1.6.3)$$

对于平面问题,如图 1-6-5 所示一个小矩形,在外力作用下线变成虚线所示的矩形(尺寸发生变化),设在 Δx、Δy 范围内变形是均匀的,则有沿 x、y 方向的平均线应变。

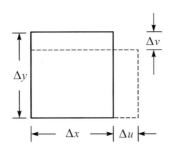

图 1-6-5 平均线应变

$$\varepsilon_m = \frac{\Delta u}{\Delta x} \qquad (1.6.4)$$

$$\varepsilon_{ym} = \frac{\Delta v}{\Delta y} \qquad (1.6.5)$$

分别取极限得到 x、y 方向的线应变

$$\varepsilon_m = \lim_{\Delta x \to 0} \varepsilon_{xm} = \lim_{\Delta x \to 0} \frac{\Delta u}{\Delta x} \qquad (1.6.6)$$

$$\varepsilon_{ym} = \lim_{\Delta y \to 0} \varepsilon_{ym} = \lim_{\Delta y \to 0} \frac{\Delta v}{\Delta y} \qquad (1.6.7)$$

6.1.3.2 角应变

角应变为度量物体内一点形状的改变程度,也称剪应变或切应变。定义为直角

的改变量。图 1-6-6 中与 bc 边互相垂直，变形后为虚线所示，则其角应变为

$$y = \alpha + \beta \tag{1.6.8}$$

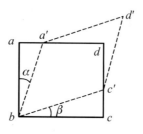

图 1-6-6 角应变

其严格的表达式为

$$y \lim_{\substack{ab \to 0 \\ bc \to 0}} \left(\frac{\pi}{2} - \angle a'bc' \right) \tag{1.6.9}$$

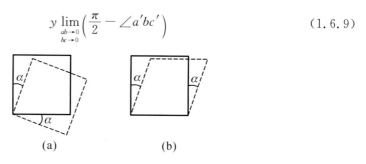

(a)   (b)

图 1-6-7 角应变变化

（a）图中角应变为零（产生了刚体位移，没有发生变形）；（b）图所示角应变为 α。

6.1.4 弹性模量

简单的负荷结构能充分证实一些基本的力学概念。图 1-6-8 表示一条棒长度（L）和承受纯拉力负荷（F）的不变横断面区（A）。这种负荷状态产生均匀的应力和应变类型，遍及每一横切面的结构。当棒承受负荷时，棒逐渐拉长。

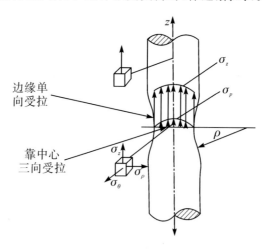

图 1-6-8 承受负荷时棒逐渐拉长，缩颈处断面上的应力分布

受力(F)和增加棒长度(AL)之间的关系用力变形曲线(force-deformation curve)来表示(图1-6-9)。力变形曲线开始部分基本上是直线形,直线形曲线部分代表结构的弹性行为。如果先在曲线弹性区承受负荷,然后去除负荷,棒就会恢复原来的长度。但是如果承受足够的力,棒的结构会造成损害,逐渐产生失控或屈服。失控发生在力变形曲线的Y点。如果继续负荷,超过屈服点或失控,会产生L点明显的变形,甚至发生完全断裂。在棒断裂过程中,所有的能量被棒吸收,可用力变形曲线下区代表。

应力和应变存在于任何一点横断面上也应考虑,由于负荷简单,在这些平面的应力和所有横断面上的应力是相等的。通过棒的任何一点平面上都能做出应力-应变曲线。在结构负荷情况下,正常的应力等于F/A,正常的应变等于AL/L。在横断平面上,不存在剪式应力或应变。事实上,应力-应变曲线反映出组成棒材料的力学行为,是正常化了的曲线。

因为极限力σ_u和横切面是成比例的,所以棒能承受的力是其断裂前的2倍,棒产生变形的力是其断裂前的3倍,这是因为极限变形与最初的长度成比例。但是,新棒的应力-应变曲线和旧棒的应力-应变曲线是一致的。材料的屈服强度和屈服应变用Y代表,材料的极限强度和极限应变用ε_u点代表,它们在棒负荷力的大小方面相互无关。因此,力变形曲线代表结构力学行为,而应力-应变曲线代表材料的力学行为。从A到Y点的弹性区,材料的硬度可通过应力-应变曲线的坡度进行测量,如图1-6-9,这坡度被称为弹性模量(elastic modulus)或称杨氏弹性模量(Yung's modulus of elasticity),而且有单位面积力的尺度。弹性模量亦称相对硬度的量度,和应力的单位相同,也可以是和某一材料发生应力及应变过程有关的比例常数。该常数就是应力/应变(即弹性模量),用以说明不同材料的形变率。弹性模量越高,所需产生一定应变的应力就越大,材料就越坚硬。例如,钢的弹性模量比骨大约强10倍,钢的极限强度比骨皮质约强5倍。

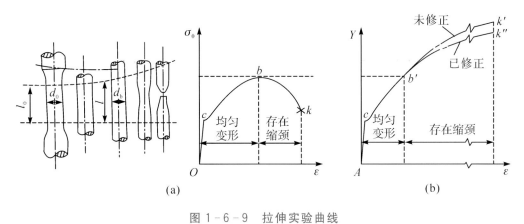

图1-6-9 拉伸实验曲线

(a)为标称应力-应变曲线;(b)为真实应力-应变曲线。

很重要的是,理解棒的应力,取决于所考虑的平面。在拉力和压力负荷下,作用于棒的最大剪式应力在任何平面都是负荷方向的45°,这一事实在骨皮质断裂行为中被认为是很重要的,因为在拉力负荷下的骨在横断平面上正常的牵拉应力最大,易于发生断裂。

6.1.5 应力集中

在材料的局部区域发生应力增大的现象称为应力集中。应力集中通常出现在形状急剧变化的地方,如缺口、孔洞、沟槽及有刚性约束处。在应力集中处,峰值应力与物体几何形状及加载方式等因素有关。为避免应力集中,可采取的措施为对材料表面做强化处理、把尖角改为圆角、孔边局部加强及加强材料强度等。

6.1.6 疲劳

在循环加载下,在材料某点处发生局部的、永久性的损伤传递过程称为疲劳。与静力破坏相比,疲劳破坏的不同之处有 3 点:①破坏时的应力远小于材料的强度极限;②经历循环应力作用的时间较长;③破坏前并没有显著的残余变形。疲劳损伤总是发生在有应力集中的地方。从起始点出现初始裂纹,然后扩展,最后发生断裂。疲劳破坏的机制有微观和宏观两方面的原因。阐明疲劳的机制、预测材料的疲劳寿命、防止应力集中、阻止裂纹扩展等是断裂力学研究的内容。

6.1.7 刚度与硬度

使物体产生单位变形所需要的外力值称为刚度。物体的刚度与材料性质、几何形状、边界情况及外力作用形式有关。材料的弹性模量和剪切模量越大,刚度越大。具有足够的刚度是物体保持一定形状的必要条件。材料对外界物体机械作用的局部抵抗能力称为硬度。材料的刚度可用金刚石划痕法、压入法、小锤下落回弹法等测试。用高温硬度实验可推断材料的抗蠕变强度。

6.1.8 弹塑性材料应力-应变图

低碳钢是典型的弹塑性材料,下面以低碳钢的拉伸过程中的应力-应变曲线为例进行讲解。低碳钢的应力-应变曲线共分为四个阶段:弹性阶段(ob)、塑性阶段(bc)、强化阶段(ce)与断裂阶段(也叫颈缩阶段,ef),如图 1-6-10。

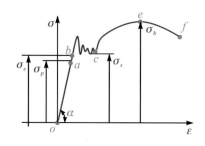

图 1-6-10 弹塑性材料应力-应变图

6.1.8.1 弹性阶段

低碳钢在拉伸过程中,首先出现的便是 ob 段直线,这一阶段被称为弹性阶段。

实际上，ob 阶段包含两个阶段，即 oa 和 ab 段。oa 段完全符合胡克定律，材料的应力与应变按照比例关系发展，因此被称为比例阶段，a 点对应的应力被称为比例极限。过了 a 点之后，材料的应力应变关系并不完全遵循胡可定律，但在 b 点之前如果外力卸载，材料发生的变形也是完全可以恢复的，因此 ab 段被称为弹性阶段，b 点对应的应力值被称为弹性极限，这是一个在仿真中很重要的强度指标。在某些仿真中，不允许材料发生塑性变形，应力值超过弹性极限，即认为材料失效。实际上，比例极限和弹性极限相差很小，因此在实际应用中并不会对两个参数进行区分。

6.1.8.2　屈服阶段

拉伸超过 b 点之后，低碳钢出现一个锯齿状平台，这一阶段的特点为应变增加，应力基本不变，好像材料失去了抵抗变形的能力。此阶段称为屈服阶段，bc 段的最高点称为上屈服平台，最低点称为下屈服平台，实际应用中，通常使用下屈服平台作为屈服强度使用。如在此阶段进行卸载，材料变形并不会完全恢复，而是沿着与 oa 平行的直线进行卸载，最终会保留一段变形值，即为塑性变形。屈服强度是结构应力仿真中的又一个重要的强度指标，在某些仿真中，不允许结构件的塑性应变超过总塑性应变的 2%，如超过，即认为不满足要求。

6.1.8.3　强化阶段

当超过 c 点之后，材料仿佛又恢复了抵抗变形的能力，随着变形的增加，应力也随之增加，但增加的趋势逐渐趋于平缓并达到最大值，这个最大值称为抗拉强度或强度极限，此阶段称为强化阶段。抗拉强度是结构力学仿真中第三个重要的强度指标，超过抗拉强度后，即认为结构件发生断裂。

6.1.8.4　颈缩阶段

在 e 点之前，材料的变形都是均匀的；过了 e 点之后，材料在薄弱位置变形急剧增加，横截面积急剧减小，且应力逐渐减小，最终发生断裂。此过程称为颈缩阶段，f 点的应力值称为断裂强度。在仿真应用中，通常不会使用此强度指标作为判断结构安全与否的指标。

6.1.8.5　塑性指标

试件拉断后，弹性变形消失，塑性变形保留下来，工程上用保留下来的塑性变形衡量材料的塑性性能。主要的塑性指标包括伸长率与断裂收缩率。

伸长率为

$$\delta = \frac{L_1 - L}{L} \times 100\% \tag{1.6.10}$$

断裂收缩率为

$$\Psi = \frac{A - A_1}{A} \times 100\% \tag{1.6.11}$$

其中，L_1 表示试件拉断后的长度，L 表示试件原长；A 表示试件原横截面积，A_1

表示试件拉断后的横截面积。

伸长率与断裂收缩率越大,表示塑性性能越好。通常把伸长率≥5%的材料称为塑性材料,如碳钢、铜、铝等;把伸长率≤5%的材料称为脆性材料,如铸铁、混凝土、石料等。

6.1.8.6 冷作硬化

冷作硬化为应力-应变曲线的一个工程应用,是指将金属材料在常温或结晶温度以下进行加工并卸载,使其产生强烈的塑性变形(变形应达到强化阶段),使晶格发生扭曲,晶粒发生滑移、被拉长,这些都会使金属的强度和硬度增加,如图1-6-11所示。当低碳钢被拉伸到 d 位置后进行卸载,当再加载时,材料的变形规律将会按照红色直线进行,因此材料的屈服强度被提升,变得更加不容易发生塑性变形,但与此同时,材料的塑性性能和韧性也会随之降低。值得注意的是,材料在冷作硬化加工过程中,杨氏弹性模量是不会发生改变的。

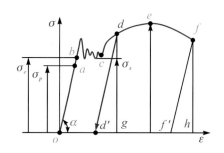

图1-6-11 冷作硬化应力-应变曲线

6.2 骨的生物力学基本概念

骨的生物力学(orthopedic biomechanics of bones)是以骨骼为对象,研究骨的机械运动规律的科学。它通过对骨和骨骼系统力学性质的剖析和研究,不断揭示骨骼生长、发育、畸变、衰退等一系列进程中与力的作用之间的相互关系。骨的生物力学理论研究中的另一分支为在进行细胞基因层次的力学研究,研究力学刺激对细胞的功能及活性的影响,希望通过一系列研究,对细胞特性了解更加透彻,厘清细胞在受力后的调控机制。

6.2.1 骨的应力和应变

在应力和应变之间的定量关系,受组成整个骨的物质特性的影响,如果整个骨承受很重的力,就会超出骨组织所能耐受的极限应力或应变。在这一点上,将会产生机械性的损伤,骨的断裂也会发生。如果组成骨的物质特性很差,例如骨软化,造成骨断裂的应力和应变要比正常组织组成的骨要低。

当骨受力时,应力和应变方式很复杂,将涉及整个骨的结构。为了完整地描述任何一点应力和应变的特征,可借助每一点的三个独立平面中的每个与正常和异常剪力应变(shear strain)相对应的六个应力值。如果只局限在应力存在于通过骨的一点想象平面的话,骨的应力和应变的概念就相对简单化了。

我们假设要检查骨的 O 点的应力,应力横向穿过骨干,作用于一个平面。我们把 O 点看作是由无穷小的小立方体组成,立方体的顶面有一个区,指定为 A,两种类型的内力会作用于立方体的顶面。第一种力(F)与顶面相垂直,这种内力产生正常的一种应力等于 F/A,作用于顶面的另一种内力为剪力,我们指定为 S。剪力产生一种剪式应力等于 S/A。正常应力既向立方体顶面产生压力,又离开立方体顶面产生拉力。同样,剪式应力能与平行于立方体顶面的任何方向相适应。

正常应力＝垂直于所给平面的单位面积的力

剪式应力＝平行于所给平面的单位面积的力

正常的张应力(tensile stress)会使立方体前面逐渐变薄、变长。正常的压应力(compressive stress)会使立方体前面逐渐变宽、变短。立方体内正常的应变被称为立方体侧面的长度与原来侧面长度 I 之间的变化率。

加在立方体表面的剪式应力会使立方体前面变形,使正方体变为平行六面体。剪式应力被称为原来直角位立方体一侧的角偏向(angular deviation)。这个角表示弧(radian),大约等于 AI/I。立方体承受的正常应变和剪式应变的量受立方体顶面正常应力和剪式应力大小的影响,也受骨组织固有的物质特性的影响。

一般来说,如果骨组织钙化程度好,其本身就较硬,在某一点承受应力产生的应变也较小。然而组成骨组织物质的质量较差时,立方体承受同样的应力,将会产生很大的应变。因为,骨的物质较软,易于受损。

应该注意,我们考虑的应力仅仅是完整骨的横断面在 O 点的应力(即立方体的顶面)。如果应力是斜角通过完整骨作用于 O 点的一个平面上,在该平面上的应力与横断面的应力则有很大的不同。

6.2.2　拉力和压力

骨骼系统在几何学的结构上较复杂,因而力的类型也较复杂。这些力会产生遍及整个骨的很复杂的应变和应力类型。

6.2.2.1　拉力负荷

骨在拉力负荷下,结构将伸长和变细。在显微状态下,骨组织在拉伸负荷下破坏的机制主要为结合线的分离和骨单位的脱离。因拉伸负荷而引起的骨折往往发生于富有松质骨的部位。例如第五跖骨基底骨折发生于腓骨短肌连接处的附近,跟骨拉伸性骨折发生于跟腱附着处的附近,小腿三头肌的强力收缩对跟骨产生异常高的拉伸负荷,使跟骨出现撕脱性骨折。

6.2.2.2　压缩负荷

在压缩负荷下,骨结构缩短而增粗。骨受压缩负荷下破坏的机制主要是骨单位的斜形劈裂。关节周围肌肉异常强力收缩可造成关节的压缩骨折。压缩骨折通常见于受到高强度压缩力的椎体骨,如椎体受压后出现高度降低和宽度增加。

6.2.2.3 剪切负荷

剪切力作用于与力方向平行的物体切面上。骨在受剪切负荷时,结构内平面上的直角会变为钝角或锐角。骨在承受拉伸或压缩负荷时,结构内部的斜面上也会受到剪切应力的作用。剪切骨折最多见于松质骨,如股骨髁骨折及胫骨平台的骨折。

6.2.3 弯曲

横杆以两种方式承受弯曲负荷,这两种类型的弯曲一般称为纯弯曲和三点弯曲。一根简单的横杆承受纯弯曲负荷,在横杆一侧产生凸面,而另一侧产生凹面。这种作用,在整个横杆产生不变的弯曲负荷,在横杆凹侧的材料将会产生压应变,而在凸侧的材料会产生张应变,在横杆任何横切面产生的应变会导致横切面产生应力。在横杆凹侧有较高的压应力,而在横杆的凸侧有较高的张应力。

所以,弯曲时,同一体内不同部位同时发生张应力及压应力。弯曲时牵拉凸侧使之比原来变长,挤压凹侧使之比原来缩短。介于凸侧与凹侧之间,既无牵拉,又无挤压(即没有长度的变化)。在这点上既然不改变长度,也就没有应变或应力更准确地说,它是由弯曲引起的应力及应变都等于零的中心层,此层称为中位轴一根简单的棒,无论是长方形、圆形或是截面对称的,受到纯弯曲时中位轴为棒之中心层(在弯曲层中),纵向平分棒之平面物体弯曲时,距中心轴越远,应力越大,因为更多的材料不是被挤压就是被牵拉。应力与应变与棒之中心线间距离的关系,外层表面的张应力及压应力最大,称为极纤维(extreme fiber)。

骨在承受负荷时,在整个材料中,仅应力-应变曲线的弹性区才存在应力,通过横杆任何横切面的应力分布与横杆中心的距离成比例分布。值得注意的是,在横杆材料的表面,承受的应力最大。如果弯曲力增加,会发生横杆断裂,断裂最先发生在横杆表面,因为此处应力最大。骨承受纯弯曲时,沿骨长度的任何部位均可发生棒断裂。

纯弯曲在骨骼系统中很少见。体内骨所承受的弯曲力,很容易通过单根横杆的负荷来模仿,横杆两端支撑,对侧负荷受力,即形成三点弯曲。在这种负荷情况下,通过横杆切面的弯矩在承受负荷点上最大,而且此点易发生损害。在横杆横切面上,二点弯曲也会产生剪式应力,但是在纯弯曲情况下不产生剪式应力。

6.2.4 弯曲联合轴向负荷

体内长骨常易承受压力和弯曲负荷。负荷情况可通过棒承受压力负荷表示,但压力方向不是通过棒中心。通过棒横切面产生的应力,人们发现仅仅是相互无关的轴向力和弯曲作用产生的应力总和。较大的压应力会在棒的一侧产生,而棒的另一侧会产生较小的压应力或张应力,这取决于与轴向力和弯曲负荷有关的力的大小。

6.2.5 扭转负荷

载荷加于骨上使其沿轴线产生扭曲时,即形成扭转。扭转引起的骨折是螺旋形

四维骨愈合

骨折,骨折面为45°螺旋形。由于骨的形状不规则,受力不均匀,断裂时可同时出现几个螺旋形断口,因而多数骨是螺旋形粉碎骨折。如投掷动作过程中,肩关节周围肌肉使上臂内旋的力矩与投掷物惯性力对肱骨的力矩方向相反,当运动员开始内旋上臂向前投掷时,肱骨可能受到过大的扭转负荷而产生螺旋形骨折。

6.2.6　骨强度

骨强度(strength)指骨组织抵抗外力破坏的能力,可以通过应力-应变曲线上纵向极限应力及屈服应力反应。骨密度越高,极限应力及屈服应力就越大,骨组织强度就越高。

6.2.7　骨刚度

骨刚度(stiffness)指弹性阶段骨组织抵抗变形的能力,和骨的弹性成反比,可以采用应力-应变曲线弹性阶段的斜率以弹性模量(杨氏弹性模量)反应,骨密度、骨钙含量越高(中老年人),杨氏弹性模量越大,骨的刚度越硬,弹性也越低;相反,骨密度、骨钙含量越低(儿童),杨氏弹性模量越小,骨的刚度越小,弹性也越大。

6.2.8　骨韧性

骨韧性(ductility)指骨组织在塑性变形阶段和断裂过程中吸收能量的能力,可通过应力-应变曲线上横向极限应变,应力-应变曲线之下的面积可以反映材料韧性,单位为 J/m^3 。

6.3　骨的生物力学特性

长骨呈空心厚壁管形。其端部粗大,主要由松质骨组成。下面的分析可以证明,长骨的这种结构形式既有良好的强度(strength)和刚度(stiffness),又有良好的稳定性和吸收能量的能力。

人的下肢骨常常承受压缩和弯曲联合载荷。从最小质量分析可以看出,长骨取薄壁管形最为合理。但长骨截面却为厚壁管形,取这种形状的原因之一是,要求长骨在受力作用时要具有良好的稳定性。力学分析可近似地得出,壳壁失稳的临界应力 σ_{cr} 和壁厚 t 与半径 d 之比成比例:

$$\sigma_{cr} = kEt/d \quad k = \left[3(1-v^2)\right]^{-\frac{1}{2}} \tag{1.6.12}$$

式中, E 为材料弹性模量(modulus of elasticity); k 为与材料泊松比(Poisson ratio) v 有关的常数。

容易看出,比值 t/d (或用厚度与直径之比 t/D 表示)越大,丧失稳定的临界应力越大,也即可承受的轴向压力越大,结构越不容易失稳。这是长骨取厚壁圆筒形式的原因之一。另一方面,由于骨腔内有骨髓,若将骨髓的质量也算进长骨总质量中,则由最小质量分析,长骨应取厚壁圆筒形式。长骨骨腔通常含有两种骨髓,即红髓和黄髓。红髓有造血功能,它对幼年骨是重要的,在成熟长骨中,则只在端部有红髓。黄髓是脂肪,一般认为它没有什么生理功能,可以看成仅是一种填充材料。骨皮质的表观密度为 $1.8g/cm^3$,髓脂在体温下可看作黏性流体,它的密度约为 $0.93g/cm^3$。所以,虽然它对骨强度及刚度的影响一般不予考虑,但对长骨总质量的贡献则不可忽视。考虑了骨髓质量后,通过计算,得到的长骨总质量随直径与厚度之比 D/t 的变化情况示于图 $1-6-12$。图中,横坐标表示长骨的内、外直径之比,括号内的值是相应的直径与厚度之比 D/t。纵坐标表示在具有相同的刚度(或强度,或抗撞击能力)时,管形骨质量 Mt(包括髓脂的质量)与实体骨质量 M 之比值。

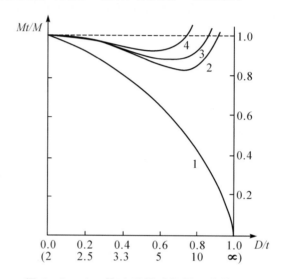

图 $1-6-12$　骨髓质量对长骨形状的影响

作为对照,曲线 1 是与实体骨有相同刚度的、不含髓脂的管形骨的质量随径厚比的变化。这时骨的质量随径厚比 D/t 值的增加而均匀减少,虚线部分表示管壁太薄将导致失稳。图中上部的三条曲线(曲线 2、3 和 4)是将髓脂质量计入长骨质量后的情形,曲线 2 对应于相同的刚度,曲线 3 对应于相同的强度,曲线 4 对应于相同的抗冲击能力。

从中可以看出,曲线 2 和曲线 3 很接近,这说明若以刚度或强度为目标函数,髓脂质量对长骨横截面形状的影响大致相同。它使长骨的总质量(即骨的质量＋髓脂质量)不再一直随 D/t 值的增加而减少,最小质量发生在 $D/t \approx 7$ 处。而且,在 $D/t \approx 7$ 附近,曲线相当平缓。这意味着,D/t 在 7 附近变化也能符合最小质量要求。这个 D/t 值比以弹性稳定为目标函数(不考虑髓脂质量)要求的管壁厚得多(与曲线 1 比较)。

再从抗冲击能力的角度来分析。简单的考虑是,抵抗冲击弯曲的能力与 $\sqrt{I}/C$ 成正比(I 为截面惯性矩,C 是截面高度),曲线 4 是计算结果。这时要求管形骨有更大的厚度,最小质量设计(包括髓脂的质量)要求在 $D/t \approx 4.6$(这与对一些成年哺乳动物长骨实测的结果吻合,实测 D/t 值为 4.4),而且曲线在此很平。此时相应的重量与实体骨相比只节省约8%,但从前面运动分析知道,这将有助于节省完成相同的运动所需的能量付出,从自然选择的角度来看,这是很有意义的。

骨组织和许多工程材料一样,具有应力-应变关系。因此,骨的应力分析方式与通常工程结构材料的分析相似。骨组织的应力-应变特征,很大程度上取决于与负荷方向有关的骨微小结构的排列,骨单位是各向异性体,根据其内部各骨板层的胶原纤维的走向可分为纵纤维型(L型)、横纤维型(T型)和中间型(I型)。骨材料的应力-应变特征取决于所应用的应变率,这种材料称之为黏弹性材料(viscoelastic material),骨的弹性模量和极限强度与应变率成比例。松质骨的化学成分与骨皮质相似,这两种类型骨组织主要的区别在于骨孔的程度。可通过测定骨组织来反映骨孔的程度,即骨密度等于骨组织的质量除以组织容积(包括没有钙化的组织间隙)。

长骨端部的骺板及非长骨中的松质骨位于长骨端部的干骺板又叫生长板,是动物为了适应自然环境的一种巧妙设计。它既有利于长骨的生长,又不会削弱端部结构的承载能力(图1-6-13)。各种非长骨(短骨、扁骨和不规则骨)都是由薄骨皮质包裹松质骨而形成。松质骨对这些骨的力学行为有关至关重要的影响。对松质骨的许多观察表明,骨小梁的排列有一定的规律,这种规律一般被认为是受主应力控制形成的。基于此,Kummer在1972年提出了一个人股骨的三维桁架结构模型(图1-6-14),它与真实股骨的结构方式相当吻合。但也有人认为活体骨骺的受力方式是经常变化的,很难在骨内产生"稳定的"主应力迹线。另外,骨骼也不是均匀的各向同性弹性体,因此对主应力控制理论表示怀疑。但无论如何,"主应力控制"假说用来描述一些骨,特别是那些受力方式比较明确、稳定的骨骼还是相当成功的。

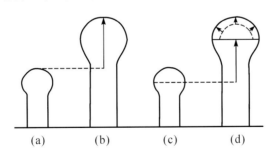

图1-6-13　骺板对长骨生长的作用

(a)软骨组织:骺板是位于长骨两端骨骺之间的一层透明软骨组织,是长骨继续延长的结构基础。(b)纵向延长:在长骨生长过程中,骺板软骨的不断增生和替换成骨组织,使长骨得以纵向延长。这是通过软骨细胞的增殖、分化和钙化实现的,最终使软骨变成正常坚硬的骨组织。(c)长骨增粗:长骨的增粗是通过骨干表面的骨形成和骨髓腔面的骨吸收实现的。骺板在此过程中也起到了一定的作用,但其影响相对较小。(d)生长板的生物力学刺激:骺板对外部生物力学刺激敏感,运动会加速血液循环和新陈代谢,进一步促进骨骼生长。

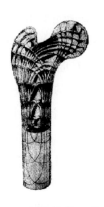

图 1-6-14　人股骨的三维桁架模型

扁骨(如颅盖骨、肩胛骨等)是一种夹层板状结构。在上、下两层骨皮质中间夹有一层松质骨。扁骨中松质骨的力学功能与短骨中的松质骨不同。在短骨中,松质骨主要承受主压应力和主拉应力。夹层板骨通常承受弯曲,弯曲应力主要由两层骨皮质板所承担,松质骨的主要作用是使这两层骨皮质板分离得较远(图 1-6-15),这样可使相同重量下骨板的抗弯曲能力得到提高,同时也承担夹层板中的剪应力。此外,由于松质骨中含有髓脂,使夹层板骨比纯骨皮质有更好的隔震与抗冲击能力,这对于保护像颅脑这样的组织具有很重要的意义。

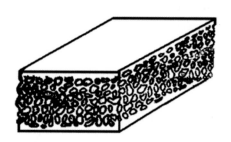

图 1-6-15　夹层板骨的力学模型

长管骨的生物力学特性主要由骨皮质、松质骨和关节软骨的生物力学特性构成的。

6.3.1　骨皮质

实验测定表明,骨皮质的材料特性取决于骨组织负荷或变形率。一块骨组织标本很快受力时,会比缓慢受力的骨组织产生的弹性模量和极限强度大。而且很快受力的骨组织比缓慢受力的骨组织吸收的能量也大得多。为了表示变形迅速的程度,人们多采用应变率来表示骨组织的受力过程。活性正常骨的承受应变率一般认为低于每秒 0.01,但是在创伤性骨折的应变率可超过每秒 10.0。

6.3.1.1　骨皮质的生物力学特性

骨皮质是胶原纤维增强的层合复合材料,呈现非线性黏弹性性能。图 1-6-16 分别是人股骨骨皮质拉伸和压缩试验的滞后回线,其中(b)表示在三个不同载荷水平时连续加-卸载的情况,每个滞后环的相似性很好。两条曲线均表明,骨试样在试验过程中有能量损失。Bonfield 于 1974 年证明,即使在应力水平低于 70MPa 时卸载,卸载曲线也不与加载曲线重合。即使是用干骨做试验,每次卸载后,应变经数分钟还不能恢复,呈现时滞效应。由此可见,在讨论骨皮质性能时,重视其黏弹性性能是十分重要的。否则会因骨皮质的坚硬性或拉伸曲线中的直线段误认为其为理想的弹性材料。

单个骨单位的力学性能随其胶原纤维排列方向的不同而有明显差异。拉伸时,骨单位中胶原纤维按轴向排列(L 型)的骨板强度最大(表 1-6-1),但是内、外层骨板之间比较容易脱开。对单个骨单位以及含几个骨单位的试件试验还表明,骨单位比其黏合线与周围间板的抗拉强度大。

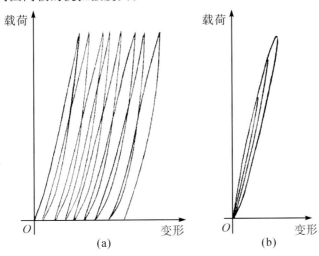

图 1-6-16 人股骨骨皮质拉伸和压缩试验的滞后回线

(a)拉伸;(b)压缩。

表 1-6-1 不同类型骨单位的力学性能*

项目	极限强度(MPa)	弹性模量(GPa)	极限应变(%)
拉伸试验	Ⅰ	Ⅱ	Ⅲ
L 型	114±17	11.7±5.8	6.8±2.9
I 型	94±15	5.5±2.6	10.3±4.0
T 型	—	—	—
压缩试验	Ⅳ	Ⅴ	Ⅵ
L 型	110±10	6.3±1.8	2.5±0.4
I 型	134±9	7.4±1.6	2.1±0.5
T 型	164±12	9.3±1.6	1.9±0.3
剪切试验	Ⅶ	Ⅷ	Ⅸ
L 型	46±7	3.3±0.5	4.9±1.1
I 型	55±3	4.1±0.4	4.6±0.6
T 型	57±6	4.2±0.4	4.6±0.6

* 资料来源于 Ascenzi 和 Bonucci(1967,1968,1972,1985)。

试验还表明，哈弗氏骨的塑性变形比初级骨的大，但初级骨的强度和刚度均优于次级骨（表1-6-2）。

表1-6-2　不同的初级骨与次级骨的强度与刚度*

项目	强度（MPa）	刚度（GPa）
初级骨	161±11	19.4±2.4
哈弗氏骨	130±14	17.6±2.0

*资料来源于 Vincentelli 和 Grigorov（1985）。

6.3.1.2　骨皮质的准静态力学性能

不同研究者所测定的骨皮质在拉伸、压缩及扭转时的弹性性能见表1-6-3至表1-6-5，其中杨氏弹性模量表示单向拉伸（或压缩）实验时材料的应力与变形的比值；泊松比是垂直于单向应力方向的应变与沿单向应力方向的应变的比值，即横向收缩率；剪切模量表示是剪应力与其产生的剪应变的比值。由于骨沿长轴方向（表中方向3）与沿横向的力学性能不同，表1-6-4与表1-6-5中的数据表明了这一点。

表1-6-3　湿润人骨的杨氏弹性模量（加载方向平行于骨的轴向）

资料来源	加载方式	杨氏弹性模量（GPa）	备注
Reilly 等，1975	拉伸 压缩应变率0.02～0.05/s	17.9 18.3	股骨，用电阻应变片测量应变
Burstein 等，1972	拉伸 应变率0.1/s	14.1	股骨，用应变仪测量应变
Yamada，1970	拉伸	17.6	股骨，20～30年
孙家驹等，1984	拉伸 应变率0.1/s	19.6	股骨，标准板式试样，用引伸仪测量应变
孙家驹等，1993	拉伸	15.01	人股骨，新鲜冷冻，圆柱试件，引伸仪测量应变

表1-6-4　人骨的泊松比

泊松比	Reilly 等人（1974） 胫骨	Knetst 等人（1977） 胫骨	孙家驹等人（1984） 股骨
v_{23}	0.58	0.488	X
v_{21}	0.31	0.119	XI
v_{31}	0.31	0.142	XII
v_{32}	0.58	0.622	XIII
v_{12}	0.46	0.315	0.32（拉伸）/0.35（压缩）
v_{13}	0.46	0.307	0.32（拉伸）/0.35（压缩）

注：轴3是骨的长轴方向。

表 1-6-5　人骨剪切模量(单位:GPa)

剪切模量	Reilly 和 Burstein(1975) 股骨	Knets 和 Malmeisters(1977) 胫骨	Ko(1953)骨
G_{12}	3.6	2.41	
G_{13}	3.28	3.56	0.31
G_{23}	3.38	4.91	

注:轴 3 是骨的长轴方向。

Katz 和 Cowin 等人用超声波法测定了骨皮质的弹性常数,见表 1-6-6。Katz 的数据表明骨皮质是横观各向同性的,而阿诗曼(Ashman)的数据表明骨皮质是正交各向异性的。严格来说,密质骨是非线性的黏弹性材料,且是非均质各向异性的。但是从骨皮质的微观结构来看,认为它是横观各向同性的,对于分析问题,尤其是数学计算较为简便。在与长轴方向垂直的平面内,其两个方向的弹性常数的差异是很小的。

表 1-6-6　用超声波法测定的人股骨弹性常数(单位:MPa)

弹性常数	Yoon 和 Katz(1976)	Ashman 等人(1973)
E_1	18.8	12.0
E_2	18.8	13.4
E_3	27.4	20.0
G_{12}	7.17	4.53
G_{13}	8.71	5.61
G_{23}	8.71	6.23
ν_{12}	0.312	0.376
ν_{13}	0.193	0.222
ν_{23}	0.193	0.235
ν_{21}	0.312	0.422
ν_{31}	0.281	0.371
ν_{32}	0.281	0.350

注:轴 3 是骨的长轴方向。

在准静态的情况下,骨皮质的应力-应变关系(本构方程)可用广义胡克定律表示,即

$$\sigma_i = C_{ij}\varepsilon_j \qquad (1.6.13)$$

式中 σ_i 和 ε_j 分别是应力张量和应变张量,共有 6 个分量,$i,j=1,2,\cdots,6$,C_{ij} 是刚

度矩阵。Cowin 等人根据试验资料，认为骨是正交各向异性材料，有 9 个独立的参数，所以上述关系可用矩阵表示为

$$
\begin{pmatrix}
\sigma_{11} \\
\sigma_{22} \\
\sigma_{33} \\
\sigma_{12} \\
\sigma_{13} \\
\sigma_{23}
\end{pmatrix}
=
\begin{pmatrix}
C_{11} & C_{12} & C_{13} & 0 & 0 & 0 \\
C_{12} & C_{22} & C_{23} & 0 & 0 & 0 \\
C_{13} & C_{23} & C_{33} & 0 & 0 & 0 \\
0 & 0 & 0 & C_{44} & 0 & 0 \\
0 & 0 & 0 & 0 & C_{55} & 0 \\
0 & 0 & 0 & 0 & 0 & C_{55}
\end{pmatrix}
\begin{pmatrix}
\varepsilon_{11} \\
\varepsilon_{22} \\
\varepsilon_{33} \\
\varepsilon_{12} \\
\varepsilon_{13} \\
\varepsilon_{23}
\end{pmatrix}
\tag{1.6.14}
$$

Katz、Reilly 和孙家驹等人根据骨的解剖特征和各自的试验资料，认为可以把骨皮质看作是横观各向同性材料，C_{ij} 中只需 5 个独立的弹性常数，即式（1.6.14）中 C_{11} $= C_{22}$，$C_{13} = C_{23}$，$C_{44} = C_{55}$ 其中，且轴 3 是对称轴，即骨的长轴方向。严格地说，骨的正交各向异性的假设更换近实际情况，但在 Cowin 的试验资料中，横向平面内 C_{ij} 等数据的差别十分微小，两者不会导致根本性的差异，但更重要的是，横观各向同性的假设使问题的计算和分析则容易得多。

6.3.1.3 骨皮质的黏弹性

若材料的弹性常数与应变明显相关的话，则称这种材料是黏弹性的。骨皮质就具有这种特性。McElhaney（1966）用牛股骨做试验，他用空气枪筒获得应变率的变化范围，从 0.001/s 到 1500/s［单位为微应变（10^{-6}）每秒，下同］。图 1-6-17 表明，随着应变率的提高，骨的极限强度、刚度都随之提高，也变得更脆了。McElhaney 没有量化试件的组织学结构，但他注意到了高应变率时受载的试件沿黏合线被破坏，而低应变率时试件沿横过骨单位的剪切面被破坏。

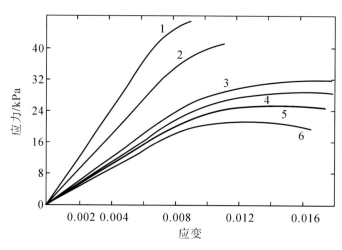

图 1-6-17 不同应变率下牛骨的应力-应变曲线

Wright 和 Hayes（1976）用中等程度的应变率范围，即从 $10^{-3}/s$ 到 $10^{-2}/s$，这包含了实际生理环境下的应变率。他们由统计规律得到，骨皮质的拉伸强度极限与应

四维骨愈合

变率的关系为

$$\sigma_B \propto \dot{\varepsilon}^{0.07} \tag{1.6.15}$$

这与 Currey(1975)在较低应变率范围($10^{-4}\sim10^{-1}$/s)做的拉伸拉伸试验的结果大致相符。Wright 和 Hayes 还注意到,骨皮质的弹性模量随骨中哈弗氏骨含量的增加而降低。McElhaney 和 Byars(1965)对牛骨立方体试件做压缩试验,得到抗压极限强度和杨氏弹性模量随应变率的提高而增加,但试样破坏时的最大应变却反而减小(表 1-6-7)的结果。

表 1-6-7　不同应变率骨的力学特性

应变率(/s)	极限抗压应力(MPa)	杨氏弹性模量(MPa)	最大应变(%)
0.001	176	18.6	1.88
0.01	207	20.0	1.82
0.1	231	24.1	1.75
1.0	252	27.6	1.25
300.0	283	33.1	1.0
1500.0	365	42.1	0.9

Lakes 和 Katz(1974,1979,1984)对骨的黏弹性性能展开了全面的研究,作了松弛和蠕变试验,扭转以及双轴扭转-拉伸偶联的试验。他们认为线性的 Boltzmann 叠加原理(superposition principle)不能用来描述骨的黏弹性,而要用非线性的应力-应变关系。

6.3.1.4　骨皮质的动态力学性能

人体骨骼有时会受到意外的冲击,严重时可导致骨断裂。冲击产生的应变率很高,而骨皮质的力学响应对应变率有一定的依赖关系,应变率越高,其弹性模量及强度也越高。下面对骨皮质动态力学性能主要研究方法和指标进行阐述。

1.摆锤式冲击试验　图 1-6-18 是摆锤式冲击仪示意图,它可以记录冲击试验的应力-应变曲线,借此可以得到弹性模量与断裂功(即试样破坏时所吸收的能量)。

2.拉伸冲击时理想化的应力-应变曲线　图 1-6-19 是拉伸冲击时理想化的应力-应变曲线,曲线与横坐标包围的面积是冲击过程中所吸收的能量,它包括三个部分:弹性变形过程所吸收的能量,塑性变形过程所吸收的能量,断裂过程所吸收的能量。总的冲击吸收能量(U)是上述三种能量之和。将总的冲击吸收能量按上述方法分解,就能掌握骨断裂的更精确特征。若冲击能量比弹性吸收能量小,那么微裂纹损伤能够防止。当然,当冲击能量大于骨试样的总冲击吸收能量时,试样会出现断裂以及随之而来的更严重的破坏。

Saha 和 Hayes(1976)在应变率为 133/s 时,用人股骨试样做拉伸冲击试验,得到的最大应力、极限应变以及冲击吸收能量分别是(126.3 ± 33.1)MPa、(1.15 ± 0.30) J/m^2 和(18790 ± 7355)J/m^2;应力-应变曲线是非线性的。新鲜的人体骨皮质拉伸冲击强度比静态强度高 34%,说明骨皮质对应变率是十分敏感的。

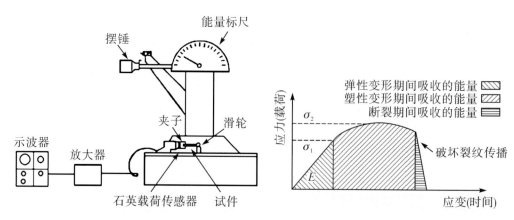

图 1-6-18　摆锤式冲击仪示意图

图 1-6-19　拉伸冲击试验的
理想化的应力-应变曲线

3.分离式 Hopkinson 杆方法　该方法有两种,一种是压杆,研究压缩波的传播;另一种是扭杆,研究扭转波的传播。当然,也可以将两者结合起来研究。纵观骨力学文献,用分离式 Hopkinson 杆(图 1-6-20)研究骨的动态响应的论文不是很多。Lewis 和 Goldsmith 研制了一种双轴分离式 Hopkinson 杆装置做了扭-压双轴试验(1972),研究了活动断裂和断裂前的响应。Tennyson 等人(1972)在压缩试验中测定了牛骨皮质黏弹性响应为时间的函数。Katsamanis 和 Raftopoulos(1990)发现骨的动态模式模量的值($E_d = 19.9$GPa)比静态杨氏弹性模量的值($E_s = 16.2$GPa)高 23%。

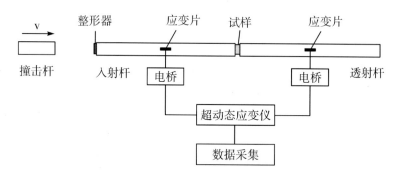

图 1-6-20　分离式 Hopsinson 杆装置示意图

孙家驹等人(1990)运用上述方法对湿润人密质骨做了压缩试验,图 1-6-21 是典型的应力-应变曲线,可用三参数的黏弹性力学模型进行描述。他们获得的平均应变率为 700/s。他们的研究发现,极限应力、最大应变和断裂功分别为(179.89 ± 36.82)GPa,(2.29 ± 0.79)% 和(2.403 ± 1.037)^{10}J/m^2。

临床所见的骨折或其他损伤,多为交通事故、高处坠落以及战伤等,都是在瞬间所传递给骨的冲击能量太大,超过了它的耐受性所致。

四维骨愈合

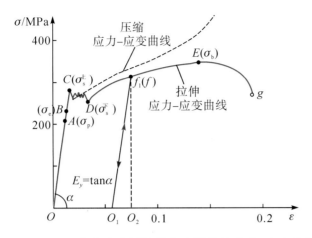

图 1-6-21　高应变率下湿润人密质骨的应力-应变曲线

4.骨皮质的疲劳、损伤性能　在体骨皮质常常受随周期性载荷来随时间变化的载荷的作用,有关骨皮质的疲劳、损伤特性的研究,已引起骨力学工作者的浓厚兴趣。经冷冻贮存的正常人体骨皮质进行的疲劳试验,所得数据可用下式来拟合

$$N_f = A \left(\frac{E_1}{\sigma_{max}} \right)^n \tag{1.6.16}$$

式中,N_f 是骨皮质的疲劳寿命(即破坏发生时,所承受的循环载荷的作用次数),σ_{max} 为加载应力幅值及 E 为初始加载阶段的弹性模量,常数 $A=8.95 \times 10^{-29}$,$n=12.99$。

在日常生活中,骨骼内的应力一般小于 $5 \sim 7$MPa(Bonfield,1974),把此数据代入式(1.6.16),并取 $E=15$MPa,会发现日常生活中,正常人体骨皮质不会发现疲劳损伤。只有当骨皮质内的应力达到其极限强度的 60% 左右(约为 75MPa)时,才会很快受损。

骨皮质在较大应力作用下会出现内部损伤,主要表现为骨皮质在应力疲劳试验中,其弹性模量会不断降低。这时如果切开骨皮质进行组织检查会发现内部出现一些微裂纹,骨试件刚度的损失与微裂纹面积之和呈线性关系,拉伸试样的微裂纹数要比压缩度试中显著地多,而压缩试样中微裂纹要比拉伸试样中的微裂纹普遍地长。

但是对于任何在体的骨组织,要用损伤积累理论来确定其疲劳寿命是相当困难的,这是因为在体组织是活组织,具有自修复功能。

5.骨的拉力、压力和剪力　不少实验表明,骨皮质的特性在某些方面与工程材料相似,张力和压力的应力-应变曲线由接近直线的最初弹性区组成。在发生损伤之前,这个区紧接着为屈服和无弹性区,即“塑性”变形。无弹性的应力-应变曲线,对于纵行排列的标本来说,反映出遍及骨结构的弥漫性与不可逆性的微损伤。在无弹性区负荷的骨组织,去除负荷后,不能恢复到原来的形状。纵向弹力模量的平均值比横向弹力模量大,约为 50%。纵向和横向排列的标本,极限强度在压力方面比拉力要大横向负荷的标本,在压力和拉力方面都比纵向排列的标本明显减弱。此外,横向排列的标本,易于发生损伤,更易于碎裂,在屈服之后,几乎没有无弹性变形。

为了证实骨皮质剪力特性,Reilly 和 Burstein(1975)对纵向排列的方形和柱形标本进行了扭转试验,从这些扭转试验中估算了骨组织的极限剪力程度,表明扭矩-移位曲线是非直线性的。圆形横断面标本的极限剪力强度可用 Nadai(1950)提出的非直线性数学方法进行计算。Reilly 和 Burstein 测定得成人股骨极限强度的结果总结,该结果证实了骨组织材料的极限强度取决于负荷类型和承受负荷的方向。

6.3.2 松质骨

松质骨与骨皮质之间主要的差别是松质骨有较多的孔。骨孔的程度用前述的表观密度来反映。松质骨的应力-应变特征与骨皮质有很大的差异,但与很多孔状工程材料。相似松质骨的应力-应变实验表明,弹性作用开始后,紧接着发生屈服,这提示开始发生骨小梁断裂。屈服之后有一持续时间较长的高峰区造成越来越多的骨小梁断裂。应变大约为 0.05 时,大部分髓腔被断裂的小梁骨充填。

骨组织的强度和弹性模量受表观密度的影响较大。实验资料表明,骨皮质表观密度约为 1.8g/cm³,而大多数松质骨标本的表观密度差异较大。整个骨组织的强度大约与表观密度的平方成正比。骨组织弹性模量大约和表观密度的立方成正比。尽管这些来自压力试验的结果相差较大,但拉力试验表明,松质骨的拉力强度和压力强度大约相等。此外,松质骨的弹性模量在拉力负荷与压力负荷方面大致相同。

拉力负荷下的松质骨应力-应变特性,与压力负荷下的应力-应变特性有显著的差异。屈服之后,骨小梁进行性断裂,造成拉力负荷很快降低且低于应变水平。以松质骨完全断裂点为界,松质骨标本可分成两段,此标本既不会承受额外的负荷,也不会吸收额外的能量。尽管松质骨的拉力强度和模量与压力强度和模量是相似的,但是松质骨在拉力负荷下的能量吸收能力明显降低。实验结果表明,骨皮质和松质骨标本负荷应变水平在 0.036 和 0.50 时,有能量吸收现象(表观密度为 0.4g/cm³),骨皮质应变为 0.036 时,承受拉力和压力发生断裂,随着变形增加不再吸收能量。松质骨承受拉力时发生完全性断裂,随着变形增加也不再吸收能量。松质骨承受压力时虽然会发生损伤,但是随着骨变形增加,仍有大量能量不间断地吸收。松质骨在承受压力时,能量吸收相当大,甚至超过骨皮质的能量吸收能力。

6.3.2.1 松质骨的力学特性

相较于对骨皮质的研究,对松质骨的研究要少得多。这是因为研究松质骨的实验有明显一定难度,很难获得有准确形态和尺寸的、无加工损伤的松质骨试件,以至有关松质骨力学性能的报道、数据相当分散。松质骨是各向同性的,其弹性模量与表观密度或组织的多孔性有密切的关系。

1.抗压性能 由于松质骨具有高度不均匀性,松质骨弹性模量对不同解剖部位、加载方向、年龄等因素都有敏感性。因此在松质骨的压缩试验数据表(表 1-6-8)中,所列出的关于弹性模量和强度的数据变化很大。

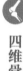

四维骨愈合

表 1-6-8　人体松质骨的压缩力学性能

取材部位	作者	储存方法	试件形状	模量或强度(MPa)	备注
胫骨近端	Williams 和 Lewis (1982)	干燥脱脂	高 5~6mm 的立方体	强度 1.6~6.7	再湿润,屈服前
				模量 8~457	单轴应力
	Goldstein 等人(1983)	新鲜冷冻	7mm(直径) 10mm(长)	强度 1~13	单轴应力
				模量 4~430	
	Hvid 和 Hansen (1985)	新鲜冷冻	5mm(厚)	强度 13.8~116.4	2.5mm针状压头
	Ciarelli 等人(1986)	新鲜冷冻	高 8mm 的立方体	强度 0.52~1	屈服前,单轴应力
				模量 5~552	
股骨远端	Pugh 等人(1973)	新鲜冷冻	9.5mm(直径) 5mm(长)	模量 413~1516	单轴应力
	Behrens 等人(1974)	新鲜冷冻	5mm(厚)	强度 2.25~66.2	0.785cm² 压头
	Ducheyne 等人(1977)	新鲜冷冻	5mm(直径) 8mm(长)	强度 0.98~22.5	单轴应力,可变应变率
				模量 58.8~2942	
	Ciarelli 等人(1986)	新鲜冷冻	8mm 立方体	强度 0.56~18.6	屈服前,单轴应力
				模量 7.6~800	
股骨近端	Brown 和 Ferguson (1980)	新鲜冷冻	5mm 立方体	强度 120~310	屈服前,单轴应力
				模量 1000~9800	
	Hartens 等人(1983)	新鲜冷冻	8mm(直径) 10mm(长)	强度 0.45~15.6	单轴应力
				模量 58~2248	
	Ciarelli 等人(1986)	新鲜冷冻	高 8mm 的立方体	强度 2.1~16.2	屈服前,单轴应力
				模量 49~572	

Carter 和 Hayes(1977)给出松质骨的弹性与压缩强度都与其表观密度(即不包括髓质的骨的质量除以试件体积所得的值)成比例,其表达式为

$$E = 3790\dot{\varepsilon}^{0.06}\rho^3 \tag{1.6.17}$$

$$\overline{\sigma} = 68\dot{\varepsilon}^{0.06}\rho^2 \tag{1.6.18}$$

式中,E 为弹性模量;$\dot{\varepsilon}$ 为应变率;ρ 为表观密度;σ 为压缩强度。

上述表达式中的系数,不同研究者的各不相同。Linde 等(1991)给出的表达式为

$$E = 6227\dot{\varepsilon}^{0.06}\rho^3 \tag{1.6.19}$$

$$\overline{\sigma} = 51.5\dot{\varepsilon}^{0.06}\rho^2 \tag{1.6.20}$$

综合大多数研究者的结论,可归纳如下:骨骺部位松质骨的结构和强度符合 Wolff 定律;一般地,松质骨弹性模量与强度之间为线性关系,但这个关系中的系数随研究者而异,且呈现出极高的相关性;松质骨的强度与应变率的 0.06 次方成比例

（Carter 和 Hayes,1977）；环境与试验条件（如温度、湿度以及贮藏的条件等），对数据有很大影响，这使得人们无法对来自不同的试验者或实验室的数据进行比较。研究表明，预处理对测量结果的稳定性起着重要的作用（Linde 和 Hvid,1987）。

2.松质骨的抗拉和抗剪性能　与压缩相比，松质骨的拉伸与剪切试验进行得非常少，只有几位学者做这方面的研究。由于松质骨的多孔性与类网架结构，因此一些学者对研究的方法学进行了探讨。Brown 和 Ferguson(1980)用股骨头的松质骨做试验，他们认为取边长为 5mm 的立方体进行试验，是满足连续性假设的最小尺寸。Linde 等人(1991)则提出，试件的长度（L）和直径（D）之比（L/D）必须小于 5，才可避免微观失稳现象的发生。

Rohl 等人(1991)进行了非破坏性试验，应变率为 0.005/s，预处理 5 次，载荷为 2N。他们报告了松质骨的拉伸和压缩时的力学性能，如表 1-6-9 所示，其中抗拉强度较抗压强度高，这与前文所提到的一些学者的结论并不一致。纵观已有的研究资料，笔者认为，松质骨力学性能的研究必须结合骨的生理生化，以及电特性等开展多学科研究，才能取得突破性进展。

表 1-6-9　松质骨的强度、最大应变和断裂功（非破坏性试验）

项目	压缩（平均值）	拉伸（平均值）
σ_u（MPa）	1.42	2.54
ε_u（%）	0.63	1.55
EA_u（kJ/m³）	21.9	17.6

6.3.3　关节软骨的生物力学

关节是骨骼系统中骨与骨之间的功能性连接。关节软骨的主要功能：①承受力学负荷，使关节负荷扩散到一个较大的区域以减少接触应力；②润滑作用，使关节面做相对运动时的摩擦力和磨损降低到最小限度。实验表明，正常关节软骨的压应力和拉应力与关节面相平行。到目前为止，软骨的压力和拉力特性较为明确，但所承受的应力大小尚不能确切计算，软骨承受负荷的方法也尚未完全明了。

6.3.3.1　软骨的负荷变形

任何部位关节软骨的硬度对其力学功能是相当重要的，可通过压痕试验测定。当关节软骨承受负荷时，会发生瞬间变形，紧接着有一依赖时间的蠕动期，即使负荷维持恒定，但压痕时间不断增加。在蠕动期（creepphase）压痕最初增加很快，30min后逐渐减慢，增加率很慢，1h 后达到平衡。当负荷去除后，原有的软骨厚度恢复。正常情况下，单一软骨面上的局部压痕程度不同。例如，股骨头软骨最硬区位于股骨头向头分布形成的带状区中，并向前面和后面延伸形成环状。

软骨被认为具有弹性特征，在承受负荷后 2min 内就会发生变形。将负荷很快去除后，大约 90% 以上的瞬间变形可瞬间恢复。在正常步态周期中，承受负荷时间在

四维骨愈合

0.5～1.0s,承受负荷的高峰低于0.5s。

瞬间变形的第一阶段会引起软骨轮廓的变化,但是不会改变其容积,这是由于软骨基质和胶原纤维瞬间运动,而不是基质内水流动的结果。在第二阶段,即使在承受压力保持恒定的情况下,软骨变形也会随时间延长而加重,这种现象称为"爬行",与基质内水的流动有关。如果对软骨缓慢地施加负荷,并维持恒定,在长期站立时,由于液体被挤出,组织变形将随时间的持续而加重。消除负荷后,如果有充分的时间使组织获得足够的液体,那么组织就可以恢复原来状态。

正常软骨的渗透性是很低的,浸透性越低,在承受负荷时液体的流动阻力就越大。液体通过如关节软骨这样的多孔介质有两种主要的力学方式,一是应用压力梯度,也就是使软骨标本上面的压力大于下面的压力,这样可使液体通过多孔的固体基质。二是,如果将饱含液体的软骨标本放在坚硬的多孔装置下挤压,也会发生液体流动。在这种情况下,液体的流动是由于挤压变形降低了蛋白多糖大分子的溶解度,并导致局部压力增加所致。这种压力梯度是引起液体从软骨组织内渗出的动力。在正常关节的关节软骨上,这两种机制是同时起作用的。关节软骨具有一个机械反馈调节机制来阻止所有组织间液流出,这个生物力学调节系统与正常组织的营养需要、关节的润滑承载能力和软骨组织的磨损程度有密切关系。

6.3.3.2　软骨的张力特性

软骨承受张力负荷与关节软骨面相平行时,其硬度和强度与胶原纤维平行于张力方向排列的范围有密切关系。胶原纤维是抗张力的主要成分,张力继发于压力的作用,与关节面相平行。软骨表面胶原纤维主要的排列方向与压力垂直于关节产生的最大表面张应力相一致。张力强度随关节面下的深度增加而减少。在软骨表面区,胶原纤维主要的排列方向与主要的张力方向和劈裂类型相平行。用锐利锥刺关节面时,由于关节面纤维排列类型是有序的,会产生一拉长的裂口而不是圆孔。关节软骨的劈裂类型表明,表浅区胶原纤维的排列方向和最大的张应变方向,都是由摩擦和压力产生的。但是摩擦产生的张应变相当小,这是因为在软骨性关节面之间的相互摩擦作用较低之故。平行于关节面的张力,主要继发于压力。邻近微纤维形成区的正常软骨区,胶原纤维表面的张力强度较低。远离损伤区的软骨仍保留其张力特性。

在正常软骨,张力强度主要取决于胶原纤维含量的多少和纤维排列的次序,而与张力强度和糖蛋白的含量之间无关系。关节软骨受拉标本的典型应力-应变曲线可用指数函数来描述,因此,这类材料不像线性弹性材料可单用杨氏模数来表示。任何病理或实验所导致的健康软骨组织的成分或结构异常,都会以一种异常的拉伸反应表现出来。

6.3.3.3　关节内应力分布

通常作用在关节软骨的应力是(90～225)kg/6.45cm²。在行走步态中(每分钟频率为60次),髋关节的负荷量从零增加至体重的5倍。经软骨传递的力至少占松质骨的 1/10。软骨、松质骨和关节周围软组织都能使力的强度衰减。关节软骨尽管很薄，但对衰减力的强度不可忽视。软骨具有吸收振动的作用，使骨免受应力损伤。如果没有软骨，就会引起骨损伤的应力点，增加骨的接触应力，如在髋关节，应力可增加3倍。而且造成骨与骨的接触，接触应力接近骨极限强度的2倍，这种应力能引起松质骨孤立骨小梁的疲劳性损伤。

实验表明，当髋关节承载 2000 次负荷周期(load cycle)，软骨会遭到严重的振动和溃疡形成，使软骨和软骨下骨均发生不可恢复性变形。最初软骨变软、变薄，最终逐渐完全消失，造成骨较广泛损伤。

基质内的液体压，形成于胶原纤维内的张应力，在软骨表浅区，纤维排列方向与其表面相平行，使表浅区的张应力强度和刚度增加。这种应力的产生有4种可能的方式，即研磨、滑动、压力和液体压。

关节软骨在中间区和深部区的应力分布不同于表浅区。当软骨面承受负荷时，基质内的液体向侧面移动，与胶原纤维网状结构的抗力相遇，产生平行于关节软骨面的张应力。应力大小和方向，取决于承受负荷的部位和程度。因为承受负荷的部位随关节运动的范围变化很大，故应力的大小和方向也有所不同，且在不同方向均可发生张应力。软骨最深层区的胶原纤维具有垂直排列的倾向，因而这部分胶原纤维还有将基质固定于软骨下骨的功能。

关节负重面由两层薄的软骨组成，其间有一层极薄的滑液相隔。软骨位于比较厚的松质骨垫子上。要减少软骨承受的压力，就需要把负荷分布在尽可能大的接触面上。软骨下的松质骨虽较硬，但能发生足够的变形和最大限度的负重接触面，使关节充分地适应负荷。

关节软骨是个主要的负重面，需要把承受的压力传给下面的骨床。干骺部软骨下骨的松质骨有两种作用：①负重大时由于骨骼变形，关节获得最大的接触面，负重面积也较大；②松质骨的排列呈放射状，把大部分的应力向下传递给骨干。

骨小梁的变形能吸收一些小的震荡和减少能量，也能发生骨小梁的微骨折。骨折的能量被骨组织吸收，只要显微骨折发生的频率比愈合率低，松质骨的可变形性就不会有明显的改变。因为软骨下骨对关节适应负重有重要作用；软骨下骨若失去顺应性，关节应力就增加，导致关节软骨的应力局部高度集中。

6.3.3.4 关节软骨的黏弹性

软骨中有两种成分对承受负荷起重要作用，即蛋白多糖(proteoglycan)和胶原。前者能保留软骨基质中的水分，调节水的流动；后者组成基质内的张力，维持蛋白多糖的含量。软骨承受负荷时，在基质内产生液体压，蛋白多糖影响软骨组织对压力负荷的反应。组织对压力的反应取决于基质内液体的流动，蛋白多糖维持和调节水的流动，因而决定了软骨的压力特性。

软骨基质中的胶原和蛋白多糖的嗜水性很强，软骨中水分较多，负重时，水分和小分子溶质受压，从基质"小孔"流出，软骨变形；这些"小孔"越压越小，所以软骨受压时水的流失在初期比后期快得多。软骨如同吸满了水的海绵,其变形与失去的水量有关,因恒定的负荷挤压产生非线性形变。起初水分容易流出,形变也快。此系统的第二个特性是,变形与承受外力的速度有密切关系。挤压越快,水分越难流出;挤压越慢,水分越容易完全流出。这种与施加外力速度有关的形变和普通工程的固体形变不同。例如木头和金属在一定应力的作用下,有弹性地发生定量的线性形变。软骨的形变在于水分的丧失,不呈线性,这种有赖于应变率的形变称作黏弹性(viscoelasticity)。

软骨的嗜水性基质有助于保留水分,产生内压力。在压力平衡下的负荷称作流体静压力,能负荷高压屈服应力。

6.3.3.5 关节软骨的磨损力学

磨损是通过机械作用去除固体表面的物质,像摩擦一样,磨损也分两个部分:承载面之间互相作用引起界面磨损和接触体变形引起的疲劳性磨损。如果两承载面接触,可因粘连或研磨而产生界面磨损。虽然化学酶和代谢因素能降低关节软骨的屈服强度,但要磨损到骨骼外露却需要机械力。一旦出现软骨面超微结构损害和(或)质量损耗,软骨的表面层即变软,渗透压增加。在这种情况下,液体流动的阻力减小,使液膜中的液体通过软骨而泄漏。这种液体的流失增加了不光滑软骨面紧密接触的可能性,从而进一步加剧了研磨过程。

软骨承受持续性较重的负荷时,可引起大量的水分从组织中丢失,产生较大的压力性变形,这种长时间承受负荷,可使关节软骨发生蜕变和软骨细胞坏死。

6.3.3.6 关节软骨的润滑作用

从工程学观点看只有两种基本的润滑类型,即界面润滑和滑液润滑。界面润滑是依靠化学吸附于接触体表面的单层润滑分子来进行。在做相对运动时,承载面受到相互滑动润滑剂分子的保护,防止因表面不光滑而发生粘连和研磨。界面润滑与润滑剂的物理性质(黏滞度)或接触体的物理性质(刚度)基本无关。一个关节面在另一个关节面上滑动,在接触面上产生摩擦力。摩擦力 F 与负荷或重量 W 的比称为摩擦系数 U,即 $U=F/W$。摩擦系数无单位,用以对比各种负荷的摩擦阻力,而不受接触面积大小的影响。

滑液嵌在滑动面之间时,既可发生液膜润滑又可产生界面润滑,或两个润滑机制均发挥作用,在液膜润滑时,一层较厚的润滑剂膜(与界面润滑剂分子厚度相比)使两个承载面之间产生较大的间隙,把两个承载面完全分隔开来,运动的阻力产生于液体的黏滞性。这层液膜的压力可支持承载面上的负荷。当承载之间无相互滑动时,这种压力可由外部提供的压力所产生,称为流体静力润滑,如果接触面在切线上移动,而且液体形成会聚角,那么液体的黏滞度可将液体承载面间产生一种上举压力,这种机制称流体动力润滑,纯液膜润滑的摩擦系数较低,为 $0.001\sim0.01$。这对维持液膜是必须具备或必不可少的条件。如果承载面之间做相互垂直的运动,液体就会从两个承载面之间的间隙中被挤出,这种润滑机制在于自身压迫的流体静力现象,称作压渗润滑。这种挤压液膜的润滑过程虽然不能长时期地支持负荷,因液膜最终将变得极薄,而使两个不光滑的关节面相互接触,然而这个机制却足以在短期内承受很高的负荷。

在压渗润滑中,液体不是由后向前推入接触面之间,而是从接触面本身挤压出来。关节负重时接触面的润滑剂受压,软骨变形,软骨基质内的液体被压渗到邻近接触面的周围。两个有顺应性的面相对滑动时,接触面允许一些变形,减少摩擦阻力。可以认为这是对润滑作用的一个额外辅助,称为弹性流体动力润滑效应。弹性流体动力润滑效应帮助降低关节内的摩擦系数,负荷面的弹性帮助负荷面的边缘打褶,使液体保留在即将负荷的接触带。在关节运动的正常周期,大部分负荷和运动期的两种润滑机制都有作用,由占优势的界面润滑转变为占优势的压渗润滑,再转回占优势的界面润滑。

(童梁成)

第7章 应力与骨重建的关系

骨是具有生物活性的组织,骨的生物活性具有周期性的规律,它在人的生长发育和骨病康复过程不断有新陈代谢发生,这就是骨重建(bonere modeling)。骨正是通过这种重建来更好地调整其功能以适应变化了的力学环境,同时骨的受力环境也在骨重建过程中发挥了主导作用。

7.1 骨的功能适应性

骨的结构和力学性能与其功能是相适应的,临床上常常可以看到长期卧床或局部用石膏长期固定的患者表现出全身或局部骨质疏松、肌肉萎缩。相反,经常进行运动锻炼的人,其骨骼密度增高,肌肉发达,身体的其他器官(心、肺等)也都发生了适应这种活动的变化。我们知道,经常进行运动锻炼能有效地预防骨质疏松,这说明生物组织的生长与其所处的环境密切相关,骨的重建也不例外。对骨所采取的结构形式的公认解释就是功能适应性理论。

德国的解剖学家及外科医生 Julius Wolff 早在 1870—1891 年发表了一系列论文,他认为健康人类或动物的骨骼会适应所在部位需承受的负载。若特定骨骼的负载增加了,成骨细胞活动增加,骨小梁的内在结构会产生适应性的变化,而骨的外层皮层也会随之变化,因此也有可能使骨骼横截面积增加,从而承受外在负荷。反之亦然,若骨骼负载减少,破骨细胞活动增加,局部或整体骨骼横截面积则减小。他们阐述的是一种"用进废退"的机制,提出骨的功能适应性原则,即骨骼在其功能需要的部分有骨形成,而在不需要的部分发生骨吸收。它说明活骨的变化与其承受的应力有密切的关系,这就是著名的 Wolff 定律的主要内容,如图 1-7-1。Wilhelm Roux 也在同一时期提出了类似的功能适应性想法,Roux 的思想继承于达尔文和华莱士的进化论思想,在 1880 年引入了动态适应的思想,即骨骼在受力时,会把其以压力的形式传播于其他地方,而所有的骨组织具有功能适应的特性,则根据信号而改变骨骼的生长。不仅如此,Roux 还列举了很多生物学的例子,如胫骨的缺失使腓骨增厚等,这种陈述更接近我们今天对 Wolff 定律的认识。

临床医生可以观察到这样的实例,有轻度弯曲畸形愈合的骨折患者,在经历若干年后,畸形愈合骨能通过自身塑形变直恢复原来的形状,这便是 Wolff 定律的一个好的例证。Frost 认为,骨重建将不决定于骨的切线应力,而决定于载荷产生的骨表面曲率,图 1-7-2 所示为骨内、外面重建的过程。Frost 提出的理论可同时适应于骨的塑造与重建。在骨塑建过程中,凹侧骨面成骨细胞活跃,凸侧骨面破骨细胞活跃;在骨重建过程中,骨的凹凸面其骨重建单位均活跃,只是凸面主要表现为骨吸收,凹面主要表现为骨沉积。儿童对于这种适应性变化更快,但是 Frost 理论对于有正常曲率的骨却难以解释。

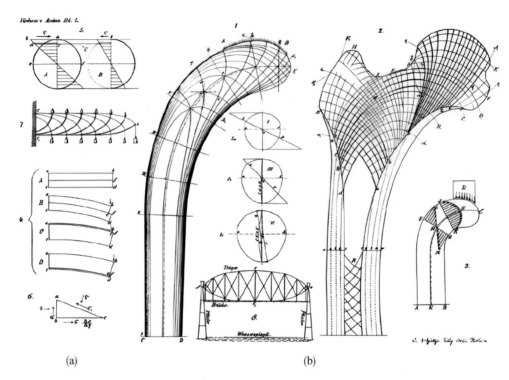

(a)   (b)

图 1-7-1　Culman 模型与 Wolff 模型

(a)Culman 的悬臂模型;(b)Wolff 提出的模型。

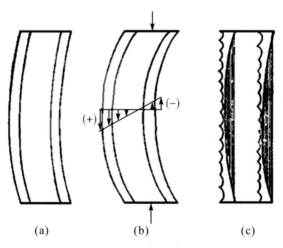

(a)   (b)   (c)

图 1-7-2　弯曲长骨干受压后的骨重建过程

(a)未受力;(b)偏心受压的应力与电荷分布;(c)骨重建。

1995 年,Goldstein 对狗进行松质骨移植后,对其进行加载(频率为 1 Hz、幅值为 35N 的载荷,每天作用 1800 个循环)与不加载对比试验,测试了移植后的松质骨组织的压缩弹性模量及骨表面成骨细胞的活动情况,结果表明加载后的骨表面成骨细胞在最初几天很活跃,以后其活动水平仍保持一个较高的水平,12周后,受载后的移植松质骨的压缩弹性模量比不加载荷的对照组要大得多(图1-7-3)。

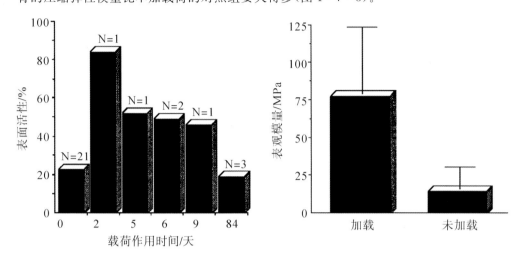

图 1-7-3　狗松质骨移植 12 周后的压缩弹性模量

骨内成骨细胞的活动通过监测由成骨细胞产生的Ⅰ型原胶原的单细胞抗体完成。

7.2　骨重建的理论

骨的生物力学表现像一个反馈控制系统,这一系统能把其所受力的历史转变成误差信号来调整骨骼结构,以满足对它的力学需求。但是人们对骨骼实现其力学用途和结构要求的途径还知之甚少,对应变环境及应变历史的哪些方面提供了调节信号和这些信号的形式还不很清楚。现在清楚的是,信号转导机制在微结构水平发生,在这一水平上,受载力引发生物信号来促使骨细胞从骨表面沉积或消失,这种作用在总体上促使整个骨结构发生改变。

在生理情况下,骨处于最佳力学状态,对于骨在受力后的反馈性行为,目前有以下主要理论,如图1-7-4。

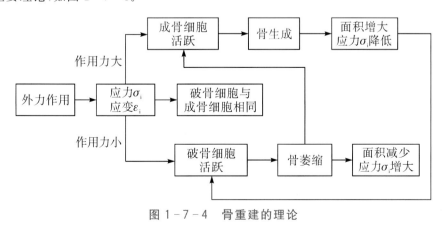

图 1-7-4　骨重建的理论

7.2.1　应力理论

Pauwels(1980)认为骨重建与骨中的应力大小有关,他建议把骨看成一个反馈控制系统。在力的作用下,骨产生一定的应变,如果该应变与生理容许应变相比较有偏差,则这种差异信息将刺激骨细胞活动,从而导致骨重建。重建后骨在变化地受力过程中又产生新的应变,并与生理容许值再比较,如此不断循环,直至重建骨的应变值纳入生理容许范围内,骨重建才处于静止。但最新的研究表明,应变率在骨重建过程中的作用不容忽视。

从动物实验得到的一个有趣的发现是:骨重建似乎需要受连续的、随时间变化的载荷作用。长期的静载荷作用会对骨产生负面作用(骨出现吸收),尽管作用的力可能很大。控制动态载荷的详细研究说明,骨不仅对动态载荷的幅值与持续时间敏感,而且对载荷作用的频率敏感。在对分离出的家禽尺骨的实验中,高频率、低幅值的应变刺激对保持和增加骨的质量比低频率、高幅值的应变更有效。对鼠的胫骨进行的实验也发现了频率依赖性。

7.2.2　骨表面重建理论

Cowin 等人建立了一种较严密的数学理论分析方法,他们认为骨重建行为可分为外部重建和内部重建两大类,前者指骨表面的转换,即骨在其表面的沉积与吸收所引起的骨外形变化,后者指骨内部矿物质含量及孔隙度变化所致的骨密度和骨质量的变化。他们运用连续介质力学理论推导出骨重建的理论公式,认为骨化学成分及骨质量变化同样遵循热力学定律和质量、动量守恒定律。假定骨是线弹性体,骨表面重建可用一定的关系式表述,设在骨表面上任一点 x,其法线方向单位向量为 n,V 为表面沿 n 方向的重建速率,所以在切平面内的重建速率都等于零,用 $\varepsilon_{ij}(x)$ 为 x 点处应变张量的直角坐标分量。若应变很小时,骨表面重建速率 V 与应变张量的关系为

$$V = C_{ij}(n,x)\left[\varepsilon_{ij}(x) - \varepsilon_{ij}^0(x)\right] \qquad (1.7.1)$$

其中 $\varepsilon_{ij}^0(x)$ 是不会引起骨重建的参考应变值,$C_{ij}(n,x)$ 为骨表面重建速率系数,用试验方法可以确定,它通常与 x 的位置及 x 点的法线方向 n 有关。该方程的意义是,当 $\varepsilon_{ij}(x) = \varepsilon_{ij}^0(x)$ 时,骨将处于重建静止期。若方程右边结果为正值,则骨表面将向外运动,即骨在骨外膜沉积,若方程右边为负值,则骨表面将向里运动,即骨外膜下将出现骨吸收。公式(1.7.1)本身还不是完善的理论,仅由此方程,我们还无法确定再造速率与骨中应力的关系,但采用 Cowin 的假设,即认为骨是线弹性材料,把长骨抽象成空心圆柱体,经过运算,就可得到骨表面再造速率的方程式。Cowin(1981)得到了 10 种可能出现的再造模式,其中 8 种是有实际意义的,这些再造模式中,有的已被 Uhthoff(1978)和 Woo 等人(1980)的试验所证实。

Cowin 在给出长骨表面再造的理论时假定骨承受一个突加的、并一直保持不变的轴向压力,他们认为这种载荷方式与骨在一段时间内承受的间断性压力峰值的平均值相对应,但是至今还没有直接的证据可以说明这一点。与 Cowin 的假设正相反,

四维骨愈合

人无论处于静止还是运动中,承受的都是变化的载荷,而骨的构形是非均匀性的,因此骨内部的应力场呈非均匀分布,Liskova 和 Hert(1971)的实验表明,持续的弯曲载荷对骨重建行为的影响很小,间断性弯曲载荷可诱发明显的重建活动。

7.2.3　应变能-骨密度理论

应变能-骨密度理论把应变能-骨密度作为引起骨内部重建的力学刺激。Carter 等人(1987)提出了这一理论,该理论引进了应变能的概念,用有限元模型可确定出受典型载荷作用时的骨平均应变能,他们认为骨断裂应力与骨密度有关,即有

$$\sigma_t = k\rho^2 \tag{1.7.2}$$

式中 σ_t 为断裂应力,k 为常数,ρ 为骨密度。他提出骨密度与引起骨生物学效应的应力的平方根成正比。

Weinans 等人(1987,1992)提出的骨重建密度变化方程为

$$\frac{\mathrm{d}\rho}{\mathrm{d}t} = B\frac{u}{\rho} - k \qquad (\rho_0 < \rho < \rho_c) \tag{1.7.3}$$

式中,$\rho_c = 1.74\mathrm{g/cm^3}$,$\rho_0 = 0.01\mathrm{g/cm^3}$,$u = \frac{1}{2}\varepsilon^T D\varepsilon$ 为应变能密度(strain energy density),ρ 为骨的密度($\mathrm{g/cm^3}$),B、k 为常数[可取 $B = 1.0\,(\mathrm{g/cm^3})^2\,(\mathrm{MPa \cdot s})^{-1}$,$k = 0.004\mathrm{J/g}$]。

在一定的力学环境刺激下,用式(1.7.3)并结合弹性力学中的有关方程(平衡方程、几何方程、边界条件等)就可用数学的方法确定骨内部重建的密度变化。

7.2.4　力-电效应理论

湿润骨在应力作用下可产生流动电位和压电电位,骨在弯曲变形时,压缩侧呈负电位,拉伸侧呈正电位。应力所产生电位和加于骨的电流均可影响参与骨重建和修复的未分化间充质细胞、成骨细胞和破骨细胞。Friedenberg(1971)发现如对骨施以弱电流($5\sim20\mu\mathrm{A}$),在阴极可促进骨生成,阳极则导致骨吸收。Bassett 等人(1982,1984)认为骨受压侧产生的负电位,引起骨形成是由于负电荷激活成骨细胞,抑制破骨细胞活动的结果,目前认为电流参与骨重建的机制有:①作用于环磷酸腺苷系统,电刺激能对骨与软骨细胞产生直接作用,激活细胞内的环磷酸腺苷系统,再依次活化酶系统,由各种酶系统激活骨或软骨细胞产生特殊生理效应;②改变细胞微环境的生物化学因素,电刺激能影响骨和软骨细胞周围的微环境,导致生物化学因素的改变,电解作用造成局部组织氧消耗和氢增多,低氧张力能刺激未分化间充质细胞分化为软骨母细胞和成骨细胞而成骨,pH 升高则有利于钙化;③促进钙离子向负电极泳动有利于钙化,电流可促进钙离子与骨质结合,加速钙化过程;④改善局部血液供应,直接激活成骨细胞。

7.2.5　骨显微裂纹理论

Carter 等人(1977)在研究骨骼弯曲变形过程中,发现长管状骨在弯曲应力作用

下,拉伸侧的微裂纹发生在骨单位结合线或板层骨之间,压缩侧则横穿骨单位,但也终止在板层骨之间,这说明正常密质骨中同心圆排列的骨板能有效地阻止微裂纹扩展。Martin 等人(1982)认为交变应力产生的微裂纹改变了存在于骨单位的应力场,从而使骨单位的电环境发生改变,它引起的骨重建也是按照拉伸侧产生骨吸收,压缩侧使得骨沉积的原则进行的。Frost(1988)也认为交变应力产生的微裂纹是诱导骨重建的主要原因。通常骨在生理状况下受交变应力作用,虽能产生微裂纹,但由于骨具有自修复能力,所以微裂纹并不一定会发展成为宏观骨折。骨正是按照微裂纹后再修复的不断循环使骨组织得以重建的。但是,最近的研究表明,只有在应变达到一定的水平时,骨中才会产生微裂纹(David,1998)。而实际生命过程中,骨中的应变通常不会达到这一水平。因此,微裂纹是否就是骨重建的决定性因素还有待进一步的研究。

骨组织具有鲜明的层次、结构特点,其结构的基本单元是单根胶原纤维和沉积其中的磷灰石结晶。改变胶原与矿物质的比例,会显著影响骨的弹性模量。矿物质含量减少,会导致骨的弹性模量降低。这有助于我们深入了解骨愈合的机制,骨愈合和骨痂的矿化需要经过矿物质密度增加和弹性模量相应增加的阶段。胶原纤维的排列方向也很重要,会影响骨组织承载特定方向外力的能力。在骨折愈合过程中,骨痂最初由杂乱无章的胶原纤维组成,随后这些胶原纤维在外力作用下逐渐重新排列,使骨组织的刚度在其主要承受外力的方向上最大。哈弗斯系统的密度会影响骨的强度,已证明两者之间存在指数关系。也就是说,骨密度降低时,骨强度呈平方数减少,这也是预测骨质疏松症患者骨强度改变的理论基础。简单地说,骨密度改变会引起其弹性模量的 2~3 次幂的改变。

还有一些因素也影响骨的强度,比如骨的黏弹性材料属性,其强度和模量都会随着外力加速度的增大而增大。年龄也可以影响骨的力学特性。骨随着从幼儿到成年的逐渐矿化和成熟,其抗弯强度和模量也相应增加。但自成年之后又开始逐渐降低,同时骨质也会随着年龄的增大而逐渐变脆。骨吸收冲击能量的能力也随之降低,例如骨缺损和孔洞。螺钉孔也会影响骨强度,随着孔洞和缺损面积的增加,骨的抗扭强度降低,当径达到骨直径的 30% 时,骨的抗扭强度会下降至正常骨的 50% 左右。

知识要点

· 骨组织主要由骨细胞和骨基质组成,其中骨细胞在形态上一般可分为三种类型:骨细胞、成骨细胞和破骨细胞。骨基质主要由有机质和无机质构成。

· 骨组织是人体主要的承重器官,其承载能力与自身生物力学特性密切相关,其功能和性质受力学刺激影响。骨组织的生物力学特性由其自身结构和生物学特性等因素共同决定。

· 由于对骨的微观结构和代谢过程的深入研究,现在骨替代物的研究与开发可以较好地模拟骨组织的生物功能。

·骨的生物力学研究表明在不同程度的力学载荷下,骨组织表现出不同的生物力学特性。

·骨代谢具有周期性规律,通过这种骨重建来更好地调整其功能以适应变化了的力学环境,同时骨的受力环境也在骨重建过程中发挥了主导作用。

（童梁成）

参考文献

[1] LEJAY A, MEYER A, SCHLAGOWSKI A I, et al. Mitochondria: mitochondrial participation in ischemia-reperfusion injury in skeletal muscle[J]. Int J Biochem Cell Biol, 2014, 50: 101 – 105.

[2] 龚永良,闫浩,李颖.骨骼肌缺血再灌注的病理生理研究进展[J].解放军医学院学报,2017,38(3):284 – 286.

[3] SEEKAMP A, WARD P A. Ischemia-reperfusion injury[J]. Agents Actions Suppl, 1993, 41: 137 – 152.

[4] DELAY C, PARADIS S, CHARLES A L, et al. Skeletal muscle ischemia-reperfusion and ischemic conditioning pathophysiology-clinical applications for the vascular surgeon[J]. J Med Vasc, 2017, 42(1): 29 – 38.

[5] ABD EL-MOTTALEB N A, MAHMOUD G S, NEGM E A, et al. Garlic antagonizes skeletal muscle ischemia reperfusion injury through regulating inflammation, apoptosis and desmin expression in adult male rats[J]. Int J Physiol Pathophysiol Pharmacol, 2019, 11(4): 126 – 137.

[6] CHENG W J, LIU X, ZHANG L, et al. Chronic intermittent hypobaric hypoxia attenuates skeletal muscle ischemia-reperfusion injury in mice[J]. Life Sci, 2019, 231: 116533.

[7] BRESCIANI E, RIZZI L, COCO S, et al. Growth Hormone Secretagogues and the Regulation of Calcium Signaling in Muscle[J]. Int J Mol Sci, 2019, 20(18): 4361.

[8] CORDEIRO P G, SANTAMARIA E, HU Q Y. Use of a nitric oxide precursor to protect pig myocutaneous flaps from ischemia-reperfusion injury[J]. Plast Reconstr Surg, 1998, 102(6): 2040 – 2051.

[9] ORFANY A, ARRIOLA C G, DOULAMIS I P, et al. Mitochondrial transplantation ameliorates acute limb ischemia[J]. J Vasc Surg. 2020, 71(3): 1014 – 1026.

[10] KOCMAN E A, OZATIK O, SAHIN A, et al. Effects of ischemic preconditioning protocols on skeletal muscle ischemia-reperfusion injury[J]. J Surg Res, 2015, 193: 942 – 952.

[11] MCALLISTER S E, ASHRAFPOUR H, CAHOON N, et al. Postconditioning for salvage of ischemic skeletal muscle from reperfusion injury: efficacy and mechanism[J]. Am J Physiol-Reg I, 2008, 95: R681 – R689.

[12] HAMRIN K, ROSDAHL H, UNGERSTEDT U, et al. Microdialysis in human skeletal muscle: effects of adding a colloid to the perfusate[J]. J Appl Physiol, 2002, 92: 385 – 393.

[13] SIMON M A, TIBBITS E M, HOAREAU G L, et al. Lower extremity cooling reduces ischemia-reperfusion injury following zone 3 reboa in a porcine hemorrhage model[J]. J Trauma Acute Care, 2018, 85: 512 – 518.

[14] CORRICK R M, TU H, ZHANG D, et al. Dexamethasone protects against tourniquet-induced acute ischemia-reperfusion injury in mouse hindlimb[J]. Front Physiol, 2018, 20: 244.

[15] AVCI G, KADIOGLU H, SEHIRLI AO, et al. Curcumin protects against ischemia/reperfusion injury in rat skeletal muscle[J]. J Surg Res, 2012, 172: e39 - e46.

[16] XIANG Y, YE S, CAI C,et al. Salvianolic acid a attenuates limb ischemia/reperfusion injury in skeletal muscle of rats[J]. Biomed Pharmacother, 2018, 97: 551 - 556.

[17] ERGUN Y, KURUTAS E B, ATALAY F, et al. Effects of silibinin and ethanol on skeletal muscle ischemia-reperfusion injury[J]. Acta Cir Bras, 2013, 28: 179 - 184.

[18] ZHAO Y, FENG Q, HUANG Z,et al. Simvastatin Inhibits Inflammation in ischemia-reperfusion injury[J]. Inflammation, 2014, 37: 1865 - 1875.

[19] POTTECHER J, KINDO M, CHAMARAUX-TRAN T,et al. Skeletal muscle ischemia-reperfusion injury and cyclosporine A in the aging rat[J]. Fund Clin Pharmacol, 2016, 30: 216 - 225.

[20] HUANG T, WANG W, TU C,et al. Hydrogen-rich saline attenuates ischemia-reperfusion injury in skeletal muscle[J]. J Surg Res, 2015, 194: 471 - 480.

[21] ZONG H, LI X, LIN H,et al. Lipoxin A4 pretreatment mitigates skeletal muscle ischemia-reperfusion injury in rats[J]. Am J Transl Res, 2017, 9: 1139 - 1150.

[22] LI Y, JIANG J, TONG L, et al. Bilobalide protects against ischemia/reperfusion-induced oxidative stress and inflammatory responses via the MAPK/NF-κB pathways in rats[J]. BMC Musculoskelet Disord, 2020, 21: 449.

[23] WU P, MO Y, PENG M, et al. Emerging role of tumor-related functional peptides encoded by lncRNA and circ RNA[J]. Mol Cancer, 2020, 19(1):22.

[24] PEI YH, CHEN J, WU X, et al. LncRNA PEAMIR inhibits apoptosis and inflammatory response in PM2. 5 exposure aggravated myocardial ischemia/reperfusion injury as a competing endogenous RNA of miR - 29b - 3p[J]. Nanotoxicology, 2020, 1 - 16.

[25] WANG M, LIU S, WANG H,et al. Morphine postconditioning-induced upregulation of lncRNA TINCR protects cardiomyocytes from ischemia-reperfusion injury via inhibiting degradation and ubiquitination of FGF1[J]. QJM, 2020,3(16).

[26] LIU Z, LIU J, WEI Y, et al. LncRNA MALAT1 prevents the protective effects of miR-125b-5p against acute myocardial infarction through positive regulation of NLRC5[J]. Exp Ther Med, 2020, 19(2): 990 - 998.

[27] HUANG L, GUO B, LIUS,et al. Inhibition of the LncRNA Gpr19 attenuates ischemia-reperfusion injury after acute myocardial infarction by inhibiting apoptosis and oxidative stress via the miR-324-5p/Mtfr1 axis[J]. IUBMB Life, 2020, 72(3): 373 - 383.

[28] TONG G, WANG Y, XU C, et al. Long non-coding RNA FOXD3-AS1 aggravates ischemia/reperfusion injury of cardiomyocytes through promoting autophagy[J]. Am J Transl Res, 2019, 11(9): 5634 - 5644.

[29] YIN R L, YOU H, WU Y M,et al. Knocking down PFL can improve myocardial ischemia/reperfusion injury in rats by up-regulating heat shock protein-20[J]. Eur Rev Med Pharmacol Sci, 2019, 23(17): 7619 - 7627.

[30] SHI H, DONG Z, GAO H. LncRNA Tug 1 protects against cardiomyocyte ischaemia reperfusion in-

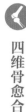

四维骨愈合

jury by inhibiting HMGB1[J]. Artif Cells Nanomed Biotechnol，2019，47(1)：3511－3516.

[31] HAN Y，WU N，XIA F，et al. Long noncoding RNA GAS5 regulates myocardial ischemi-areperfusion injury through the PI3K/AKT apoptosis pathway by sponging miR5325p[J]. Int J Mol Med，2020，45(3)：858－872.

[32] ZHANG Y，ZHANG Y. lncRNA ZFAS1 Improves Neuronal Injury and Inhibits Inflamma-tion，Oxidative Stress，and Apoptosis by Sponging miR－582 and Upregulating NOS3 Expres-sion in Cerebral Ischemia/Reperfusion Injury [J]. Inflammation，2020.

[33] WANG H，ZHENG X，JIN J，et al. LncRNA MALAT1 silencing protects against cerebral is-chemia-reperfusion injury through miR－145 to regulate AQP4[J]. J Biomed Sci，2020，27(1)：40.

[34] YAO P，LI Y L，CHEN Y，et al. Overexpression of long non-coding RNA Rian attenuates cell apoptosis from cerebral ischemia-reperfusion injury via Rian/miR－144－3p/GATA3 sig-naling[J]. Gene，2020：737.

[35] ZENG J，ZHU L，LIU J，et al. Metformin protects against oxidative stress injury induced by ischemia/reperfusion via regulation of the lncRNA-H19/miR－148a－3p/Rock2 Axis[J]. Oxid Med Cell Longev，2019，2019：8768327.

[36] HU L，FANG R，GUO M. Knockdown of lncRNA SNHG1 alleviates oxygen-glucose depriva-tion/reperfusion-induced cell death by serving as a ceRNA for miR－424 in SH－SY5Y cells [J]. Neurol Res，2020，42(1)：47－54.

[37] REN Y，GAO X P，LIANG H，et al. LncRNA KCNQ1OT1 contributes to oxygen-glucose-deprivation/reoxygenation-induced injury via sponging miR-9 in cultured neurons to regulate MMP8[J]. Exp Mol Pathol，2020，112：104356.

[38] MIAO S Y，MIAO S M，CUI R T，et al. SETD5-AS1 stimulates neuron death in stroke via promo-ting PTEN expression[J]. Eur Rev Med Pharmacol Sci，2018，22(18)：6035－6041.

[39] YING D，ZHOU X，RUANY，et al. LncRNA Gm4419 induced cell apoptosis in hepatic ische-mia/reperfusion injury via regulating miR-455/SOX6 axis [J]. Biochem Cell Biol，2020，10.

[40] DAI B，QIAO L，ZHANG M，et al. lncRNA AK054386 functions as a ceRNA to sequester miR－199 and induce sustained endoplasmic reticulum stress in hepatic reperfusion injury[J]. Oxid Med Cell Longev，2019：8189079.

[41] TANG B，BAO N，HEG，et al. Long noncoding RNA HOTAIR regulates autophagy via the miR－20b－5p/ATG7 axis in hepatic ischemia/reperfusion injury[J]. Gene，2019，686：56－62.

[42] WEI L，LI J，HANZ，et al. Silencing of lncRNA MALAT1 prevents inflammatory injury after lung transplant ischemia-reperfusion by downregulation of IL－8 via p300[J]. Mol Ther Nu-cleic Acids，2019，18：285－297.

[43] QIAO Y，PENG C，LI J，et，al. LncRNA MALAT1 is neuroprotective in a rat model of spinal cord ischemia-reperfusion injury through mir－204 regulation[J]. Curr Neurovasc Res，2018，15(3)：211－219.

[44] JIA H，MA H，LI Z，et al. Downregulation of incRNA tug1 inhibited TLR4 signaling path-way-mediated inflammatory damage after spinal cord ischemia reperfusion in rats via suppress-ing TRIL expression[J]. J Neuropathol Exp Neurol，2019，78(3)：268－282.

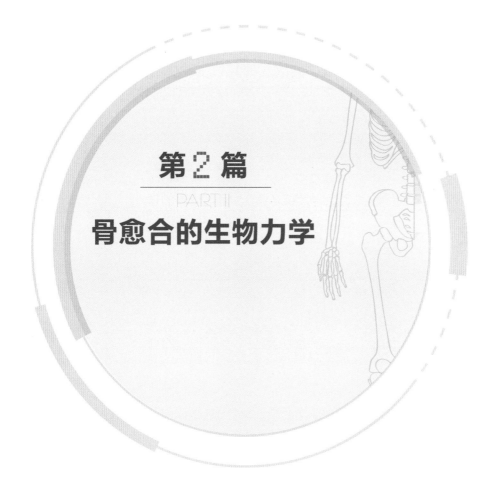

第2篇

PART II

骨愈合的生物力学

第8章 骨愈合的过程和分类

骨折愈合是各种细胞和机械应力参与的一个复杂协调的过程，5%～10%的骨折患者会面临骨不愈合或骨愈合不良的问题，详细了解愈合过程中的生物力学特点，为骨折创造最佳的愈合环境。骨折通常可分为外伤性骨折(traumatic fracture)和病理性骨折(pathological fracture)两大类。外伤性骨折是指骨骼由于意外事故或暴力造成断裂，称为外伤性骨折。暴力或车祸引起的骨折还易引起伤肢的肌腱损伤、神经损伤、血管损伤、关节脱位，严重的还可引起内脏损伤、休克甚至死亡。病理性骨折是指已有病变的骨，在通常不足以引起骨折的外力作用下发生的骨折，或没有任何外力而发生的自发性骨折。病理性骨折时，骨的原有病变往往使骨折愈合迟缓，甚至几乎没有修复反应。二者之间的愈合过程既有相同点，也有各自特点。骨的再生能力很强，经过良好复位后的外伤性骨折，一般在3～4个月或更长一些时间内，可完全愈合。骨愈合的基础是骨内、外膜中骨母细胞的增生和产生新生骨质。骨折后经血肿形成、纤维性和骨性骨痂形成以及骨痂改建的过程而完全愈合，使骨在结构和功能上恢复正常。

8.1 骨愈合的生物学过程

骨愈合是一个从液性的血肿到硬性的骨痂的演化过程。骨折后，血肿形成于骨折部位，作为干细胞分化为纤维组织、软骨和骨的临时支架。骨折愈合过程始于初始合成代谢阶段，此时局部组织体积通过炎症而增加。在炎症阶段，一些生物学因子包括 TNF - α、TGF - β超家族、BMP、IL - 1β、IL - 6、IL - 17 和 IL - 23。除了这些细胞动力学因素，应变压力或静水压力等机械负荷在骨折愈合中也起着至关重要的作用。

自然条件下，骨痂组织的形成分为以下四个阶段：①炎症反应期(血肿形成)；②软骨痂形成期(纤维性骨痂形成)；③硬骨痂形成期(巩固阶段)；④塑形期(骨重塑期)，(图 2 - 1 - 1，图 2 - 1 - 2)。

8.1.1 炎症反应期

炎症反应代表骨再生开始阶段，持续2～3周。由于骨折和血管中断，不仅骨折，而且骨膜撕裂、骨髓破裂，周围的软组织受损。因此，骨膜和血管内复合体中断、血液供应中断，引起骨碎片末端的坏死(根据创伤的严重程度和复杂程度而不同)。坏死在组织学上可以用骨细胞间隙的空洞来解释。

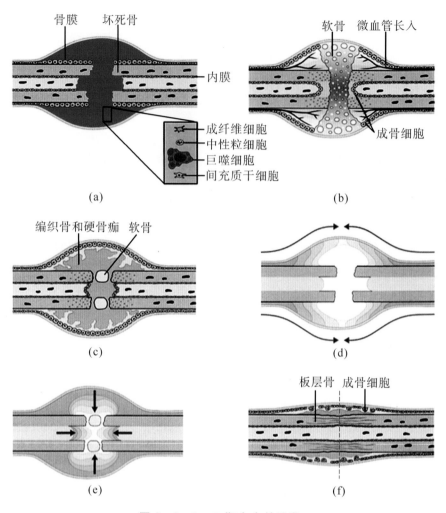

图 2-8-1　二期愈合的阶段

（a）炎症反应期：在典型的慢炎性反应作用下，血肿形成并分解为肉芽组织；（b）软骨痂形成期：远离骨折间隙，膜内成骨形成骨袖口，骨痂内肉芽组织被纤维组织和软骨取代，血管生长成钙化的骨痂内，这一过程从外周向中心演化；（c）～（e）硬骨痂形成期：通过膜内成骨和软骨内成骨，骨痂完全转化为钙化组织；（f）塑形期：通过表面侵蚀和骨单元重塑，编织骨成为板层骨。

　　由此产生的细胞损伤诱导了趋化性细胞因子的产生。血管损伤甚至引起碎片和周围软组织出血，形成血肿。Mizuno 等人的实验证明，血肿在巩固过程中具有重要意义。他们观察到骨膜下和肌肉部位的血肿仅在第 2 天诱导骨膜部位的新骨产生，并在第 4 天诱导两个部位的骨产生。因此他们得出结论，血肿在第 4 天具有成骨能力。骨折周围的组织出现急性炎症，组织细胞和巨噬细胞侵袭。此时，Frost 所描述的"区域加速现象"开始，它包括一个复杂的细胞招募、迁移、增殖、成骨细胞和破骨细胞分化、矿化控制和重塑控制的过程。

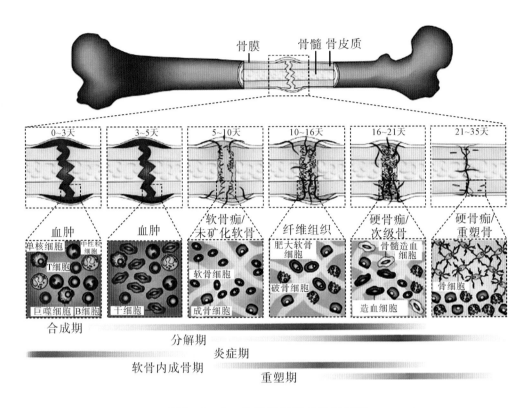

图 2-8-2　骨痂组织形成的时间线

8.1.1.1　细胞招募

成骨细胞祖细胞的募集几乎肯定是通过对未分化细胞的成骨诱导而发生的。在骨髓和骨膜深层中，间充质细胞在有足够刺激的情况下产生成骨潜能。破骨细胞似乎起源于骨髓中沉积的造血细胞。在坏死细胞释放的趋化因子（细胞因子）的刺激下，被招募的骨祖细胞向骨折灶迁移。

8.1.1.2　增殖作用

骨祖细胞增殖并起源于细胞集落，被称为集落形成单位。这种增殖是由骨折损伤的细胞释放的丝裂原制剂刺激的，特别是由血小板分泌的血小板源性生长因子和 TGF-β。

8.1.1.3　分化作用

由于系统或局部的成骨诱导因子指向不同的细胞群（骨祖细胞、成骨细胞、破骨细胞和内皮细胞），细胞活动和机械环境之间的相互作用仍不明确。随着逐渐愈合，软性骨痂组织通过骨祖细胞和内皮细胞的活动形成，连接骨碎片之间的缝隙。软性骨痂组织，然后发展为硬骨痂组织。骨形成有两种典型的机制，即膜内骨化和软骨内骨化。在膜内骨化过程中，骨髓间充质干细胞分化为成骨细胞，在合成代谢过程中直接形成骨组织（典型的扁骨，如颅骨和锁骨）。在软骨内成骨过程中，骨髓间充质干细胞分化为软骨细胞，形成软骨组织。合成的软骨细胞外基质通过软骨细胞凋亡进行矿化反应。随后,成骨细胞穿透这个死亡结构并形成骨组织。长骨通常通过这个过程生长和愈合。骨愈合有两种形式,即原发性骨愈合和继发性骨愈合。当骨碎片在植入压迫下紧密固定在一起时,原发性骨愈合发生。没有骨痂组织的形成,两个骨碎片连接在一起,并通过破骨细胞和成骨细胞的活动直接愈合。继发性骨愈合是最常见的骨愈合形式,发生在骨折部位有少量运动时。碎片时间运动导致软骨痂组织形成,并通过膜内和软骨内成骨导致继发性骨形成。这种形式的骨愈合开始于合成代谢阶段,并在骨痂组织体积减小时与分解代谢阶段重叠。在这些过程之后,骨重塑阶段开始于成骨细胞在几个月的成骨细胞活动和破骨细胞活动。骨痂组织被重吸收并形成层状骨。

8.1.1.4 血肿期

骨折后,骨折部位的出血立即形成血肿,并开始愈合过程。血肿在骨愈合的初始阶段填补骨折间隙,作为细胞活动的临时支架,并为最终导致愈合的后续生物级联事件提供适当的环境。血肿首先转化为肉芽组织。大多数机械生物学模型认为这一阶段是愈合的起点,而忽略了血肿阶段及其对骨愈合的影响。虽然骨愈合中血肿阶段的生物学方面和细胞效应尚不清楚,但是血肿在启动愈合过程中至关重要,切除它会导致延迟愈合或骨不愈合。许多主要的细胞活动和生物过程,包括间充质干细胞的迁移和分化、血管生成、炎症和免疫系统活动,均开始于血肿期。并且血肿成分的免疫细胞光谱也会在几天内迅速发生变化。因此,血肿为成功愈合的骨折提供了适当的环境,也是启动骨折成功愈合的至关重要因素。

8.1.1.5 血管生成和血管分布网络

血管生成和血管网络为骨的重建提供、营养、氧气、生长因子和骨折愈合所需的其他成分。血管生成先于成骨,在膜内和软骨内成骨过程中都起着至关重要的作用。特别是在软骨内成骨过程中,软骨基质在转化为骨组织之前被血管网络穿透。一些研究表明,血管生成不足会导致愈合损伤。此外,血管生成是骨重塑的关键因素,因为它为成骨细胞和破骨细胞活动提供了适当的条件。内皮细胞在细胞迁移和转化、生长因子分泌、细胞信号传导和其他生物过程中均起着关键作用。

8.1.1.6 颗粒组织形成

血肿演变为富含Ⅱ型胶原的纤维血管颗粒组织,充满碎片间隙。它由新形成的血管、细胞元素(主要是成纤维细胞)和细胞外基质组成。

8.1.2 软骨痂形成期

2周后,骨碎片由一个被纤维膜包围的桥连接(纤维膜对应于骨膜的外层)。骨祖细胞分化为两种不同的细胞类型,根据其部位的不同而不同。在每个碎片的水平和骨折部位几毫米的距离上,细胞分化为成骨细胞,成骨细胞进而产生有机基质(一种含有没有空间方向的胶原纤维的类骨物质)。类骨物质迅速矿化形成一个未成熟和无定向的骨组织,其组织与毛细血管的不规则生长有关。在骨折部位,骨祖细胞分化为软骨细胞,产生软骨基质。随着病灶坚固度的增加,软骨细胞肥厚,软骨内成骨逐渐矿化。在与骨膜覆盖层接触时,像连接桥一样连接碎片,矿化从未成熟的骨桥开始发展,纤维性骨痂转变骨性骨痂组织。

8.1.3　硬骨痂形成

最初,硬的骨痂组织是由未成熟骨形成的,但当碎片间骨桥足够强时,未成熟骨转变为初级层状骨,并逐渐向多个方向生长。这个转变从第4周开始,在第16周左右结束。在这个阶段,骨母细胞产生新生骨质逐渐取代上述纤维性骨痂。开始形成的骨质为类骨组织,以后发生钙盐沉着,形成编织骨,即骨性骨痂。纤维性骨痂内的软骨组织,和骨发育时的软骨化骨一样,发生钙盐沉着而演变为骨组织,参与骨性骨痂的形成。此时所形成的编织骨由于其结构不够致密,骨小梁排列比较紊乱,故仍达不到正常功能需要。按照骨痂的细胞来源及骨痂的部位不同,可将骨痂分为外骨痂和内骨痂。

8.1.3.1　外骨痂

外骨痂(external callus)又称骨外膜骨痂(periosteal callus),是由骨外膜的内层即成骨层细胞增生,形成梭形套状,包绕骨折断端。如上所述,以后这些细胞主要分化为骨母细胞形成骨性骨痂,但也可分化为软骨母细胞,形成软骨性骨痂。若掌骨骨折时,则以外骨痂形成为主。

8.1.3.2　内骨痂

内骨痂(internal callus)由骨内膜细胞及骨髓未分化间叶细胞演变成为骨母细胞,形成编织骨。内骨痂内也可由软骨形成,但数量比外骨痂少。

8.1.4　塑形期

塑形期是指重塑缓慢恢复正常的骨结构,通过原发板层骨(多方向的骨)到达次生板层骨(纵向方向的骨)。重塑基于骨建模单元,每一个单位,新的骨吸收和重建在时间和空间上协调,组织学上由一个"头"组成,覆盖一个帽状的毛细血管,由破骨细胞积极重新吸收骨。毛细血管的生长模式与破骨细胞一致,并伴有成骨细胞。它们在重吸收通道壁上以同心片状产生新骨,以这种方式形成哈弗氏结构。重塑阶段时间非常长,有的甚至超过一年。

8.2　骨愈合四维空间概念

爱因斯坦认为宇宙存在于三维空间和时间组成的四维空间,生命过程也完成于三维空间与时间组成的四维空间,将时间称为生命过程的第四维空间。骨折愈合过程也是伴随一系列重要的四维空间事件。骨折的固定方式和手术操作对骨折愈合的最终结局产生十分重要的影响,但骨折愈合不良是手术操作与其伴发的一系列四维空间事件共同作用的结果。对骨折愈合过程四维空间事件的探讨将为骨折治疗及康复提供基本的思维逻辑。

刘振东、秦泗河提出的骨折固定的四维空间事件描述如下:骨折固定后主要的四维空间事件包括血运潮汐、力学脉冲与生物学脉冲、硬组织小间隙的磨盘效应、应力遮挡效应以及内固定物的四维空间漂移效应等(图2-8-3)。骨折及手术创伤后伴发长达数月的超代偿血运潮汐,因此骨折术后宏观上并不缺血,但硬组织小间隙在不稳定状态下会发生磨盘效应,造成骨折间隙内的碾锉损伤及骨折间隙内的微观缺血。固定过于坚强导致的应力遮挡效应是取内固定后再骨折以及骨骼萎缩变细的重要原因。钢板固定螺钉的微小轴向漂移可能具有重要的理论意义,具有"智能性"轴向动力化效应,可使钢板分担的应力随着骨折的愈合逐步降低。对骨折愈合四维空间事件的探讨将为骨折愈合及牵拉成骨的调控提供基本的逻辑基础。

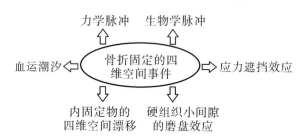

图2-8-3　骨折固定的四维空间事件描述

　　Yamaji认为骨折愈合过程中,骨痂组织微观结构的演进和各类生物分子的募集都是在局部应力刺激下统一组织和有序发展的,局部的应力环境在骨愈合过程中发挥着指挥棒的作用。Elliott等提出"BHN理论",即骨折内和骨折周围形成的组织应该被认为是一个特定的功能实体。这个"骨愈合单元"会对其生物和机械环境产生生理反应,从而导致骨骼的正常愈合。

　　在愈合过程中,骨形成需要适当的机械环境。在愈合的前几周,骨折部位通常完全固定,而在非损伤状态下,长时间不活动的骨将被破骨细胞活动吸收。根据多项研究的荟萃分析结果发现,骨痂组织硬化率与应变呈正相关。他们还报道了在低应变下愈合率呈线性,在高应变下愈合率呈非线性(指数)。造成这种不一致的一个可能原因是只考虑应变的初始片段间隙,而力学生物学调控涉及时间和空间应变。因此,这些不一致性强调了研究初始骨折愈合机制的重要性。牵张成骨是指骨碎片之间的距离逐渐增加,以形成新骨。它被用于治疗一些临床疾病和骨科疾病。与典型的骨愈合不同,骨折部位处于扩张而不是压迫,应力松弛参与组织生长,因此,牵张成骨需要对愈合、组织生长和应激的机械生物学调节,如应变、压力、稳定性和流体速度,是在骨愈合过程中作为刺激组织形成的重要参数。Carter和Cleas等人提出机械生物学调控,骨骼形成于相对较低的应变-低应力环境中。软骨以耐受压缩和吸收冲击而闻名,形成于一个低应变-高压缩区。结缔组织和纤维软骨能够维持大的变形,形成于高应变区域。因此,在这些机械生物学规则中,与组织形成类型相一致的机械区与组织进行正常活动相同的机械环境类似。

　　然而,从机械因子到细胞刺激的转导尚未完全了解。Prendergast等人研究了应变与相对流体/固体速度作为细胞存活和分化的机械刺激之间的相关性。他们开发了一个双相有限元模型,并模拟了Saballe(1993)之前进行的骨愈合实验,目的是推断肌肉骨骼组织再生所需的机械环境。Carter等人研究了骨髓间充质干细胞的分化作为机械刺激的功能。他们利用有限元模型来计算骨愈合过程中的机械刺激及其与不同组织类型形成的关联。他们发现,静水应力和拉伸应变是组织再生的机械刺激,并分配不同的骨、软骨、纤维软骨和纤维组织形成的应力和应变范围。Cleas 等人提出了一个关于骨愈合过程中力学应变、静水压力和细胞分化之间关系的假说。他们利用有限元建模和组织学数据来概述不同类型的分化和组织形成所对应的机械刺激的不同区域。他们的假设预测了膜内骨化(应变小于±5%,静水压力小于±0.15MPa)和软骨内骨形成(应变小于±15%,压缩压力大于±0.15MPa)。随着更大的机械刺激,结缔组织和纤维组织形成。图 2-8-4 说明了 Prendergast 等不同学者提出的机械生物力学调控机制。

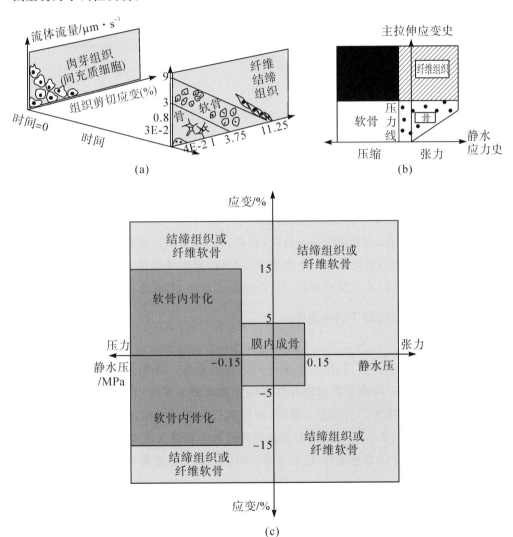

图 2-8-4 不同学者提出的机械生物学调控机制

(a)Prendergast 等人(1997)的理论;(b)Car ter 等人(1998)的理论;(c)Claes 和 Heigele(1999)的理论。

另一方面,机械生物学调控是基于骨髓间充质干细胞的形变,流体速度和剪切应变都导致间充质干细胞的剪切变形,Morgan 等报道了使用数字图像相关性发现八面体剪切应变与组织类型分化之间的显著相关性,特别是在骨愈合的早期阶段;然而,体积应变与组织分化之间的相关性最低,与 Claes 和 Carter 等人观点相反,Prender-gast 等人认为应变的剪切分量与实验数据更吻合。

8.3　骨愈合的形式分类

一般认为骨愈合分为一期愈合和二期愈合两种形式,一期愈合是指在绝对稳定的力学环境下,通过骨折端内部重塑实现的或直接愈合;二期愈合是指在相对稳定的力学环境下,通过骨痂形成实现的或间接愈合,它完整地经历了炎症期、软骨痂形成期、硬骨痂形成期、塑性期的过程。骨折愈合与软组织愈合有许多相似之处,但它在不形成疤痕的情况下完成愈合的能力是独一无二的。骨折间隙内除了骨以外的其他组织存在都是不完全愈合的。

近年来,对于骨愈合形式分类也有进一步的深入研究,概括起来,主要分为以下以下几类。

8.3.1　不稳定性骨折中的骨愈合

不稳定性骨折中的骨愈合(bone healing in unstable fractures)常见于粉碎性骨折、斜行骨折,其特点是在骨形成之前形成一个中间骨痂。这种类型的愈合是典型的间接愈合或二期愈合,均可分为三个阶段:炎症、修复、重塑。该路径通过不同组织阶段的刚度和强度增加,最终形成一个生物力学环境,允许骨形成和愈合。骨痂的数量取决于骨折的稳定性,并且随着不稳定性的增加而增加,形成肥大性骨痂。

8.3.2　无操纵运动下的骨愈合

无操纵运动下的骨愈合(bone healing without manipulative movement)常见于楔形、粉碎性、缺损型骨折,其特点是全骨折的自发愈合。通常发生在有高度不稳定碎片存在的情况下。骨愈合需要碎片在高应变的情况下发生,它被定义为在骨折部位发生的相对于间隙大小的变形。然而,骨形成只能在一个稳定的生物力学环境中发生,其碎片应变低于 $2\%\sim4\%$。自然地处理这种不利情况的方法包括:骨折周围肌肉的初始收缩、碎片末端重吸收、适合力学环境的组织有序修复和形成突出的外痂。

8.3.3　受限运动下的骨愈合

受限运动下的骨愈合(bone healing under restricted exercise)常见于软组织肿胀、髓内固定情况,其特点是骨折治疗的目标是直到愈合结束之前,恢复骨的排列,尽量减少碎片应变。受限运动下的骨愈合模式介于自然愈合过程中形成的骨痂产生的生物固定与绝对稳定后无骨痂的模式之间。取决于骨折的结构和植入物的刚性,这两个极端之间的任何中间情况都会发生。外固定后骨折愈合类似于自发骨修复,但

四维骨愈合

闭合复位可使骨折碎片的错位降至最小。滑动植入物（如髓内针和钉）通常允许一些活动，在内固定或髓内钉微动的情况下刺激骨折段愈合，但活动需要受限，如过多活动，则会引起骨痂增多。

8.3.4　间接骨愈合

间接骨愈合（the interosseous bone healed）常见于内固定术后，其特点是间接愈合的过程伴随着碎片末端的重吸收。髓内植入物也暂时干扰了髓内血流。髓管扩孔和种植体与骨内膜的接触干扰了内皮层的血管化。它诱导反向向心血流，并产生强烈的局部重塑。因此，无扩髓内钉已被开发以减轻这一限制。在实验性胫骨骨折中，无扩髓钉造成 30% 的血液供应减少，而扩髓钉则为 70%。粉碎性骨折相关的骨内膜成骨作用产生限制，为骨板或外固定器固定后的 10% 左右。外固定器对愈合骨的血液供应干扰最小，尤其是当骨折以闭合的方式或通过有限的暴露而复位时。在这种情况下，产生的骨痂的数量是高度可变的，取决于断裂形态和所应用的框架刚度。当植入物不放置在骨的张力侧、骨折复位不完美或钢板缺乏刚性时，钢板固定后可能发生肥大性骨痂形成，这在粉碎性骨折的生物固定中特别常见。在这种情况下，碎片的完美复位是不可能的，外科医生选择生物因素而不是解剖复位和机械稳定性，骨折碎片的大致序列得到恢复，但对碎片和邻近软组织的操作则很少。此时，横跨骨折间隙使用支撑或桥联骨板，桥接骨骼的整个长度。这种创伤较小的手术固定方式不像传统的加压骨板那样稳定，因此本型骨折愈合增加了骨痂的量。

8.3.5　稳定性骨折的骨愈合

稳定性骨折的骨愈合（bone healing of stable fractures）常见于直接愈合，其特点是直接产生骨填充骨折部位，而不形成机械相关的骨膜或骨痂。1949 年，Danis 首次注意到在刚性板下的两个骨碎片之间没有形成骨痂，他把这种修复方式称为"初级愈合"。Schenk 和 Willenegger 后来证实，在这种情况下的愈合是通过直接的骨增殖。临床上通过应用刚性的、非滑动的植入物，如加压接骨板，或拉力螺钉来对骨碎片进行十分稳定的结合。精确的复位和固定似乎消除了已知的从周围软组织中吸引骨祖细胞，并在二期愈合中促进骨痂形成的生物信号。即使在这种情况下，在骨折部位的微环境不同，也会影响骨的形成过程。事实上，即使经过非常细致地重新复位，碎片之间的完全贴合也是永远无法实现的。相反，接触和压缩发生在边界区域，由碎片端被小间隙分隔的区域隔开。骨板的应用也会在骨折部位创造不同的生物力学微环境。例如，施加在横向截骨上的加压钢板产生高压，因此增加了位于钢板下面的皮质中的接触。另一方面，远皮质变成了受拉部分，因此容易间隙愈合。间隙和接触愈合都不同于二次愈合，因为它们缺乏骨折端的重吸收，即使对骨折部位施加了很大程度的压迫。

8.3.6　接触性骨愈合

接触性骨愈合（contact bone healing）常见于接触愈合发生在接触区域，在这个区域骨端间隙小于0.01mm,碎片间应变小于2%。其特点是初级骨重建的结果是直接形成板层骨,方向为正常的轴向。该过程是通过在最靠近骨折部位的骨端处形成切割锥体开始的。破骨细胞排列在切割锥的前端,成骨细胞形成切割锥的后部,使骨愈合和哈弗氏重建同时发生。破骨细胞穿过骨折部位,形成纵向定向重吸收。横跨骨单位通过填充板层骨而成熟,成为联合两块骨痂的"点焊",不形成骨膜外骨痂。这些腔内的毛细血管环伴随着血管周围会分化为成骨细胞,并产生类骨组织的成骨细胞前体。如果形成的板层骨与骨的长轴平行排列,那么在前几个月,它的密度要小于完整的皮质。因此,骨折区在X线片上仍然是可见的,直到完全重建,这需要几个月到几年时间。骨单位在其顶端携带一组破骨细胞,在坏死的骨头中钻出一条隧道,在尖端后面,成骨细胞形成新骨。

8.3.7 间歇性骨折愈合

间歇性骨折愈合(the fracture healed intermittently)的愈合方式常见于当骨片间变形小于2%时,在800μm～1mm骨间隙可观察到一种不同的骨愈合过程,其特点是这种"间歇愈合"延迟了接触区的愈合,因为骨性愈合和哈弗氏结构重塑成为独立的连续步骤。骨折部位直接由膜内骨形成填充,而新形成的板层骨则垂直于长轴,后期进行二期骨重建。在胫骨皮质上产生了一个直径为200μm的孔,最初含有一个血管化良好的肉芽组织。随后,成骨细胞形成连续层,并以同心圆的方式沉积板层骨。在接下来的几个月里,这个骨逐渐被纵向的骨所取代。髓质血管的血管环长入间隙,疏松的结缔组织填充整个部位,骨祖细胞伴随血管环向成骨细胞分化。

骨折2周后,间隙间建立了良好的血液供应,在每个间隙的表面,成骨细胞层沉积成板层骨,直到两个碎片的末端结合。在较大的间隙中,编织骨可能最初形成于较大的间隙中,将区域细分为较小的隔间,随后填充板层骨。虽然碎片末端是由板层骨结合的,但这一区域在力学上仍然是薄弱的,因为骨是垂直于长轴的,并且与相邻完整的皮层连接不良。当破骨细胞形成纵向方向的吸收腔时,哈弗氏重塑开始。这些切割锥是由骨折间隙内的新骨和来自周围完整骨的骨形成。它们跨越骨折间隙,将沉积在间隙的新板层骨和每个碎片端结合在一起。吸收腔成熟为纵向定向的板层骨,随着时间的推移,皮质的骨骼结构和机械完整性得以重建。

（童梁成）

第9章　骨折愈合中的生物力学变化

人体的任何活动,都会对骨骼系统产生复杂的力。一般来说,这些力可分为三种类型,即作用于骨的外力、肌肉收缩和韧带张力引起的内力、骨之间的内反应力。力也称为负荷,作用于骨可引起骨的轻微变形,作用于骨的力可用定量分析方法叙述承受力和变形之间的关系。力和变形之间的关系,反映了完整的骨的结构行为。骨所承受的力越大,引起骨变形就越严重,超过一定限度就会引起长骨的断裂。在骨组织承受负荷情况下,骨组织会出现变形,当负荷去除时,骨的原有形状便恢复。如果骨骼系统遭受严重创伤,超过了其所能承受的"最大负荷",则会引起严重变形,并可能发生骨断裂,这个最大负荷称之为破坏载荷,提示骨组织发生断裂。决定骨断裂抵抗力和变形特征的主要因素是骨所承受力的大小方向、面积和几何学,以及组成骨组织的材料特性等。

9.1　骨折的生物力学

骨组织在外力的作用下产生应力,当骨骼的某个区域发生应力集中,局部应力或应变超过这个区域的极限应力或极限强度后,骨组织材料受到破坏,骨折发生。因此,应力的形式和骨的结构特点决定了骨折的发生和预后。

骨骼的材料与结构影响骨折发生的难易,而骨折的最终产生需要外力的作用,不同的外力载荷形式决定了不同的骨折类型,临床常见的基本载荷形式有拉伸、压缩、剪切、弯曲和扭转 5 类,由于拉伸和压缩载荷是沿骨骼纵轴且方向相反的一组作用形式,将合并为轴向载荷。

9.1.1　引起骨折的常见载荷形式

9.1.1.1　轴向载荷

日常生活中,人体骨骼最常处于拉伸或者受压的状态,如购物后提重物回家,上肢受到了所提物品重量的拉力,行走过程中,人体下肢负担着全身的重量,下肢骨骼常呈受压状态。两个沿着纵轴,大小相等、方向相反的力作用于骨组织,将使骨骼产生拉伸或压缩。

骨受拉伸载荷变长变细,载荷增大到一定程度,骨单位之间的黏合线失去衔接而被拉开形成骨折,临床上拉伸引起的骨折多见于松质骨,如腓骨短肌腱附着的第五跖骨基底骨折、跟腱附着的跟骨骨折等。

当载荷为压应力时,骨骼材料的应力-应变性质与受拉伸时相似。临床上压缩引起的骨折常见于椎骨,如腰椎体压缩骨折,椎体缩短变宽,这是松质骨骨小梁受压失稳引起的。

9.1.1.2　剪切载荷

临床上剪切暴力导致的侧移骨折并不少见,侧移指的是骨折块之间接触程度的改变,即对位不良,典型的例子如股骨颈骨折、Barton 骨折、胫骨平台骨折和跟骨骨折。

9.1.1.3　弯曲载荷

弯曲载荷施加于长骨,骨骼将产生弯曲形变,又由于骨骼材料抗压性要强于抗拉性,因此当拉伸一侧的应力超过极限强度后,骨折便开始发生,骨骼在弯曲条件下等同于受一对方向相反、大小相等的力偶作用。

9.1.1.4　扭转载荷

扭转暴力造成的螺旋形骨折,大多由间接外力作用引起。载荷作用于骨使其沿轴线产生扭曲,称为扭转。骨受扭转时,应力大小与距中性轴的距离成正比,最大剪应力作用于与骨中性轴平行和垂直的平面,同时最大拉应力和压应力作用于中性轴的对角线平面内。临床上扭转所致的骨折多见于长骨干,骨干首先受到剪切应力作用产生一平行于骨中性轴的裂纹,随后裂纹沿最大拉应力平面扩展,故骨折形状为螺旋形。

9.1.1.5　复合载荷

在体骨很少只受一种载荷的作用。在体内,骨折承受的载荷是复杂的,主要原因是骨骼的几何形状不规则,且始终受到多种变化的载荷的作用。在骨折的成因中主要表现为压缩与弯曲、压缩与扭转、弯曲与扭转三种类型。

9.1.2　肌肉力量对在体骨的保护作用

在体骨承受载荷后,附着在骨上的肌肉收缩将改变骨中的应力分布。这种肌肉的收缩作用将减小或者抵消骨中的拉应力,可能是部分也可能是全部抵消。试验研究表明,肌肉的协同和保护作用将抵消拉应力和将其减小到可接受的水平,甚至能改变拉应力为压应力。这个过程如下:一根受弯曲载荷的骨,拉伸侧的肌肉收缩能提供压缩应力,产生一个减小拉应力峰值的中和力矩。如滑冰运动员滑行中向前摔倒,其胫骨承受弯曲载荷,在胫骨后侧是高拉应力区,前侧是高压应力区。由于小腿三头肌的收缩,在胫骨后侧产生很大的压应力,抵消了原先的高拉应力,防止了胫骨受拉应力发生骨折,起到了保护作用。

9.1.3　骨质疏松性骨折的力学特点

骨折是骨质疏松症最严重的后果。骨折的发生机率随骨密度降低而增加。骨密度每下降 1 个标准差,骨折危险性就会增加 1.5～3 倍。典型的骨质疏松引起的骨折发生在老人跌倒之后,并且随着年龄的增加,跌倒的频率也会增加,表现为椎体压缩

四维骨愈合

性骨折、桡骨远端和股骨近端等骨折。骨小梁的刚度随其骨密度的立方而变化,而强度大概随其骨密度的平方而变化。人的骨量正常是在 25～30 岁达到峰值,之后以每年以 1‰ 递减。60～70 岁时,由于骨质疏松,骨小梁密度减少了 30%,那么压缩强度大概变为 30 岁时的一半。不同于普通创伤性骨折,骨质疏松性骨折具有以下特点:①骨折患者卧床制动后将发生急性、进行性骨丢失,进一步加重骨质疏松;②骨重建异常,骨折愈合过程缓慢,恢复时间长,易发生骨折延迟愈合甚至不愈合;③同一部位及其他部位发生再骨折的风险明显增大;④骨折部位骨量低、骨质量差,且多为粉碎性骨折,复位及固定困难,不易达到满意效果;⑤内、外固定物稳定性差,固定物或植入物易松动,易发生植骨吸收。

9.1.4 应力骨折的力学特点

应力骨折是低载荷高载率下发生骨折的典型代表,又称疲劳骨折、行军骨折,以专业竞技运动员、职业军人多见。常见的过度使用性损伤是由于低于骨骼强度极限的应力,反复、持久地作用于骨骼,引起局部骨质积累性骨折,其特征是骨的破坏与修复同时进行。应力性骨折通常发生于负重性活动中,尤其是跑步和跳跃类运动。发病初期往往不影响肢体运动功能,因而易被忽视。应力性骨折通常发生于四肢远端的骨,其发病部位因运动项目和活动量的不同而异。网球、排球运动员及芭蕾舞演员的胫骨,田径运动员的胫骨、腓骨和跖骨,篮球运动员的跗跖骨,足球运动员的第二跖骨,棒球运动员的尺骨鹰嘴,这些都是应力性骨折的好发部位,应力性骨折发生的原因包括自身因素和外界因素两大类。

9.1.4.1 自身因素

自身因素主要取决于个体的体型或体质,如不等长的下肢造成人体应力分布不均,骨骼肌受力不平衡,当作用于下肢的力失去平衡时,局部就会出现应力集中,造成局部过度损伤,导致应力性骨折。骨骼的形态异常,如胫骨的内翻或外翻、股骨过度旋转、足部畸形等,使长期运动的应力集中于某一部位,因慢性积累性损伤而导致应力性骨折。另外,骨密度偏低可能是发生应力性骨折的一个内在因素。

9.1.4.2 外界因素

外界因素包括训练方法、训练场地和训练装备等因素。在短时间内进行一系列的剧烈、高强度训练,或长时间单一式的高强度训练,往往会导致应力性骨折的发生。例如,田径运动员若训练方法不当,其跗骨长期承受反复应力负荷则易导致跗骨应力性骨折发生。训练场地条件不佳,特别是坚硬或粗糙地面能够对下肢产生很大的反作用力,也是应力性骨折的危险因素之一。训练装备不良,如运动鞋缓冲能力不够强,也是诱发应力性骨折的原因。

关于应力性骨折的损伤机制,普遍认同的是微损伤积聚机制。在较小暴力反复作用下,骨小梁不断发生断裂,出现轻微损伤,这些损伤不断积累,超过机体的修复能力时最终导致应力性骨折。正常骨骼周围均包绕肌肉组织来保护骨骼,分散应力的作用。当训练造成肌肉疲劳时,肌肉的缓冲能力减弱,应力便过分集中于骨骼的某一部位,局部骨组织承受过度的压缩负荷或伴有剪切负荷,而出现破骨活动现象。当破骨活动超出骨正常生理代谢和修复速度时,局部便发生细微的骨折,细微骨折不断积聚便发展为应力性骨折。

9.2 骨痂形成过程中的生物力学

骨吸收及骨形成总是相继发生在同一部位,而且是以相同顺序进行的,即破骨细胞的破骨作用过程到成骨细胞的成骨作用过程。这种顺序的细胞活动合称为骨重建单位,又称基础多细胞单位(basic multicellular unit,BMU)。其着重反映多细胞参与的细胞活动过程。

在骨折愈合过程中,骨矿物质含量、骨痂的大小、纤维结合等均会影响骨强度。从生物力学角度看,骨折愈合初期,首先形成于骨膜外面的骨痂使愈合区的外径增加,这有利于提高其惯性力矩和初始刚度。随着骨痂面积的逐渐增大,其矿化程度也逐渐增高。骨折愈合进程中的这些变化,对其力学性质有较大影响。通过兔长骨愈合过程中的扭转实验发现,骨的刚度和骨折的峰值扭矩随着时间推移而逐渐增大。令人感兴趣的是,实验中发现,骨愈合重建至恢复正常刚度时间,早于其获得骨折峰值扭矩的时间,说明尽管骨的矿化沉积过程仍在继续,骨的刚度与强度之间存在关联性,但并非正相关。由于骨痂开始进行重建,以恢复骨的正常形态,骨痂的横断面积开始逐渐减小。骨折内固定系统提供的力学环境,以及充分的血液供应对骨折愈合的组织形成类型有重要影响。

骨折端间的应变理论试图将骨断端愈合组织形成的类型与其承受的应变量联系起来,但是该理论仅代表一种简单的模型,并不能代表骨组织在实际愈合中所承受的复杂应力。能够验证该理论的是能观察到骨折断端之间出现较大应力时产生的肉芽组织,中度的应变会诱导软骨生成。轻微应变则促进骨折直接愈合或仅形成少量骨痂的骨折愈合,但是不能据此推导出应力有利于最大骨量形成这一结论。在骨折愈合中的一定外力载荷和应变是刺激骨形成所必需的因素,外力负荷加载于骨折端产生的应变能够刺激骨折愈合,而骨组织本身能够适应多种力学稳定环境并最终达到骨愈合。

机械刺激在骨重塑中起着重要作用。运动诱导的机械负荷可以增强骨强度,而机械卸载会导致骨质流失。越来越多的证据表明,lncRNA 在不同的生物学、生理学和病理学背景下发挥关键作用。然而,lncRNA 在机械传导中的作用及其与骨形成的关系仍然是未知的。在这项研究中,我们对成骨细胞中的机械感应 lncRNA 进行了筛选,发现 Neat1 是模拟微重力下减少最明显的 lncRNA。值得注意的是,不仅是 Neat1 的表达,而且 Neat1 所形成的特定旁斑点结构对不同的机械刺激很敏感,这与成骨细胞的功能密切相关。在模拟微重力条件下,旁斑点表现为小的点状聚集,而在机械负荷条件下则表现为拉长的圆形或较大的不规则结构。Neat1 基因敲除的小鼠显示出骨形成结构和强度受损,并且骨量减少。成骨细胞中 Neat1 的缺失降低了成骨细胞对机械刺激的反应。在体内,Neat1 基因敲除的小鼠对机械负荷和后肢不负重的刺激反应减弱。从机制上讲,旁斑点促进 E3 泛素连接酶 Smurf1 mRNA 的核保留,并且下调其翻译,从而抑制了泛素化介导的成骨细胞主转录因子 Runx2 的降解。我们的研究显示,Neat1 在机械刺激下的成骨细胞功能中起着至关重要的作用。

Piezo(Piezo1/Piezo2)机械门控阳离子通道是一类能够响应机械力刺激而引起阳离子通透、进而诱发细胞兴奋和信号传递的重要离子通道,在触碰感知、血管发育与血压调节等基本生命活动中发挥重要作用。其中,Piezo1 的结构、功能研究对理解生物机体如何将机械力刺激转化为电化学信号这一基本生命过程,以及相关的疾病机制、药物设计、生物技术开发等具有重要意义。Patapoutian 团队在 2015 年筛选出 Piezo 通道的激动剂,命名为 Yoda1。

生物力学环境在骨折愈合过程中起主导作用,而 Piezo1 被认为是影响骨内稳态的主要机械传感器,但它在骨折愈合中的作用尚不明确。在本研究中,我们首先发现了 Piezo1 在骨膜干细胞(PSC)及其来源的成骨细胞系和软骨细胞中高表达。此外,骨组织中 Piezo1 的下调可导致骨折愈合受损,而其特异性激动剂可通过刺激由 Piezo1 调节的软骨形成和成骨,促进骨折愈合,并加速软骨转化为骨骼。另外,Piezo1 激动剂 Yoda1 处理 PSC 后,血管内皮生长因子 A(VEGFA)上调,表明 Piezo1 在血管生成中起间接作用。机制上,激活 Piezo1 可促进 PSC 中 yes 相关蛋白(YAP)的表达及其核定位,从而增加 β - catenin 的表达和核定位。其中,YAP 直接与细胞核内的 β - catenin 相互作用,形成转录型 YAP/β - catenin 复合物,上调成骨、软骨和血管生成因子。最后,Yoda1 治疗显著改善了由尾悬吊产生的延迟性骨愈合小鼠模型的骨折愈合。这些结果表明,Piezo1 是一个治疗延迟性骨折愈合或骨不连的潜在靶点。

影响骨强度的许多因素同样也影响骨折愈合。骨矿化程度逐渐增大,有利于增加骨折处愈合组织的刚度,首先形成于骨膜表面的骨痂有利于增加惯性力矩,因而也增加了骨折区域的刚度。骨折愈合呈多阶段性,骨的刚度恢复正常之后,骨折峰值外力载荷也随之恢复正常。在一定范围的力学环境中骨折均能达到愈合。一般来说,骨愈合过程中会产生大量骨痂,以补偿不够坚强的固定。然而,一定范围的外力载荷能够刺激新骨组织的生成与成熟,从而形成骨愈合性骨痂。

9.3 骨折愈合过程中的生物力学

9.3.1 骨折愈合的生物力学分期

骨折愈合过程的曲线表现为:缓慢增长－快速增长－平稳增长 3 个阶段,分别对应骨骼愈合过程中的 3 个阶段:①骨痂弹性模量低于 30kPa 时,骨断端周围存在局部血肿,即缓慢增长阶段;②骨痂弹性模量为 0.03～7.00GPa 时,断骨抗弯刚度快速增长,此时为骨桥的生成阶段,即快速增长阶段;③骨痂弹性模量为 7GPa 以上时,骨痂逐渐成熟,即平稳增长阶段(图 2 - 9 - 1)。

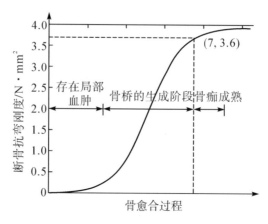

图 2-9-1　断骨抗弯刚度随骨痂弹性模量的变化趋势

　　内固定系统首先需要满足对骨断端稳定固定的要求,同时要求减小骨断端间的剪切应力和应力遮挡。有研究发现在骨愈合的第 1 周,骨愈合率为 1%,此时骨痂弹性模量约为 10MPa;在第 3 周以后,骨愈合率可达到 50%~75%,此时骨痂弹性模量约为 10GPa。Perren 研究认为,当骨断端应变为 2%~10% 时,有利于骨痂生长;而当骨痂应变小于 2% 时,骨痂生长得不到充分的刺激;当应变大于 10% 时,会影响到内固定系统的稳定性,可能引起接骨板失效或骨痂处二次断裂等问题。在骨桥的生成阶段,当骨骼应力为 0.3~1.6MPa 时,骨断端的应变达到 2%~10%。为使骨骼应力处于 0.3~1.6MPa,选择合适接骨板抗弯刚度使得断骨下表面应力(骨骼应力最大点)为 1.6MPa(图 2-9-2)。

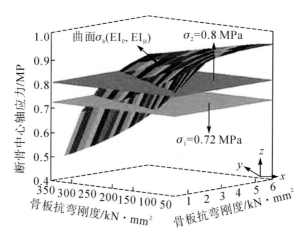

图 2-9-2　接骨板抗弯刚度中心轴应力变化

　　因此,合理确定骨折内固定植入物的刚度,并设计满足骨愈合要求的骨板极为必要。在单一骨板材料弹性模量变化对改善应力遮挡效应影响较低的条件下,可采用复合材料、可降解材料等改变应力遮挡效应的影响。

四维骨愈合

9.3.2 一期愈合中的生物力学特点

一期愈合是骨折端绝对稳定时的一种愈合方式。骨愈合的组织学顺序为：术后最初几天，骨折附近只有很少的反应，血肿被吸收或转变为修复组织。随着手术切口的愈合，肿胀减轻。数周后，哈弗斯系统开始进行骨重塑，同时，对于没有完全对合的骨表面间隙，如果间隙稳定的话，开始被板层骨填充，板层骨的方向相对于骨长轴而言横行排列。随后的几周里，骨单位长入骨折端，从有接触或只有微小间隙的部位穿过骨折线。穿过间隙生长的骨单位形成微桥接或交错。干骺端的骨折有一个相对较大且血管分布丰富的骨折面，有助于牢固固定，对抗弯曲和扭转应力。

骨折端通过直接成骨和骨单位重建来达到骨性连接。影像学上仅能看到极少量的骨痂甚至没有骨痂形成，由破骨细胞和成骨细胞在骨折断端直接开始重建哈弗斯系统。生物力学特点是"绝对稳定"，它是通过对断端预加压，并产生足够的摩擦力，完全消除在骨折修复过程中生理负荷下骨折断端的应变而实现，才可能达到一期愈合。一期愈合所满足的条件：①复位，解剖复位，使断端的间隙＜1mm。②固定，在骨块接触区域预加压。③应用钢板和适当数目的螺钉，阻止骨折断端的应变，并且保证在整个愈合过程中不发生疲劳断裂和丢失保留骨折周围的血液供应。

9.3.2.1 一期愈合的两种类型

1.初次接触重构（primary contact remodeling） 如果间隙＜0.01mm，碎片间的张力＜2%，可发生直接接触愈合，截骨端（cutting bone）前端为破骨细胞形成孔隙，通过骨折线，后端成骨细胞填充骨质，可以直接生成骨连接。哈弗斯管沿骨骼长轴生成（图 2-9-3）。

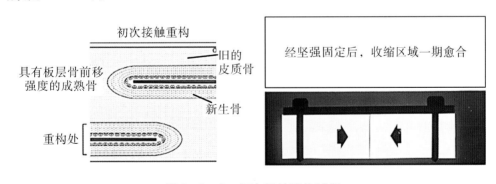

图 2-9-3 初次接触重构过程

2.差距重构（gap remodeling） 骨折断端间隙在 $800\mu m \sim 1mm$，与初次接触重构不同的是骨连接和哈弗斯管重建不是马上发生的。在骨折间隙处最初生成编织骨，编织骨的方向是与骨骼长轴方向垂直的，随后纵向的再血管化的骨单位逐步取代编织骨，这些骨单位含有骨祖细胞可以分化为成骨细胞，在间隙表面形成板层骨。然而这种板层骨仍然是与骨骼长轴垂直的，机械强度弱。这个前期过程 3～8 周，随后会再次重塑（图 2-9-4）。

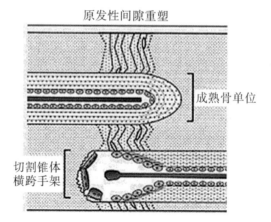

图 2-9-4 差距重构

2.3.2.2 一期愈合必备条件

无骨痂形成的骨折直接愈合必备的条件是骨折处须绝对稳定。Steinmann 对此更为准确地描述为使骨折端加压稳定内固定,达到骨折端及植入物间的牢固结合,避免断端间任何移动,为此必须将骨折端准确加压固定而获得稳定性,同时这种加压固定必须能承受足够的负荷,使骨折端在变形力(如由肌肉收缩、物理治疗和部分或全部负重时所产生)作用下保持紧密接触。另外,骨折直接愈合更进一步决定性的要求是骨折局部必须有丰富的血液供给,这一要求不仅与骨折本身造成的血管损害有关,而且依赖于手术过程中对软组织及骨的处理(表 2-9-1,图 2-9-5)。

表 2-9-1　一期愈合过程

张力应变	模式	不同应变
·不同的组织在断裂前可以承受不同的最大张力应变,其中肉芽组织可以承受100%的应变 ·纤维组织和软骨承受能力明显降低 ·致密的骨组织只能承受2%的应变耐受变形:纤维组织>软骨>骨	肉芽组织+100% 软骨+100% 骨+2%	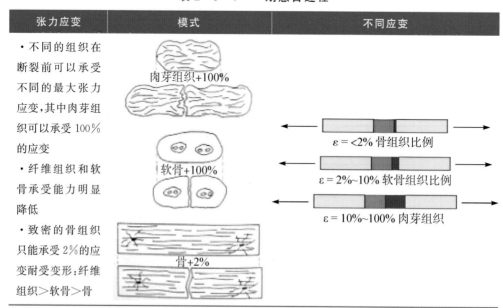 $\varepsilon = <2\%$ 骨组织比例 $\varepsilon = 2\%\sim10\%$ 软骨组织比例 $\varepsilon = 10\%\sim100\%$ 肉芽组织

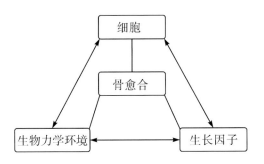

图 2-9-5　生物力学环境、细胞和生长因子与骨愈合之间相互作用

9.3.3　二期愈合的生物力学特点

二期愈合是骨愈合的主要形式。骨折愈合受到患者年龄、力学环境、局部血液供应、内分泌等诸多因素影响,应力是主要因素之一。骨折端微动与应力关系密切,根据 Wolff 定律及近年来的许多研究证实,骨折端可控制性的适宜微动能促进骨痂的形成和钙化,加速骨折愈合。

影响骨折愈合的机械方式可通过 Perren 应变原理解释。远端和近端骨痂之间的骨性桥接,只有在局部应变小于间隙内编织骨形成所能耐受的应变时才能发生。随着骨折的愈合,骨折间隙变窄,骨折间隙内的应变增加。在骨折端之间的应变过大时,硬骨痂无法桥接骨折间隙,会阻止骨折愈合,导致骨折不愈合。机体自然状态下解决这个问题的方法是增加软骨痂的容积,使得骨痂外围组织的应变降低至可以形成骨性桥接的水平。然后在骨痂外周的骨折间隙形成骨性桥接,随着应变不断降低,骨单位在骨折间隙内不是直线排列,而是呈螺旋形,像弹簧一样跨过骨折间隙,从而创造出一个可以允许骨折桥接的低应变环境(图 2-9-6)。

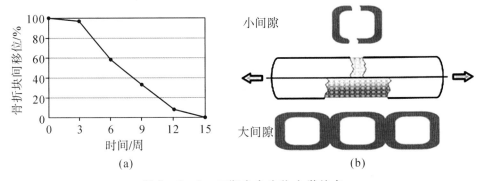

图 2-9-6　二期愈合生物力学特点

(a)人胫骨干骨折块间移位的经典过程。在300N的轴向应力下术后早期骨折块之间的移位随着时间的推移逐渐降低(最开始标准化为100%)。13周后,骨痂形成使骨折变稳定。(b)Perren 应变理论。

如果骨折块之间的应变过大(不稳定)或骨折间隙过大,即使有很好的骨痂形成,也不会出现硬骨痂的骨性桥接，从而形成肥大型骨不连。

骨痂形成需要一定的机械刺激，应变过低时不能形成骨痂。如果固定装置过度牢固或骨折间隙过大，会导致低应变环境，使骨折延迟愈合或不愈合。绝对稳定的手术固定在低应变环境中，骨愈合直接通过骨单位重塑实现，与正常生理性骨转换的体内平衡机制相同（图2-9-7）。

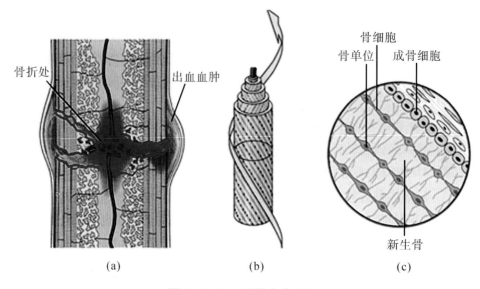

图2-9-7　二期愈合过程

（a）骨折后出血，骨折端产生间隙；（b）骨痂沿哈弗斯系统螺旋型生长；（c）新生骨重新塑性。骨单位在骨折间隙内不是直线排列，而是在骨痂外周像弹簧一样呈螺旋形分布，这样可以减少张力，允许骨化发生。

骨折愈合的早期，断端的稳定性可以降低软组织额外损伤，促进肉芽组织血管化的速度。有研究比较了几种力学条件下胫骨横行截骨的反应，发现骨折间加压可以促进愈合，而牵引和剪切运动将发生延迟愈合并导致假关节形成。骨折处成骨细胞聚集可提供骨折端足够的稳定性，有利于肉芽组织再血管化。重建脉管系统提供成骨细胞成活和发挥功能所必需的氧。成骨细胞对缺氧非常敏感，所以骨折处充分的稳定在骨折愈合早期非常重要。后期骨痂的坚固，过多的应力遮挡可以影响骨的愈合。因此，周期性负荷恢复对骨折愈合很重要。有研究指出80N静压力和80N压力附加40N的周期性负荷有利于骨折的愈合（图2-9-8）。

一期愈合与二期愈合的不同点在于以下几方面。

一期愈合是在骨折断端的间隙极为微小时，新生骨单位可由一个骨折端直接进入另一骨折端。

二期愈合的方式为间接性的，即在骨折端无接触或间隙较大的情况下，预先形成含成骨组织的肉芽组织和暂时性的骨痂，其后骨痂塑形。暂时性愈合转变为永久性愈合。

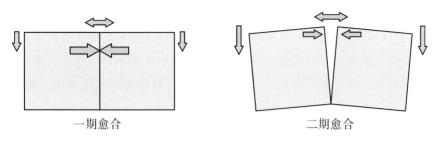

一期愈合   二期愈合

图 2-9-8　骨块间加压实现稳定性

预加压可以防止骨折块的移位,只要所加压力大于机体任一牵引力,即可实现绝对稳定,骨折间加压可以促进愈合

一期愈合的方式是直接的,没有肉芽组织的形成,直接由软骨内骨化完成骨愈合,以后很少需要塑形。在松质骨的线性骨折,当骨折断端稳定、对合好、无移位时,不附加机械性固定就能一期愈合。而大多数骨折,只有通过牢固的内固定才能达到一期愈合。

牢固的内固定在早期可以消除骨折断端的活动,抑制了骨膜骨痂的形成,但有利于原发反应性骨痂的形成,有利于骨髓循环通过骨折端,有利于骨髓成骨组织通过骨折端,保证了骨髓愈合,促进了骨皮质愈合或骨折的连接。

2.3.4　微动与骨折愈合

在微动的时机、频率及方向等方面,目前研究认为,早期控制性微动能促进骨折愈合,晚期(4 周)产生的微动易损伤骨折部位血管网,延迟骨折愈合;周期低频率的轴向方向上的微动对骨折愈合有利,一般认为微动的量以 1mm 左右为宜,超过 2mm 对骨折愈合有害。骨折块间剪切活动诱导软骨分化,于骨折间隙间形成假关节,是骨折延迟愈合和不愈合的重要原因之一。

微动应力还具有诱导间充质干细胞(MSC)分化的作用。李颖等人建立大鼠股骨骨折模型,用不同刚度的外固定支架予以固定,取骨痂组织,用 RT-qPCR 法检测 MSC 分化过程中发挥重要作用的 Runx2、Osterix 及 SOX9 转录表达水平,Western blot 法检测 Runx2、SOX9 蛋白的表达,并采用流式细胞术检测 MSC 的绝对数量,术后当天和 2 周后拍摄 X 线片测量骨痂生成量。实验结果显示,同一时间点低刚度组具有较高 Runx2、Osterix 及 SOX9 的表达水平及较多的 MSC 数目和骨痂生成量,表明微动可以通过影响骨折区 MSC 成骨、成软骨分化发挥促进骨愈合的作用。Chen 等人的一项体外研究显示,机械应力通过促进 AMPK-SIRT1 信号通路的激活发挥诱导人骨髓间充质干细胞向成骨分化的作用。研究人员将提取到的人骨髓来源 MSC 置于体外应力加载装置上,对其施加 5% 和 10% 的牵拉,检测成骨相关目标基因表达程度以及 AMPK-SIRT1 信号通路的活化程度。牵拉组和非牵拉组相比,成骨相关基因活化明显增强,AMPK-SIRT1 信号通路被激活。加入该通路的抑制剂后,牵拉促进成骨分化的作用消失。

循环力学负荷可增加细胞对氧的摄取。Witt等人将MSC置于纤维蛋白培养基中以模拟骨折血肿形成期细胞所处环境,然后对其加载循环力学负荷。研究人员通过分别测量加载前和加载后装置中心的氧分压来比较细胞氧转运速率。结果显示,加载循环力学负荷30min后,中心区域氧分压显著增加,为正常大气氧分压的(25.3±7.2)%。这表明在骨折愈合早期,骨折断端微动产生的循环力学负荷可以增加血肿区域细胞对氧的摄取,促进骨愈合。

按照Wolff定律,持续应力刺激是骨折愈合的重要促进因素。应用弹性固定材料固定符合生物力学原理,允许骨折断端存在一定量的力学刺激,有利于骨膜骨痂形成,促进骨愈合,而不损伤血管,使骨折端的固定维持在最低限度。但是微动对骨折的愈合促进作用是双面的。活动度太大,有发生肥大性关节的危险。若牢固固定,虽然可以实现没有骨痂的一期愈合,但是骨折端的应力遮挡又有发生再骨折的危险。有研究提示,骨折端固定强度适度(238～260Pa,不超过460Pa)的情况下,骨折端提供0.5～2mm的微动范围是安全的,每日施加30min以内,频率为0.5Hz的微动是有利于骨折愈合的。

2.3.5 内固定物的生物力学

骨折治疗的理念、理论一直影响脊柱、关节、运动医学等其他骨科亚专业学科的发展,引领骨科不断在思考中发展前进,先后产生了内固定研究协会(Association for the Study of Internal Fixation,AO)、生物成骨(biological osteosynthesis,BO)理论体系及治疗体系。

AO的四大原则是骨折的解剖复位;骨折端间的加压、坚强内固定;无创技术;早期无痛性功能锻炼。AO技术核心是骨折端间的加压固定,以增加骨折固定的稳定性,达到肢体早期活动的目的,通过骨折端间加压后的紧密接触,在有良好血运的情况下达到骨折一期愈合,对于复杂及关节内骨折取得优良的治疗效果。

但是为了达到坚强固定和解剖复位的目的,常以严重损伤骨的血液供应为代价,无创操作实际上是不可能的。并且随着AO技术的广泛应用,其弊端也愈发突出,常发生术后骨不连、感染、固定段骨质疏松和去固定后再骨折等并发症。随后以保护局部软组织及骨的血运为主的生物学固定BO观点应运而生,BO理念强调骨折治疗要重视骨的生物学特性,不破坏骨骼生长发育的正常生理环境。

拉力螺钉可产生极大的加压力(大于2500N),而且可以维持超过骨折愈合所需要的时间。但拉力螺钉的缺点是压力的力臂过小,不能对抗功能性应力,不能对抗弯曲应力、剪切应力,需要和钢板合用。同时缺乏对单次超负荷的耐受性,当螺钉螺纹松动时,其加压作用即丧失,如图2-9-9至图2-9-11。

四维骨愈合

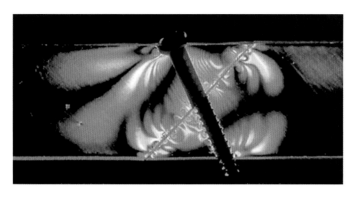

图 2 - 9 - 9　斜截骨光弹性模型

在该模型中,拉力螺钉可产生2500~3000N的压力。

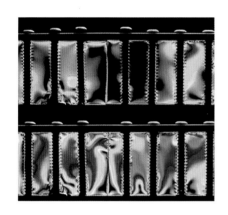

图 2 - 9 - 10　用直板压迫骨间

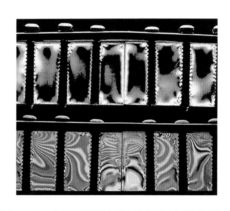

图 2 - 9 - 11　预弯曲钢板骨块之间的压缩

光弹性图像显示,当应力施加到板上时,在断裂端产生压力,压力沿着骨的长轴在骨内传递,且这种压力只对横向裂缝有效。使用直板时,只能在靠近板的骨皮质处产生压力。

通过预弯钢板可以实现对称压缩。当钢板放置在骨表面时,稍微弯曲的板的中心凸起。拧紧螺钉后,远端钢板对面的骨皮质也加压。

9.3.5.1　钢板生物力学原理

钢板通过保护、加压、张力带、桥接、支撑、复位工具6种不同方式发挥功能。对应有动力加压钢板、张力带接骨板、桥接钢板等。刚度较低的骨将减少钢板抗剪力的能力,骨质疏松和其他骨疾病可影响骨-钢板和骨-螺钉界面的骨再塑形,从而最终影响骨-钢板力学作用。骨折固定后力学由骨折近端经钢板向骨折远端传导,稳定性通过钢板与骨的摩擦阻力完成。骨折内固定过程中,在一定螺钉数量及分布的情况下,钢板过短、固定不牢,常导致内固定失败。研究表明,在恒定的弯曲力矩下,钢板越长,其发生的应变越小,且作用在螺钉上的应力也越小,粉碎骨折中损伤面积的增大,也可使应变减小。钢板的长度和螺钉的位置影响钢板和螺钉本身所受的应力。理想的钢板长度取决于钢板跨越率和钢板螺钉密度两个因素。钢板跨越率是钢板长度与骨折长度的比值;钢板螺钉密度是打入钢板的螺钉数与螺钉孔的比值。从经验上讲,目前我们认为钢板跨越率为6,钢板螺钉密度为50%比较合理。高钢板跨越率可减少钢板载荷,钢板工作长度较长能够依次减少螺钉的载荷,从而仅需要拧入较少的螺钉,保证了较低的钢板螺钉密度。

9.3.5.2　髓内钉生物力学原理

髓内钉和骨可形成一种复合结构,共同承担负荷。这种复合结构的机械特性由髓内钉的特性以及骨的质量和完整性决定。内植物位于骨干的中央,贴近骨干的轴线,可以最佳的抵抗弯力,其原理如下。

1.内夹板原理　髓内钉是放置髓腔内的长杆状物,其周边可与髓腔内壁四周直接接触,将力直接传达至骨的内壁,以制约骨折上下端的活动。尤其是髓内钉插入点通常从骨的一端进入,这一部分的髓内钉与骨组织紧紧地镶嵌,牢牢地制约骨的活动。在骨髓腔内最狭窄部分,髓内钉也与骨组织紧紧地镶嵌。这种方式的接触是直接地接触,内夹板也是直接地压在骨组织上,从而对骨折侧方移位的限制作用十分明显。带锁髓内钉依靠远端和近端的锁钉将碎骨块固定在一起,故称为髓内夹板(图2-9-12)。

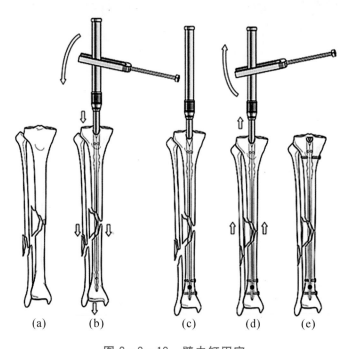

图2-9-12　髓内钉固定

(a)胫腓骨骨折;(b)髓内钉打入;(c)远端钉锁定;(d)
回敲复位减少骨折处间隙;(e)近端钉锁定。

2.轴心原理　坚强的髓内钉置于髓腔内的中轴线上,髓内钉作为骨的中轴,也就是说髓内钉的中轴和骨骼的中轴线刚好相重叠。如果髓内钉直径刚好和骨的髓腔内直径大小相近,可以说髓内钉作为小套筒,骨骼作为大套筒,故称为轴心套筒原理。无论外套筒断了多少段,只要内套筒是坚固和完整的,外套筒就维系在内套筒的外面,这就解释了髓内钉比钢板更优越的一点,可以有效固定多段骨折。对于粉碎性骨折的碎骨块,如果其周径大于内套筒的一半,就能有效地套在内套筒上不离开。在临床上我们发现一些大的骨折碎片,如果周径较大,只要大于髓内钉的半径,又恰好位于髓内钉的镶嵌部位,这种碎片仍能得到髓内钉的有效固定(图2-9-13)。

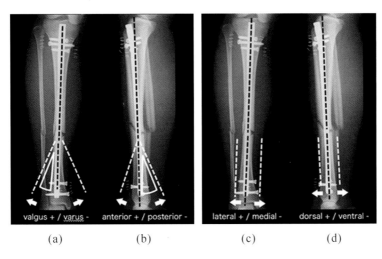

| (a) | (b) | (c) | (d) |

图2-9-13 测量术后力线的方法

(a)冠状面力线评估;(b)矢状面力线评估;(c)冠状面移位评估;(d)矢状面移位评估。

3.最长力臂原理 钢板受到本身长度及手术切口长度的限制,因此它的长度不可能超过髓内钉。从力学角度分析,力臂越长的杆件,受到的力越小;反之,力臂越短,受到的力越大。髓内钉较钢板的力臂要长得多,因此髓内钉上受到的力较钢板小得多,稳定性也好得多(图2-9-14)。

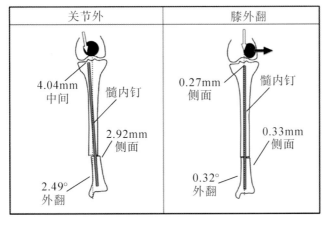

图2-9-14 髓内钉后的胫骨力线和进针点

带锁髓内钉技术由于采用闭合穿钉技术,手术中不打开骨折端的血肿,使其有利于骨折的愈合。髓内钉固定后保证了早期稳定,促进骨折处再血管化,闭合穿钉技术保留骨膜和髓外血液供应,进一步加速再血管化过程,最终达到骨愈合。与同开放复位坚强内固定不同,带锁髓内钉固定,尤其是动力型固定是一种弹性固定方式,允许骨折端有微小活动,对骨折端应力遮挡作用很小,是"BO"理念下的一种骨折固定方式,为骨样组织的继续分化和最终骨痂愈合过程中骨组织的完全再生提供了一个理想的力学环境。

(杨智伟)

第 10 章　影响骨愈合的力学与生物学因素

骨折愈合是一个全身因素和局部因素互相作用的复杂过程,受患者的个体生物因素、损伤类型特征及机械生物力学环境等多种因素共同影响,如高龄女性患者的骨折愈合情况就较差,骨折的某些特定的特征也会影响骨折的愈合。任何干扰使骨折愈合过程发生改变,都可导致延迟愈合或骨不连。为了建立一个系统方法以研究哪些因素起关键作用,有必要先将影响骨愈合的各种因素归类为力学、血液、局剖解剖和全身因素。

10.1　力学因素

骨折周围的生物力学环境同样影响着骨折的愈合过程,这主要受骨折的特征及固定技术的选择所造成的周围机械环境的左右。Perre 的断端应力假说指出骨折周围组织的修复是以骨折断端局部应力环境及周围组织应力的共同刺激下进行的。

力学稳定是骨折正常愈合的必要条件,尤其是在软组织存在广泛损伤或骨折处血液供应受损时。对机械力学稳定和骨折块间的活动在骨折愈合中作用的研究进展迅速。Pauwels 和 Urist 已经在组织形态学方面详细解释了骨折正常愈合和假关节的形成。骨内细胞能够感应它们所处的环境,从而很大程度上影响其生长和分化。因此,医生从这个角度出发选择合适的治疗方法至关重要。Parren 提出的骨折愈合的张力理论有助于理解这一概念。他认为,流体静力压能诱导多能间充质细胞形成软骨,剪切应力或张应力形成纤维,流体静力压和剪切力或张应力共同作用能形成纤维软骨。然而应该注意到,从机械力学角度来看愈合的"理想"环境尚未可知。更为困惑的是,骨折类型不同、部位不同,结果会不一样。

10.1.1　不稳定性固定的影响

继发于固定不稳的骨折块间的过度活动,也会影响骨折处血肿形成,阻止骨痂生长从而导致骨不连。临床上可见于股骨颈骨折,生物力学改变对其骨不连的发生起重要作用。Frangakis 注意到这对移位骨折尤其重要,在固定不佳的情况下,缺血坏死和骨不连发生率更高。从细胞水平上也可以观察到力学不稳定的后果。Page 等人以兔子的胫骨为模型研究力学稳定对骨折愈合过程中产生的结缔组织的影响,结果发现力学环境稳定的骨折 5～7 天内在整个骨膜表层形成了松质骨,伴随Ⅰ型胶原蛋白的产生。

相反,在力学环境不稳定的骨折中,松质骨在远离骨折间隙处形成,伴随大量Ⅱ

型胶原蛋白(软骨形成的标志)产生。在软骨内骨化过程中,Ⅱ型胶原蛋白逐渐由Ⅰ型胶原蛋白取代。Hankemeier等人证实,不稳定力学环境中软骨推迟形成可能与巨噬细胞表达发生改变有关。Claes等人预测,骨痂组织分化时的差异可能是由于局部血管化时的差异导致。

Geris等人已建立了生物力学因素调节模型,研究生物学和力学因素的影响。这些模型有助于我们进一步理解机械力学与血管形成在骨折愈合过程中的相互关系,也很好地支持了关于骨生成和血管形成之间关系的实验研究结果。

10.1.2　力学上过渡稳定的影响因素

骨板固定断骨是目前成熟且应用广泛的骨折治疗方案。骨板固定断骨时必须保证骨折解剖复位的稳定性,同时还要使断骨承受合适的应力促使骨愈合。

在骨骼内固定系统中,随着骨愈合的进程,断骨刚度会随着骨痂弹性模量的增长而增大,这种刚度的变化会造成系统中各部分受力状况发生变化。如果采用刚度过大的骨板进行骨折内固定,其产生的应力分流现象可能会使骨板分担断骨本应承担的应力,从而导致已形成骨的强度明显下降,在愈合后期取出骨板后,容易造成再次骨折的发生。因此,探究骨愈合过程中骨折内固定系统的力学适应性与规律,设计具有合理刚度变化的骨板,以保证骨板有效复位的同时,还可以降低应力遮挡效应。

10.1.3　合适的稳定定度

在骨科领域经常涉及稳定的概念,何为稳定? 何为绝对稳定? 何为相对稳定? 目前有许多骨科医生按 AO 原则有关内容理解稳定,认为力加压接骨板(dynamic comperss plate,DCP)的固定是绝对的稳定,髓内针以及外固定架固定的稳定是相对的稳定,稳定是一种状态,而 DCP、髓内针及外固定架只是一种固定形式,形式怎么能充当状态呢? 举一个例子说,外固定架的稳定性与固定针的多少密切相关,4 根针固定的是相对稳定,那么 400 根针固定的也是相对稳定? 400 根针固定成人是相对稳定,固定新生儿也是相对稳定? 显然这说法是非常错误,但并不是说 AO 原则错了,AO 原则只是在说明相关问题时举一个形式的例子而已,并不是对稳定进行的定义,被人们误解了。

其实关于稳定与平衡有两个方面,一种是关于刚体的稳定与平衡问题,另一种是关于变形体的稳定与平衡问题,我们先聊一聊刚体的稳定与平衡。

在理论力学中,刚体是指在运动中和受力作用后,其形状和大小不变、内部各点的相对位置也不变的物体。实际上,刚体只是一种理想化的模型,绝对刚体是不存在的,因为任何物体在受力作用后,都或多或少地变形,如果变形的程度相对于物体本身几何尺寸来说极为微小,就可以忽略不计看作是刚体。理论力学上平衡是指两个或两个以上的力作用于一个物体上,其合外力或合力矩为零,物体达到平衡后将处于相对的静止状态,这种状态称为平衡状态或平衡态,物体达到平衡后所处的相对空间位置称之为平衡点,如果受到外力干扰后合外力不为零则失去平衡,偏离平衡点。稳定是指保持物体初始状态不变的状态,这种状态称为稳定状态或稳定态,其状态参数不随时间而变化,如果受到外力干扰后,系统的初始状态改变,则稳定态消失称为失稳。一种稳定态的稳定程度称之为稳定度,导致失稳所用干扰外应力值越大稳定度越高、稳定性越不容易被破坏。平衡与稳定是既有区别又有联系的概念,平衡强调的是合外力为零,也就是相对静止的状态;稳定强调的是初始状态不变,始终如一的相对静止,是常见的一种稳定态。始终如一的运动趋势也是一种稳定态,如角加速度一定的圆周运动。

骨质一般比较坚硬,变形的程度相对于本身几何尺寸来说极为微小,可以忽略不计看作是刚体,两部分的简单骨折骨折端的活动可以看做是两个刚体的相对运动。所谓的简单骨折端的稳定就是骨折远、近端始终如一地处于相对静止状态,如果远、近折端相对静止关系被破坏,出现了骨折端的相对运动也就是骨折端失稳。

按稳定条件可将稳定分为静态稳定与动态稳定。稳定条件不发生任何变化的稳定称为静态稳定。其实,稳定容易受到其他因素的干扰,如果一个干扰外力出现的同时没有出现一个等量相反的对抗因素,则物体的稳定状态将被破坏。相反,如果一个干扰外力出现的同时,又出现一个等量相反的对抗力量,则该物体的稳定状态将不被破坏,这种稳定条件不断发生变化的稳定称为动态稳定,具有这样的能力的力学系统称为动态稳定系统。骨折固定后受力条件是不断变化的,所以骨折固定系统是典型的动态稳定系统。

根据稳定能力可以将稳定分为相对稳定与绝对稳定。所谓的绝对稳定是指不论干扰条件如何变化,系统始终处于相对静止状态,只要相对静止关系出现一丝一毫的变化就是失稳。顾名思义,相对稳定是指相对静止关系可以出现变化,但必须相对于某个标准而言,如变形体的稳定就其相对静止关系不断变化的,在后面将详细讲解。刚体的稳定是绝对的,要么就是绝对的相对静止,要么就是失稳。严格意义上说世界上绝对的稳定是不存在,只是在一定范围内存在,处于稳定状态下的物体,受到外界较小干扰时,其稳定状态仍能保持,当受到外界较大干扰时将失去稳定性。不同的动态稳定系统保持动态稳定的能力各异,有的动态稳定系统的抗外力干扰能力强,有的动态稳定系统抗外力干扰能力弱,只能承受较小外力干扰,系统能够对抗外界干扰的最高应力的值是稳定与失稳的临界点,也称为稳定点。稳定点越高,系统的稳定度也就越高。

简单骨折接近于两个刚体的关系,稳定要求很高,要求绝对的稳定。骨折固定后就形成了动态稳定系统,骨折固定的越牢固其稳定度越高,骨折越不容易失稳;骨折固定的越不牢固其稳定点越低,越容易失稳。严格意义上来说,简单骨折是不存在相对稳定状态的,要么稳定,要么失稳。

所谓的变形体,是相对刚体而言的,是指其受力形变比较明显,不能忽略不计的固体材料的总称,其中一些材料在除去外力后还能恢复原状的材料称为弹性体,而一些材料在去除外力后产生形变不能恢复原来形状的材料称为塑性体。变形体形状是可变的,与刚体形状不可变是不同的,刚体只要不是相对静止关系,产生运动就看做是失稳,那么变形体产生形变运动是常态。变形体的稳定标准是只要按自己的形变规律进行应变就是稳定的,打破这种形变规律的一切形变都是失稳。如果材料正常应变时达到了应变极限而突然的断裂就将失去稳定,这种失稳在力学上称为第二类稳定问题,也称为极值点失稳(图2-10-1)。

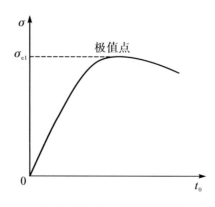

图 2-10-1　极值点失稳

另一种情况,材料正常应变时受到某些因素的干扰,由一种应变突然过渡到其他形式的应变,这种失稳在力学上称为第一类稳定问题,也称为分支点失稳(图2-10-2)。如桥梁的柱子正常情况下受到轴向的压力,材料承受压力的能力最强,一般能承受很大的载荷,但现实中这种纯受压力的情况并不存在,而是存在一些其他外力的干扰,在其他外力的干扰下材料很容易从压缩应变过渡到弯曲应变,从而导致桥梁的毁损。

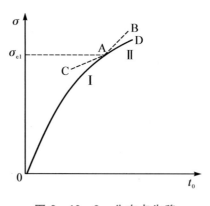

图 2-10-2　分支点失稳

骨科临床上用于固定骨折的金属内植物以及骨折端的血肿都是变形体,符合变形体的稳定标准。

在骨愈合早期,变形体的形态在外力作用下,将时刻发生变化,绝对的稳定是不存在的,但相对的稳定是存在的。所谓相对的稳定,就是始终按一定的变化规律进行变化,这就是相对稳定状态,如果变化规律突然发生变化就将失去稳定而进入失稳状态。临床上粉碎性骨折无法进行精确对位,折端间将存在大量的血肿填充间隙,故从材料学上分析粉碎段的材质与正常骨质不同,为质地相对柔软的变形体,在外力的变化下其形态将发生变化,故只能按相对稳定标准考虑其稳定问题。

10.2 血液供应因素

保证骨折部位有充足的血液供应被认为是最重要的因素,这种情况可见于腕舟骨近端骨折。因为舟骨血管分布的特殊性,此处骨折比舟骨其他部位骨不连的发生率高。同样,股骨头和距骨脆弱的血液供应系统也容易在伤后发生愈合障碍和骨不连。

创伤的性质和程度对骨折愈合能力也有明显影响,因为可能会有粉碎骨块,减少了骨折处的血液供应。粉碎的骨折块还表明软组织有严重损伤,骨骼受伤最重的部位通常也是软组织损伤最重的部位。在剪切力的作用下,骨膜营养血管单位与周围肌肉组织分离,使骨折块的血液供应中断。这会反过来诱发血管增生障碍和细胞反应障碍,从而导致骨愈合障碍。根据 Hierner 和 Wood 的说法,这种情况在胫骨最常见,因为胫骨骨折总伴有严重的软组织损伤。开放性创伤时情况会更加严重,骨骼的暴露和软组织的干瘪使坏死组织增多,增加了后续感染的危险性。手术的额外打击对愈合能力会进一步损害。当前医学界对微创接骨术和软组织保护技术表现出了浓厚兴趣,反映了对以上问题的担忧。现行的技术和内植物确实为医生遵循"骨折生物学"原则提供了保障。

骨膜血液供应在骨折愈合中的重要性已得到证实。Reed 等人已证实,骨折修复早期血管反应紊乱可能导致骨不连。大量研究结果表明,血管内皮生长因子在为骨再生创造良好环境过程中起着关键性作用。缺氧诱导因子-1α 通道在骨折修复过程中对血管再生起着重要调节作用。数字模型已经能够确定血管再生在骨折正常愈合中的重要作用。

10.3 局部解剖因素

10.3.1 骨折端分离移位

骨折接触不良可导致愈合障碍。Frangakis 报道 76 例股骨颈骨折内固定术后,骨不连率为 20%,发现骨折移位越严重,就越容易发展成骨不连。Nilsson 等人在研究了 138 例股骨颈骨折患者后也发现,骨不连和股骨头部分坏死塌陷很大程度上是由骨折端移位所致的。

减少骨折间隙以增加骨端接触,从而可减少需要修复组织的总量。如果创伤导致软组织剥脱,此时缩短骨折间隙尤为重要,因为修复过程中的生物环境已经破坏。多段骨折明显影响骨折愈合,可能是由于这些创伤多数情况下是由高能量直接损伤造成,且常伴有严重的软组织和血管损伤。这种情况常常出现在胫骨多段骨折病例中,尤其是在胫骨远端。Romments 等人在对 40 例患者的术后并发症进行回顾性研究后强调了这点,指出 29% 的胫骨远端骨折患者会发生骨折愈合障碍。股骨多段骨折骨不连相对较少,可能与良好的软组织覆盖和血液供给有关。

10.3.2　软组织嵌顿

软组织嵌顿是指肌肉、筋膜、肌腱和神经等嵌于骨折块间,成为阻碍修复的物理屏障。闭合复位后骨折块不能解剖对位时,应怀疑有软组织嵌顿。此时应切开复位移除嵌顿组织以利于骨折复位。

10.3.3　感染

开放性骨折可能对骨折愈合的生物学环境造成灾难性影响。开放性创伤不仅可能伴有大面积软组织损伤、血液供应障碍和粉碎性骨折,而且骨折处可能发生的感染会使情况更加复杂。Malik 等人采用逻辑回归分析方法分析了 214 例长骨骨折患者,研究接受髓内钉固定后影响感染率和不愈合率的因素。他们发现,开放性骨折深部感染的发生率是闭合性骨折的 3 倍。此外,髓内钉固定时显露骨折端与骨不连的发生率明显相关。骨折愈合过程中,来自骨髓、骨膜和周围软组织中的细胞募集并激活。如果骨折端感染,上述细胞会终止其主要的修复任务而去封闭和消除感染。感染也会造成骨坏死、组织水肿和血管血栓,从而使情况进一步恶化。如何根除感染是一个复杂的外科难题。Toh 和 Jupiter 治疗了 37 例胫骨感染性骨不连患者,治疗后随访平均 61 个月,对患者情况进行评估,有 35 例患者感染根治后骨折愈合。这些结果充分证明,胫骨的感染性骨不连是慢性的难治性疾病,对医生和患者都是一种长期考验。

10.4　全身因素

10.4.1　年龄

年龄增长会明显影响骨愈合。婴儿期骨愈合最快,随着年龄增长骨骼逐渐成熟,愈合速度逐渐减慢。当骨骼发育成熟后,骨折修复的能力不会随着年龄增长而急剧下降。儿童骨愈合能力强大的主要原因是其富含软骨祖细胞和骨祖细胞。骨膜是软骨祖细胞的另一重要来源,而软骨祖细胞与修复过程中软骨-骨痂形成有关。O'Driscoll 等人研究了骨膜的软骨形成能力与年龄的关系,实验数据证明,骨膜的软骨形成能力随着年龄增长而下降(图 2-10-3)。分子信号差异与老年人更易发生骨折延迟愈合也可能有关。Meyer 等人推测,老年人骨折延迟愈合可能与 mRNA 的基因表达改变有关。

10.4.2　营养

长骨损伤患者会发生代谢亢进反应,伴有氮硫和磷含量明显下降。为了满足代谢需要,患者一天需摄取的能量为 6kcal,大约是正常成人摄取量的 3 倍。如果营养供给不足,愈合过程会受到负面影响。Koval 等人证实,骨科的患者中营养不良现象普遍存在。蛋白质缺乏不仅会影响患者的功能恢复,还直接影响骨折处骨痂组织的形成。骨折后立即采取饮食疗法,可扭转因蛋白质缺乏对愈合造成的不利影响。除了蛋白质,其他几种营养素对骨折修复也很重要。通过开展随机双盲对照研究,Doettsch 等人证实了补充钙和维生素 D 对修复过程的重要性。

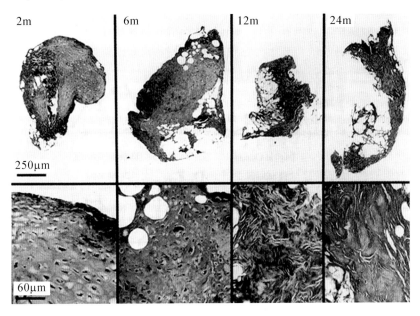

图 2-10-3　6 月龄、12 月龄和 24 月龄的兔子骨膜显微照片

透明软骨(橘黄色)在 2 月龄和 6 月龄的骨膜上均可看到,但月龄再大的兔子便极少出现,提示骨膜形成软骨的能力随年龄增长而下降。

10.4.3　糖尿病

1 型糖尿病与多种系统并发症有关,包括骨折延迟愈合。有学者研究了糖尿病患者调控骨形成缺陷的分子机制。通过动物模型,他们发现糖尿病患者骨钙素、Cb-fal 转录因子和 Runx-2 的表达均减少。以上结果表明,糖尿病动物不能足量表达调节成骨细胞分化的基因达到正常成骨。

10.4.4　库欣综合征

骨质疏松是库欣综合征患者常见的一种并发症。过量的糖皮质激素生成会抑制骨形成,直接或间接加速骨吸收。骨量丢失的过程分为 2 个阶段,第一阶段发生在最初的几个月,会有近 12% 的骨快速丢失;第二阶段减缓为每年丢失 2%～5%。这些患者骨小梁丢失发生率很高,易出现因椎体塌陷和病理骨折产生的脊柱后凸畸形。此外,Kaplan 等人还发现这些患者股骨骨折、髋部骨折和尺桡骨干双骨折的发生率较高,并最终发展成骨不连。关于皮质类固醇对骨骼质量的影响已有详细阐述,它能够诱发成骨细胞凋亡、骨细胞凋亡、抑制成骨细胞形成,最终导致骨质疏松。考虑到以上因素,皮质类固醇对骨折愈合有不利影响也就不足为奇,且动物实验已经表明皮质类固醇对骨折愈合存在不利影响。

10.4.5 甲状腺功能减退

甲状腺功能减退患者骨折的危险相对较大。Vestergard 等人对 408 位患甲状腺功能减退的患者进行研究发现，与年龄相似和性别相同的正常人相比，50 岁以上的患者前臂骨折的概率要高出近 2 倍。然而，这种增高仅发生于一段时期，大约在患者确诊甲状腺功能减退的最初 2 年内。除了易致骨折外，Urabe 等人证实，甲状腺激素含量降低还对骨折愈合存在不利影响。

10.4.6 非类固醇类抗炎药

非类固醇抗炎药是治疗关节炎、痛经和头痛最常用的处方药。它们能够抑制环氧化酶（环氧化酶-1 和环氧化酶-2），因此会降低前列腺素的合成。这对抗炎有积极的作用，但对胃肠道有明显的不良反应，如消化不良、腹痛，甚至有时造成胃或十二指肠穿孔、出血，所以其使用受到限制。随后，发明了特异性环氧化酶-2 抑制剂，能够选择性抑制诱导前列腺素的合成，不抑制胃黏膜前列腺素的合成，因此没有上述胃肠道不良反应。

由于骨折愈合的早期阶段事实上是个炎症过程，抑制炎症反应的介质（前列腺素）会影响愈合过程。目前已经确认，前列腺素能够调控 BMP-2 和 BMP-7 的表达。尽管实验数据证明环氧化酶-2 对骨骼修复起着重要作用，但尚未开展针对患者的随机对照前瞻研究。

10.4.7 化学疗法

化疗药物具有抗增殖和抗血管增生的作用，能够影响骨痂组织的形成和骨折愈合。在动物实验中通过使用多柔比星、环磷酰胺、阿霉素和甲氨蝶呤，已经证实这一点。

10.4.8 双磷酸盐

双磷酸盐能够阻止破骨细胞活动，从而抑制骨吸收，以降低骨质疏松导致的骨折风险，广泛用于治疗骨质疏松症、变形性骨炎、恶性肿瘤骨转移引起的高钙血症和骨痛症等，特别是"以骨量减少和骨结构破坏为特征而导致骨脆性和骨折率增加"的骨质疏松症。最近很多人开始关注双磷酸盐对骨骼修复可能存在的积极作用。实验研究表明，长期服用阿仑磷酸盐治疗能够延迟修复过程，但是不会影响骨折处的力学完整性。有人担心抑制骨的重塑可能最终产生脆弱疏松的骨骼，易致低能量骨折。最近文献报道的长期服用双磷酸盐可致不典型股骨近端骨干骨折已引起广泛关注，双磷酸盐对骨重塑的消极影响似乎已超过其积极影响。

10.4.9 吸烟

吸烟对骨形成和骨修复有负面影响。许多研究阐释了吸烟对足、踝、脊柱类外科

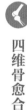

手术的不利影响。吸烟造成的影响主要是因血管收缩、激活血小板而引起的,还有尼古丁的积累特性、一氧化碳导致缺氧、HCN 抑制代谢过程中的氧化反应。绝经后吸烟的女性常有骨骨皮质量丢失增加和椎体骨质疏松现象,她们发生骨折的几率比不吸烟的人群高 2~6 倍。Harvey 等人报道了吸烟对开放性胫骨干骨折愈合的不利影响,吸烟患者愈合时间更长,出现并发症的机率明显增高。动物实验研究表明,吸烟会影响骨细胞参与修复和重塑过程的能力。目前尚不清楚吸烟对骨折愈合的不利影响是否可逆。虽然没有达成共识,但骨折和骨不连术后的 6 周内建议戒烟。

10.4.10　其他因素

许多患者相关的因素影响着骨折愈合,如高龄女性患者的骨折愈合情况就较差,发生骨不连风险也更高。相关的分析研究指出,高龄女性雌激素水平下降以及整体体育活动水平的减低是造成这一趋势的重要原因。因此认为代谢功能和内分泌水平的异常是骨不连发生的重要病因。近期一项研究指出,经内分泌医生对无确切病因的骨不连患者评价之后,发现有 83% 的患者既往存在未经诊断的代谢或是内分泌的异常。

骨折的某些特定特征也会影响骨愈合。开放性骨折或是闭合性骨折进行切开复位内固定时对于软组织覆盖的破坏也会增加骨不连发生的风险。开放性骨折中,由于骨折部位骨膜的大量剥离及软组织的破坏,随骨折粉碎程度的上升骨不连风险增加。另外,清创后,或者复位固定后骨折间隙的存在也是骨不连的危险因素,但骨不连是否发生还要考虑骨折的具体类型(如简单骨折或粉碎性骨折)及固定的牢固程度(加压固定、髓内钉固定、桥接固定或是外固定架的使用)。

骨折周围的生物力学环境同样影响着骨折的愈合过程,这主要受骨折的特征及固定技术的选择所造成的周围机械环境影响。Perren 教授的断端应力假说指出,骨折周围组织的修复是在骨折断端局部应力环境及周围组织应力的共同刺激下进行的。根据这一理论,我们可以推出当简单骨折不进行断端加压固定时,其骨不连发生风险会比骨折断端高应力环境更高。此外,一些技术性因素同样影响骨折愈合,有报道指出扩髓股骨髓内钉术后,骨折愈合比例比非扩髓股骨髓内钉更高。

（王　阳）

第 11 章　骨愈合临床诊断标准

判断骨折是否愈合是临床诊疗的常规,极大地影响着我们后续的治疗方案,如患者是否可以进行负重训练,何时可以拆除钢板等内固定物,以及是否需要对骨折延迟愈合或是骨不连进行相关手术干预。目前,骨科医生不仅对于骨折延迟愈合或是骨不连的时间范围存在争议,对于骨折是否愈合的影像学标准及临床标准尚无统一意见。回顾文献可以发现临床研究的系统评价会通过多个方面去判断骨折是否愈合,同样,一些临床试验也缺乏客观的影像学或是临床评价系统去判断骨折是否愈合,使得骨折愈合变成了一个相对模糊的概念。有关骨愈合临床诊断标准的研究主要围绕着诊断工具的改进出现了一定进展,我们将按照不同应用原理的评价系统的有关标准分别进行介绍。

11.1　影像学评价标准

目前进行骨折愈合评价所采用的影像学工具大致可分为四类。

11.1.1　X 线片

目前应用最广的骨折或是骨折愈合评价方式仍然是 X 线片。一来骨科的临床医生对 X 线片非常熟悉,二是这一技术在各级医院广泛使用、价格廉价以及射线量相对较低,使得这一影像学工具倍受青睐。不过,当我们用其来判断骨折是愈合或是判断骨折愈合到哪一阶段时,X 线片所提供的影像并不十分可靠或是精确。在近期的一项研究中,研究人员对胫骨干骨折采用髓内钉治疗的 X 线片进行回顾,3 个相互不知的专家对术后 3 个月的 X 线片进行判断,结果显示这些专家诊断的准确性只有 62%～74%,X 线片的敏感性和特异性分别为 62% 和 77%。有两个关于骨折愈合的 X 线评分系统,分别是髋部骨折愈合 X 线评分与胫骨骨折愈合 X 线评分,外科医生或是影像科专家采用这两个评分系统对骨折愈合进行评价时一致性较高。在发现了既往的 X 线评分系统的不足之后,研究人员认为通过采用这些新的评分系统时,通过正、侧位片上连续骨皮质的数量判断骨折愈合的可靠性更高。

髋部骨折愈合 X 线评分要求临床医生在阅片后首先进行骨折是否完全愈合的评价,之后,临床医生在根据骨折愈合 X 线评分[如髋关节影像学愈合评分(radiographic union score for hip,RUSH)]上的条目进行骨皮质桥接长度、骨折线骨皮质上可见度、骨小梁矿化程度以及骨小梁骨折线是否消失等项目的评价。骨皮质连续性的评价要在正位片及侧位片两个轴向上进行。通过各个条目上项目得分的累加,RUSH 评分为 10 分(未见愈合)到 30 分(完全愈合)(表 2-11-1)。

表 2 - 11 - 1　RUSH 评分表

第一部分:整体印象			
根据患者整体印象,骨折愈合了吗?		是	否

第二部分:RUSH 评分

1.皮质指数-桥接			
皮质	没有皮质桥接 (1分)	部分皮质桥接 (2分)	完全皮质桥接 (3分)	总分 (4~12分)
前方皮质				
后方皮质				
内侧皮质				
外侧皮质				
总体评分				

2.皮质指数-骨折线消失			
皮质	骨折线完全可见 (1分)	有骨折线存在的证据 (2分)	没有骨折线存在的证据 (3分)	总分 (4~12分)
前方皮质				
后方皮质				
内侧皮质				
外侧皮质				
总体评分				

3.骨小梁指数-连接			
	没有连接 (1分)	部分连接 (2分)	完全连接 (3分)	总分 (1~3分)
连接的数量				

4.骨小梁指数-骨折线消失			
	骨折线完全可见 (1分)	有骨折线存在的证据 (2分)	没有骨折线存在的证据 (3分)	总分 (1~3分)
骨折线				

RUSH 总分 (10~30分)			
骨痂质量			
1.没有(没有可见的骨痂形成)			
2.少量骨痂(有少量骨折处桥接的证据)			
3.中量骨痂(有明确骨折处桥接的证据)			
4.大量骨痂(有骨折处桥接的明显证据)			
影像学的质量			
1.影像学检查的质量您是否能接受?		是	否
2.影像学健侧的质量是否影响您的评估?		是	否
3.内固定的植入/位置是否影响您对骨折的评估?		是	否

研究人员指出,阅片时影像科医生与临床医生有时存在分歧,两者对于术后 0～3 个月患者的 X 线 RUSH 评分一致性更高,而半年或者术后更久的 X 线 RUSH 评分则出现较多分歧。这一现象在股骨颈骨折和转子间骨折的患者中皆有体现,观察者间一致性非常高(ICC≥0.85)。

骨折愈合 X 线评分是根据前后位和侧位 X 线上 4 个骨皮质上是否有骨痂形成及骨折线是否清晰进行。最低分 4 分意味着骨折未见愈合,最高分 12 分为骨折已愈合。RUST 评分的观察者间一致性也较高(ICC≥0.8)。

有学者对 RUST 评分进行改良(即改良 RUST 评分,mRUST)用以评价股骨远端骨折是否愈合。mRUST 评分系统对骨骨皮质痂的评价更进一步细化,其中"1 分"代表"未见骨痂形成";"2 分"代表"骨痂形成";"3 分"代表"桥接骨痂形成";"4 分"代表"骨痂重塑,骨折线不明显"。与 RUST 评分类似,mRUST 评分系统也是在前后位及侧位 X 线平片上进行 4 个骨皮质的评价,最低分 4 分,最高分 16 分。该项研究的结果指出,使用髓内钉治疗的骨折术后 X 线片的 mRUST 评分稍高(总体 ICC＝0.53;髓内钉:0.58versus;钢板:0.51)。

骨折愈合与否同样也根据观察者对平片评价后所给出的 RUST 评分及 mRUST 评分所占比例而定。

RUST 评分应用于临床实践以后,有研究便对其进行骨不连评价的可靠性和有效性进行评估。2014 年,Ali 等人认为 RUST 评分在评估骨不连时是一个非常可靠的方式,能够提高医护对于骨不连的认知。在其研究中,骨科医生和影像科医生分别独立对 65 例简单胫骨干骨折患者的 X 线片进行 RUST 评分,患者身份信息及骨折时间等信息皆保密(由统计医生保管),组内等级相关系数的 95％置信区间反映骨科医生与影像科医生意见一致性是否具有统计学差异。这个研究得出的这一结论,以及之后可重复的结果,充分说明 RUST 评价系统可有效评估骨折愈合所处的阶段,同时对于预测骨折能否愈合或是发生骨不连也有一定的意义。虽然上述的这两个评分系统拥有较高的应用价值,但是我们目前仍缺乏判断骨折愈合的"金标准",故而限制了这两个评分系统用于预测骨折愈合的有效性。综上,我们需要更大规模更多患者数量的临床研究来比较 RUST 评分系统或是 RUSH 评分系统与其他骨折愈合评价方式的信度和效度。

11.1.2　计算机断层扫描

计算机断层扫描即我们通常所称的 CT 扫描,在评估骨折愈合及骨折线清晰度上明显优于 X 线片。有研究指出,虽然 CT 扫描在发现骨不连的敏感性上可接近 100％,但其特异性却只有 62％。CT 扫描与 X 线平片在判断骨折愈合的差异主要在于判定采用绝对坚强固定处理的骨折上,绝对坚强固定时骨痂较少形成,故而前文所提的通过前后位及侧位骨痂判定的方式就不适用了。而 CT 扫描也有其判断骨折愈合的不足,例如内固定治疗后 CT 扫描易于出现硬化伪影,通过一些技术手段可以减少这些伪影的出现,但终究不是消除,分辨率依然影响着我们对于金属内植物材料周围骨折愈合情况的判断。此外，虽然有证据显示CT扫描在判断骨折愈合的精确度更高，但其高花费、高射线量依然限制着CT扫描在判断骨折愈合的广泛应用。

11.1.3　新技术虚拟应力测试

新技术虚拟应力测试(virtualstress testing，VST)是一项以CT扫描为基础的有限元分析法，可显著提高CT扫描的图形分辨率。该技术之前应用于判断骨折风险，后来研究人员发现也可以通过其来评估骨折愈合。在一项大型虚拟应力测试临床研究中，研究人员发现复杂胫骨骨折采用环形外固定架进行治疗后，在外固定架拆除后，其再骨折、骨折畸形愈合或是二次手术的风险明显更高。这项研究同时分析了66例患者在拆除环形外固定架前2~4周的CT扫描影像，他们准确地通过CT扫描的虚拟应力测试技术预测了9例拆除环形架后的并发症，而这66例患者出现并发症为11例。这一结果是喜人的，今后我们需要更多更大的前瞻性研究来评价这一技术的有效性并对其进行推广。

11.1.4　超声波技术

超声波技术并不能渗透那么深去看到骨皮质，但有证据表明通过超声波技术可在X线片出现改变之前发现骨痂的形成。一项大型研究指出超声波技术能够准确预测骨折愈合，所需时间也比X线片要短，其阳性预测率为97%，敏感度为100%。超声波在判断骨折愈合也比传统X线片要早(超声6.5周，X线片19周)。此外，超声波设备价格低廉、无创且无射线暴露，但其对于设备操作者经验要求较高。随着超声波技术的不断进步，我们相信它的缺点会被一点点改善，未来还需要进一步的前瞻性研究来评价其效能。

11.1.5　^{18}F PET - MRI

^{18}F PET - MRI技术是结合了核磁对于软组织显像的优越性以及PET的代谢示踪剂摄取率的半定量特性，^{18}F PET - MRI技术在评估骨折愈合方面有着非凡的优势。2015年，Crönlein等人发表的一篇文章就指出PET - MR技术在判断下肢骨折术后的早期应力反应方面，明显优于单独使用传统的X线片、CT扫描抑或是MRI。基于细胞代谢的影像学检查进行骨折延迟愈合的评价可能是更为直接的生物学活性检查，通常能够显著缩短诊断所需时间。目前PET - MR技术因其价格问题主要应用于临床研究领域，不过早期的一些研究已经证实这一影像学显像方式是目前骨科影像领域分辨率最高的检查。

11.2　生物力学评价标准

骨折在采用内植物治疗时，判断其整体稳定性并调节其强度是骨科医生常规要做的方面，而这些并不是单单通过影像学检查就能做到的，此时我们更需要进行生物力学性能的测试。骨折后愈合过程中骨的刚硬强直改变要从早期的骨痂形成延续到最终的骨折愈合，这一概念正是我们进行生物力学检查的基础。目前生物力学检查不能广泛应用于临床，主要是由于内固定材料对于骨本身力学性能的干扰无法区分。

11.2.1　刚度测试

刚度测试可分为直接与间接的刚度测试。直接测试为穿骨折线的位移角通过X线片测量，或是通过某一应力负载下四点折弯所形成的角度进行分析得出。间接测试所测试的应力为通过外固定装置上应力测量器进行读数检测。直接应力测试假设折弯时所形成的偏移角度与骨折稳定时的应力成反比。为精确分析，这一检测方式只能应用于未使用内固定材料或石膏固定的情况下。对于非手术治疗后的胫骨骨折愈合判断，当伤后刚度达到每度7Nm时，我们即认为其愈合。胫骨干骨折采用外固定架治疗可通过非直接测试技术进行生物力学检查，每度15Nm时我们即可认为其发生再骨折，这一预测效力要高于X线片的判断（$P=0.02$），同时缩短至负重所需时间。

11.2.2　震动检查

震动检查是一种无创、无痛的生物力学评估方式，主要通过采用共振频率或电脑声测仪来评估骨折的生物力学性能。共振频率分析的提出是基于一个物体，例如横梁的固有频率与其刚度之间存在直接相关性这一原则，当我们把长骨看作横梁时，这一原则也可应用于骨科的分析当中。早期的部分研究指出测试在体骨的杨氏弹性模量可用以评估骨量，之后有研究就提出骨折愈合过程中骨的共振频率也在发生变化，更进一步的研究发现，共振频率与胫骨弯曲刚度、骨折愈合时间以及扭转刚度明显相关。尽管这是一种相对定量的方式来评估骨折的愈合过程，但共振频率分析并不能有效鉴别骨折愈合与骨折采用髓内钉固定时所产生的固有稳定性，其应用于骨折愈合评价仍有一定限制。

11.2.3　电阻抗性能检测

电阻抗性能检测（electrical impedance spectroscopy，EIS）是基于导电物质的电特性来评估物质属性的一种简便有效方法。细胞内外离子具有导电性能，相当于电路元件中的电阻，细胞膜的双层脂质则相当于电容装置，在骨愈合过程中，由于不同组织细胞内外基质与细胞膜的比例不同，组织成分不断改变导致了骨再生区域电阻性和电容性也随之改变，因此电阻抗性能检测可以评估骨折早期纤维组织转化及软骨细胞的增生、骨化等X线不可见的变化。实验发现，从接骨术后的第2周开始，成骨区域总阻抗与骨最大弯曲应力同步增加，在第6周同时达到峰值，此后保持不变。因此，观察总阻抗变化规律能间接判断骨愈合进展。体外实验研究证明，进一步计算矫正后内固定金属元件等将不会影响电阻抗检测结果。上述实验是以外固定支架原有钢针作为电极，相对于环绕电极来说，对复杂组织结构的分析误差更大，并且采用单纯内固定的肢体还无法进行无创电阻抗性能检测。

11.2.4　超声定量分析

有研究通过超声在骨折不同愈合阶段的传播深度来评价超声定量分析作为判断骨折愈合的有效性。在1994年的一项研究中,研究人员将两个超声换能器置于经外固定架处理的胫骨两端,通过对不同的振动反应与超声传播的计算机分析来判断骨折是否延迟愈合,其敏感性要比X线片更早。这一技术被逐渐发展,精确度逐渐上升,有报道指出通过超声传播深度可以精确探测到模拟制造的骨缝,用于在体骨折也取得相似的结果。所描述的超声控制提供了关于骨组织的形态学方面和生物状态的信息,但它们只允许间接评估其机械强度。此外,在评估正在治疗的骨骼节段的稳定性时,往往很难选择正确的时机来去除固定装置。

研究人员认为,这一技术在多种模型上实现了骨折的甄别,包括各类简单临床骨折模型(排除软组织损伤所带来的干扰)。软组织的覆盖对于显像势必造成影响,但与其他类型的监测骨折愈合情况的生物力学方式相比,定量超声技术费用较低、安全性更高、可操作性更高。即便如此,目前骨科领域仍缺乏大规模的关于超声对骨折与其情况判断的精确度及可靠性研究,这也限制了超声定量分析在临床实践中的运用及相关研究。

11.3　骨断端的力学稳定性检测

随着骨愈合进展,骨断端的力学稳定性逐渐增加,负重后断端两侧骨段的相对位移减小。因此测量对比负重前后骨断端的相对位移程度,能间接评估骨愈合状况。Matsuyama等人通过超声回声跟踪法无创检测负重后的骨皮质表面特定点位发生的位移,通过超声信号发射到回声信号接收之间时间的改变,计算超声探针到骨表面对应点间距离的微小改变,增加探针数量则能推断整个骨表面的位置变化,从而得到骨在负重后的弯曲角度,发现在影像学愈合正常的患者中,弯曲角度随时间呈指数下降,而弯曲角度随时间保持不变则提示骨不连。但是该技术目前只能检测特定点位在单平面中的位移,当骨的变形发生在多个平面时,则无法反映出全部形变。

另一种方法是放射立体测量分析(rodio stereometric analysis,RSA)。术中在骨断端两侧放置3个以上钽珠作为标记物,钽珠在X线下完全不透光,能精准确定球心位置,通过对比不同时间或体位拍摄的X线片中钽珠的位置,能得到两侧骨段在该平面的相对位移,并且每个角度都拍摄到相应的钽珠作为参照物,因此,该方法可以拍摄任意角度骨的位置变化,并通过三维重建还原真实变化,精确度高。患者自行施加可接受的负重强度,RSA检测骨折断端位移大小,位移超出平均值范围则为骨折断端稳定度异常,可用于判断骨折是否愈合,也可用于评估新型固定装置和术式稳定度。然而放置大量钽珠增加了手术的成本和时间,还可能有额外并发症产生,而减少钽珠数量则会降低测量精度,因此,该方法当前无法在临床中作为常规评估方法应用。结合CT图像模拟骨形态,可以实现无标记物的RSA。该方法已应用于下肢关节稳定性测试,但在骨愈合评估领域的应用尚无相关报道。

11.4　固定装置的形变检测

在骨痂不断成熟的过程中,原本被内、外固定承担的力逐步被新生骨分担,而在骨痂延迟愈合时,这种趋势会减慢或停滞,通过测量内外固定受力后的弯曲改变,能间接反映骨痂的成熟程度,并且这种方法在内固定后早期的敏感度高,能填补放射学对早期骨痂不敏感的空白。

Pelham 等人报告了一种内固定,即用长指针放大内固定自身形变,指针尖端搭配刻度盘,通过 X 线片即可读取刻度,操作简便且经济。然而该方法所得结果受内固定装置的位置、指针长度、指针与刻度盘的距离以及 X 线片拍摄角度等因素影响,导致结果误差较大,可重复性差。

近年来,研究人员开始应用压电传感装置,将其与固定装置连接,感应固定装置的形变并通过电磁感应等无线方式传输至体外仪器进行读取,并计算固定装置受力及骨痂成熟程度。Labus 等人的动物实验证明该方法测量结果可靠,且无线传输高效无创,在骨愈合评估领域应用前景广阔,尤其适用于需长期随访的患者。目前该方法未进入临床试验的主要原因是传感器体积较大、结构复杂,连接传感器需要对当前的固定装置结构进行改动,因此升级传感器以减少对现有固定装置的改动是目前该领域的研究重点。

11.5　血清学标志物

如果我们能够在 X 线片表现为骨不连时即通过其他手段判断将会发展为骨不连,那么无疑会显著降低医疗成本并使患者有一个更好的预后。血清学标志物则是患者身体情况判断的佼佼者,故而许多学者认为其可作为骨折愈合与否判断的早期预测指标。目前已经证实在正常及延迟骨折愈合患者中某些血清标志物的浓度是存在差异的,血清抗酒石酸酸性磷酸酶 5b(tartrate-resistant acid phosphatase 5b,TRACP 5b)浓度及Ⅰ型胶原羧基末端交联肽(C-terminal cross-linking telopeptide of type Ⅰ collagen,CTX)浓度在骨不连患者中明显更低,这些因子可作为破骨细胞在骨折周围活性的标志物。

转化生长因子 β_1(transforming growth factor-beta 1,TGF-β_1)也是一种重要的评估骨折愈合的因子。在人类和动物的骨折所形成的骨痂中皆存在 TGF-β,它的全身或局部使用会增强动物骨折模型中的骨折重塑过程。有证据表明,骨折延迟愈合的患者血清 TGF-$\beta_水$平可能会急速下降,但这一点似乎与掌骨骨折患者全身 TGF-$\beta_水$平的改变有矛盾,同时其他的一些研究也并未发现骨折愈合与骨折延迟愈合患者的血清 TGF-$\beta_水$平存在显著差异。

Ⅲ型胶原氨基端肽(procollagen Ⅲ N-terminal peptide,PⅢNP)是胶原蛋白的合成过程中所形成的产物,有研究表明骨折修复早期血清 PⅢNP 水平会升高,之后会逐渐下降至正常,其恢复正常的时间要比通过 X 线片及临床表现所判断的骨折愈合要早。更进一步的研究指出这一现象在单纯胫骨骨折的患者中更为明显,若这类患者 10 周后仍未有骨折愈合迹象,其血清 PⅢNP 水平会显著升高。

成骨细胞源性的血清标志物同样有助于判断骨折重塑,是一类潜在的骨不连预测因子。有很多的此类血清标志物会升高,如成骨特异性的碱性磷酸酶、Ⅰ型前胶原氨基端肽(procollagen Ⅰ N-terminal pro-peptide ,PⅠNP)、Ⅰ型前胶原羧基端肽(procollagen Ⅰ C-terminal pro-peptide,PⅠCP)以及骨钙蛋白/骨钙素。Aja 等人的研究对 95 例骨折愈合与骨不连患者的血清碱性磷酸酶水平进行检测,结果发现骨折延迟愈合及骨不连患者的血清碱性磷酸酶水平在骨折术后 6 个月升高,而骨折成功愈合患者的血清碱性磷酸酶水平变化更为平稳。血清碱性磷酸酶水平与前文所提的 RUST 评分具有一致性,使得血清碱性磷酸酶水平成为一个相对更为可靠的骨折愈合预测因子。他们的研究认为骨折后 3 周(最早的时间点)血清碱性磷酸酶水平对于骨不连的预测准确性最高。

2012 年,Sarahrudi 等人的一项研究结果显示,血清硬化蛋白水平升高(Wnt 信号通路的一个拮抗剂)与掌骨骨折成功愈合明显相关。虽然这一发现的统计学差异并不明显($P=0.06$),但骨不连患者二次手术后血清硬化蛋白水平下降是非常明显的。未来的研究需要更大规模的患者人群去进一步探明使用血清硬化蛋白水平作为骨不连预测因子的可行性。

不过,虽然如上文所述血清标志物有一定价值,但其作为诊断工具仍存在许多的问题。细胞因子与生物标志物,如 TGF-β$_1$、M-CSF 及 VEGF,它们的分泌是一个非常复杂的调节系统,受患者自身情况及周围环境等多种因素共同影响。近期的一项系统评价对血清学标志物作为临床诊断工具的评价指出,限于当前的技术水平,我们并不能通过血清学标志物做出确定性的诊断,其推荐力度较低。

11.6 临床检查评价

在患者随访过程中,应用骨愈合相关自测量表,如健康指数量表、生活质量评价量表、针对特定疾病或部位的功能评分量表以及各种疼痛量表,以评估患者患处活动度、生活自理能力、日常活动能力、疼痛程度和心理状况,可以更有针对性地进行镇痛等对症治疗和指导功能锻炼。患者患处疼痛和功能逐渐改善,日常生活工作能力恢复,证明骨愈合总体趋势良好。临床评分量表最常用于关节附近骨折治疗后关节功能恢复情况的评价,但自测量表的结果受患者主观因素影响较大,无法通过症状改善程度精确量化骨愈合进展。

体格检查也能帮助医生实现对骨愈合的总体判断。骨折部位触痛、叩击痛、组织结构不稳定和患肢负重能力丧失是骨不连患者体格检查的主要表现。然而骨断端固定装置完整时,上述表现并不明显,因此无法早期识别骨不连。综上所述,临床表现评估虽然能帮助医生掌握患者病情进展,但准确判断骨愈合程度仍需依靠辅助检查手段。

虽然影像学检查、生物力学检查及血清学标志物检查具有各自优点，但临床体格检查仍然是目前在临床实践中判断骨折愈合的首选方式，如能否完全负重是骨科门诊判断骨折愈合的重要指标。2008年一篇系统评价纳入了59篇既往所发表的评估骨折愈合的临床研究，其统计结果发现，疼痛、骨折部位负重或轴向叩击痛以及能够完全负重是临床中非常有效的评估骨折愈合的方式。因为临床经验与诊断精确度上还是存在不一致性，所以通过体格检查来判断刚度或是负重并不可靠。

　　目前有越来越多的医生使用患者自诉效果来判断骨折愈合情况，该方法目前正广泛应用于整体状况、心理健康或是疾病治疗后的评估。一项研究纳入了80例因骨折骨不连进行治疗的患者，使用一般生活质量的患者自诉效果改变与基线数据进行对比，结果显示所有骨不连治疗后骨折愈合患者的评分明显升高，疼痛评分显著下降，这一发现在那些久治不愈最终末次随访取得骨折愈合患者身上尤为明显。上述的结果表明，我们也许可能通过借患者自诉效果评分来判断骨折的愈合情况，将来也需要一些研究来探讨患者自诉效果评分在诊断骨不连中的潜在价值。随着越来越多行之有效的检查工具投入使用，可以帮助我们进行更为合理的诊断。

（朱志杰）

第 12 章　骨不愈合的临床问题

临床上每年都有大量的骨不愈合的或者骨愈合不良的病例,开放性骨干骨折中延迟愈合和骨不连的发生率较高。低能量开放性胫骨干骨折(Ⅰ、Ⅱ和ⅢA 型)延迟愈合率为 16％～60％,高能量开放性胫骨干骨折(ⅢB 和ⅢC 型)延迟愈合率为 43％～100％。许多因素影响着骨折愈合,不同因素的相互转变最终导致了骨折的延迟愈合甚至骨不连。

12.1　骨不愈合的概念与诊断

12.1.1　骨不愈合以及相关概念

与骨愈合(fracture healing)的相对的概念是骨不愈合(nonunion)。经典的骨愈合理念认为,标准的骨愈合时间是 3 个月;超过 6 个月未达到骨愈合标准即为骨延迟愈合(delayed union);超过 9 个月未达到愈合标准即为骨不连(bone ununion),骨不连和骨延迟愈合统称为骨不愈合(图 2－12－1)。

实际上,上述经典骨愈合模型是建立在骨折自然愈合模型上的,近代由于骨折开放手术和内固定技术的广泛普及,超出上述时间界限的病例普遍存在,目前文献倾向于将所有超过 6 个月的骨延迟愈合称之为骨愈合不良,而将骨愈合进程停滞的病例称为骨不连,骨愈合不良和骨不连合称为骨不愈合;骨愈合不良的时间可以从 6 个月起,最长可到 3～5 年以上。骨组织具有自身修复的强大能力,当给予骨折适当的治疗,大多数骨折都会愈合得很好。

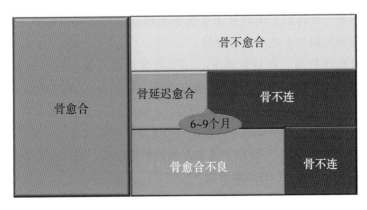

图 2－12－1　骨折愈合的分类

12.1.2　骨不愈合的诊断要点

完整的骨不愈合诊断需要包括病史、体格检查、实验室检查、影像学检查和骨活检等,它们可以提供有关骨不愈合情况的重要信息。

12.1.2.1　病史

必须记录骨干骨折不愈合患者的详细病史,包括患者营养状况、全身疾病、体重和骨折史(如受累骨、软组织损伤、骨折机制、治疗类型和治疗时间、生理负荷、疼痛、骨折部位运动、软组织肿胀、神经血管肢体损伤和感染的存在)。

12.1.2.2　体格检查

体格检查有助于了解压痛、不稳定(运动、收缩)、疼痛、功能丧失和可能的感染迹象,如肿胀、发热、引流和红斑。

12.1.2.3　实验室检查

实验室检测(非感染性骨不连)包括人血白蛋白水平、淋巴细胞计数和电解质值可以显示营养缺乏的迹象。骨折后,红细胞沉降率可持续升高几个月。

12.1.2.4　影像学检查(在非感染的骨不连)

1.X线检查　需要4种体位检查(前后、外侧和两个斜位)来评估长骨不愈合。此外,经常使用应力视图X线图(在对肢体应用内翻外翻或前后力时获得的)和透视检查来显示骨折部位的微运动。

2.骨髓血管造影　用于评估骨折部位的髓循环是否已经重建。通过骨内静脉造影术将造影剂注射到骨折部位远端的髓管中,透视检查显示造影剂是否穿过骨折部位。如果骨内静脉未穿过骨折部位,很可能是延迟愈合或不愈合。

3.核医学检查　在未感染的骨不连病例中,亚甲基二膦酸锝闪烁显像已被用于检测滑膜假关节。在这些病例中,两个高摄取区域之间的冷裂通常被视为骨不连。此外,闪烁显像在骨不连的"功能诊断"中越来越重要。由于局部骨代谢(成骨活性)与骨组织的沉积和重塑之间存在的关系,闪烁成像被用来评估骨不连的生物活性。最后闪烁显影是一种特别有用的技术来区分生物活性和无反应性骨不愈合,因为这种区分在临床和放射学上往往是困难的。

4.计算机断层扫描　在特定情况下,CT扫描可以发现标准X线片不能显示持续骨折征象的骨折线,如斜向骨折或螺旋状骨折。同时,CT可以显示在骨痂组织丰富的肥厚性骨不连病例中的骨折线持续存在。

5.磁共振成像　在未感染的骨不连中,MRI可以准确地显示长骨的血管供应,从而提供骨末端活力的指示,并有助于做出正确的治疗选择。在某些情况下,MRI可以通过静脉注射造影剂,如钆(Gd)来增强。

12.1.2.5　骨活检

闭合或开放骨活检有时用于鉴别诊断感染或非感染的骨粘连、肿瘤和全身性疾

四维骨愈合

病。非感染性肥厚性骨不连表现为丰富的血管丛侵犯外骨痂组织。进入骨折间隙，可见纤维组织或纤维软骨组织和空洞的毛细血管。

12.1.2.6 显微镜下观察

延迟愈合在光镜下显示骨痂组织形成和碎片间纤维或纤维软骨组织，向骨折修复进展缓慢。Andrew等人观察到一种不活跃和无血管的组织学模式，与放射学上发现的髓管相关，在放射学上萎缩和肥厚性骨不连。他们得出的结论是，在骨折间隙中的组织学外观上没有任何一致的差异。然而，在大多数研究者看来，萎缩型和肥厚型的骨不连显示出重要的组织学差异。

在电镜研究中，成纤维细胞样细胞显示纤维组织内有丰富的线粒体和内质网；细胞外基质富含胶原纤维。在纤维软骨区，成软骨细胞被富含胶原纤维的基质包围，在那里可以观察到许多致密的非矿化囊泡。

12.1.3 骨不愈合诊断的时间变量

骨不连的发生受多种因素影响，吸烟便是其中之一。研究表明掌骨骨折中，吸烟患者发生骨不连的风险要比不吸烟患者高12％；在损伤类型上，尤其是开放性骨折更易发展为骨不连；骨折部位（如舟状骨骨折）由于血运的影响，也是发生骨不连的重要因素。此外，骨折术后的感染，通常会以骨折愈合延迟或是内固定失效的形式表现出来，外科医生在鉴别诊断时需提高警惕。

骨不连的定义是骨折在正常时间内未能愈合，且正常愈合条件下没有进一步愈合可能；骨折间隙由纤维组织或纤维软骨而不是骨组织桥接，主要临床体征为压痛和有微运动。影像学征象包括持续性骨折线、骨端硬化、肥大性骨痂形成或萎缩性骨吸收，可能还有骨固定装置周围的放射透光性。假关节病（或滑膜假关节病）的定义是一种未能愈合的骨折，并在骨末端之间观察到一个裂隙。这个腔充满液体，由膜内衬，影像学检查通常显示典型的"臼和杵"骨结构。其与未显示愈合迹象的骨折的鉴别诊断包括延迟愈合、骨不愈合、滑膜假关节、感染和未被识别的病理性骨折，常见骨折临床愈合时间参考下表2-12-1。

表 2-12-1　常见骨折临床愈合时间

骨折部位	愈合时间（周）	骨折部位	愈合时间（周）
指骨（掌骨）	4～8	骨盆	6～10
趾骨（跖骨）	6～8	股骨颈	12～24
腕舟骨	＞10	股骨粗隆间	6～10
尺桡骨干	8～12	股骨转子间	8～12
桡骨远端	3～4	股骨干	8～14
肱骨髁上	3～4	髌骨	4～6
肱骨干	5～8	胫骨上端	6～8

骨折部位	愈合时间(周)	骨折部位	愈合时间(周)
肱骨外科颈	4～6	胫腓骨	8～10
锁骨	5～7	踝部	4～6
脊柱	10～12	跟骨	6
小儿	3～5		

12.2 骨不连和骨延迟愈合的分类

严格意义上说,只有明确证据的骨愈合进程停止才能定义为骨不连,其他的骨不愈合可以定义为骨延迟愈合和骨愈合不良。延迟愈合是一种常见的临床诊断,"也是一个缓慢愈合的骨折的临床过程",它的定义是指骨折在通常的时间段内无法愈合。延迟愈合的发生常取决于骨折的类型和部位,以及骨和软组织的损伤。体格检查一般观察到一些压痛和轻微的运动,X线检查显示骨折部位有一定程度的骨痂形成,但骨折部位有放射透光性。

12.2.1 骨不连的分类

骨不连分为以下5种:①肥大性骨不连。骨折断端血液供应良好,仅由于缺乏坚强固定而产生的骨不连,断端间有充足的骨痂形成。②营养不良性骨不连。尽管骨折断端血液供应比较充分,但由于骨折面接触过少,没有或仅有少量骨痂形成。③萎缩性骨不连。骨折断端缺乏足够的血液供应和成骨等生物学活动,在生物性和力学性手段共同干预下,造成局部萎缩发生。④感染性骨不连。涉及感染和骨不连两大难题,感染性骨不连常造成难以忍受的疼痛,伴随软组织问题、全身情况等,是骨不连中最难处理的一种。⑤滑膜性骨不连。骨折后的骨髓腔被滑膜样组织封闭,形成假关节囊,内有滑液聚集。

Judet以及后来的Muller、Weber、Cech等人将假关节或骨不连分为血管丰富型和缺血型骨不连两种类型。

12.2.1.1 血管丰富型(肥大型)骨不连

骨折端血管增生或肥大,有明显的生物学反应;骨折端富有生命力,产生明显的生物学反应。这种类型又可分为以下几种亚型。

1."象足"型(骨痂过盛型)骨不连　骨折端有肥大和丰富的骨痂,与此同时,骨折端硬化,骨髓通过硬化的骨而闭锁。骨折端具有活力,这种类型的骨不连具有旺盛的骨新生能力。主要由于骨折复位后骨折端固定不牢,制动不充分或负重过早引起。

2."马蹄"型(骨硬化型)骨不连　骨折端有骨硬化,骨折端轻度肥大,外骨痂形成很少或几乎没有。主要由于钢板和螺丝钉固定不够牢固所引起,是手术后最常见的骨不连。骨折端有一些骨痂形成但不足以连接骨折端,在这个阶段,骨折端仍然残存

四维骨愈合

修复能力。

3.营养不良型(无骨痂型)骨不连　骨折端为非肥大型,缺乏骨痂。主要发生在骨折端明显移位、分离或者内固定时,骨折端未能准确对位。骨折端有间隙,不论何时都没有骨痂生成或骨硬化形成。

12.2.1.2　缺血型(萎缩型)骨不连

骨折端缺血或萎缩,缺乏生物学反应,又有以下几种亚型。

1.扭转楔形骨不连　特点是两骨折端中间有一块缺乏或无血液供应的骨片,可与一端愈合而与另一端没有连接。主要见于钢板螺钉固定的胫骨骨折,有时也见于股骨多段骨折。

2.粉碎性骨不连　特点为存在一个或多个死骨片,X线显示无任何骨痂形成。主要见于固定急性骨折的钢板断裂时,多见于第三块骨折,而且第三块骨折没有血运。

3.缺损型骨不连　特点为骨干存在骨折段缺损,骨折端虽有活力但却不能越过缺损处进行连接,经过一段时间后断端萎缩。主要发生于开放性骨折、继发性骨髓炎或因肿瘤切除部分骨干。要桥接缺损部必须进行大块骨移植,或应用 Ilizatrov 技术。

4.萎缩型骨不连　此系中间骨片缺失,缺损由缺乏成骨潜力的瘢痕组织填补所致,骨折端出现萎缩和骨质疏松及变细变尖,骨折间隙大,骨端坏死。这种骨不连在成人常常是因严重损伤骨坏死,尤其是骨膜大量坏死,称作无血管性骨不连,骨形成的能力完全消失。

骨扫描可辅助判断骨折端的修复能力即生物活性的有无。一般说来"象足"型、"马蹄"型骨不连在骨折端与骨折间隙显示强烈的放射性显像(radioactive imaging,RI)聚集,即使在营养不良型骨不连也有相当多的 RI 聚集,骨折端完全没有 RI 聚集的极少。在缺血型骨不连中,RI 的聚集非常弱,有时完全没有。因此,骨扫描尽管在治疗的时间上不能完全肯定,但是对 RI 聚集旺盛的能够说明生物学上有修复的能力,可以定为骨延迟愈合,而不是骨不连;聚集非常少的可以归为骨不连,由此对于选择治疗方法,特别是对于判断是否有必要进行自体海绵骨移植很有用。

12.2.2　骨延迟愈合的分类

骨延迟愈合(愈合不良)可以按形成原因分成以下几类。

12.2.2.1　骨损伤的状况

1.骨折端有不适合骨愈合的情况　如有粉碎骨折和骨缺损的情况;自身的肌力能够牵开骨折部,如鹰嘴骨折及髌骨骨折,如果没有进行对抗肌力的特殊治疗,骨愈合就没有希望。

2.骨折面的倾斜度　斜形骨折如果充分地固定,愈合良好。但是单用剪刀负荷或旋转负荷时容易发生假关节,横断骨折骨痂的量少。

3.开放骨折　高能量开放骨折引起的外伤不仅仅是骨,包含骨膜软组织的损伤剥离引起骨折端的血流障碍,由于骨折血肿的丧失,骨的愈合迟缓,甚至不愈合。

4.感染骨坏死　开放骨折或者闭合性骨折手术后,并发化脓性骨髓炎会引起骨折端及粉碎骨片的坏死。

5.骨膜及周围软组织广泛的损伤及瘢痕化　这种骨的营养血管缺少,软组织的覆盖少,多发生在小腿骨折。

6.巨大的血肿或血肿丧失　如前所述,血肿是骨痂形成的母床,但是巨大的血肿因血肿溶解坏死妨碍骨化,而开放性骨折血肿丧失也是骨愈合不全的原因。

7.高度的移位及骨片间夹杂软组织　特别是在骨片间隙内夹有肌肉时,整修困难,成为骨化障碍的原因。

8.骨血运不良部位的骨折　骨干部骨折、胫骨中下1/3的骨折、关节内骨折(如股骨颈骨折)、舟状骨骨折均是代表性的骨折,它们因骨折线的走形及骨的旋转有时会发生骨坏死,进而引起骨不愈合。

12.2.2.2　固定失效的原因

1.整复及固定不良　固定是指为了保持整复的体位和促进骨痂生成而进行的操作。固定时间过短,固定范围过小,固定不良而又早期运动负重是造成骨不愈合、骨不连的原因。

2.过度的牵引　骨折部位过度分离,骨痂的桥架距离延长,两骨折端不能接触而导致不稳定,使所形成幼弱的骨痂及血管发生断裂。

3.不适当的手术方法　软组织骨膜的广泛剥离、不充分的内固定、固定材料错误均是导致固定失效的原因。青年医生为了显露,多广泛剥离骨膜,把手术部位的骨头剥成一个光杆,使骨头失去血运,造成延迟愈合甚至骨不连。

一般认为骨不连多发生在长管状骨,发生顺序以胫骨、股骨、肱骨最多。近年随着带锁髓内钉的应用,股骨骨不连已很少见到,而胫骨常因为严重的开放性骨折,已成为骨不连最常发生的部位。短管状骨也会发生骨不连,如掌骨、舟骨、跖骨、指骨,只是发病率比较低。Paley等人对胫骨骨不连分类,该分类方法同样也可适用于其他部位的骨不连。根据临床表现和X线片,他们将骨不连分成两种主要类型:①骨缺损小于1cm(A型):A型又可分为可动畸形(A1型)和固定畸形(A2型)。A2型又进一步分为无畸形强直骨不连(A2-1型)和有畸形强直骨不连(A2-2型)。②骨缺损大于1cm(B型)。

12.3　骨延迟愈合的治疗方法

骨愈合不良是骨愈合缓慢的过程,骨延迟愈合是指骨愈合进程较正常的愈合进程缓慢,但是骨愈合进程没有完全停止的一类情况,一旦给予适当的治疗措施可以很好的提高骨愈合。康复在骨折患者的治疗中占举足轻重的地位,它可以有效地改善和促进血液循环、消除肿胀、加速骨折愈合,避免组织粘连、瘢痕形成、肌肉萎缩、关节僵硬等,很好地提高骨折愈合率。

12.3.1 康复、物理治疗

系统的运动康复治疗理论把运动创伤康复分为以下 4 个阶段,骨折中后期的康复应力训练是治疗骨延迟愈合主要治疗手段。

阶段 1 早期康复(术后 1～2 周)。①疼痛管理和肿胀控制:使用冰敷或冷包来减轻术后疼痛和肿胀;适当使用止痛药物。②动作范围恢复:进行被动关节活动,通过手动或辅助设备帮助恢复受影响区域的正常关节活动。执行踝、膝、髋关节的主动运动,以尽量恢复正常运动范围。③肌肉活动度维持:进行非受伤部位的肌肉锻炼,以避免萎缩和力量下降;进行局部肌肉的轻柔收缩和放松练习。

阶段 2 中期康复(术后 3～6 周)。①动作范围恢复:进行被动和主动关节活动,逐渐增加运动范围。针对手术部位进行特定的伸展和柔韧性训练。②肌肉力量和耐力训练:通过使用自重量、弹力带或轻负荷器械进行肌肉锻炼,以增强受影响区域周围的肌肉力量和耐力;注重受伤部位的特定肌肉群锻炼。③平衡和协调训练:进行平衡练习,如单腿站立、闭目平衡等,以提高受伤区域周围的平衡能力和协调性。④步态训练:逐渐开始进行步态恢复训练,包括正常行走模式的恢复,并注意保持均衡和稳定。

阶段 3 晚期康复(术后 6 周后)。①动作控制和功能训练:进一步加强受伤区域周围的肌肉力量和控制能力。开始进行功能性训练,模拟日常生活中的活动,并逐渐增加运动的复杂性。②增加负荷和强度:逐渐增加肌肉锻炼的负荷和强度,以进一步提高肌肉力量和耐力。③平衡和稳定性训练:进行更具挑战性的平衡练习,如单腿平衡、不稳定表面上的平衡等,以提高平衡和稳定性。④恢复特殊技能:如果需要,根据患者特定需求,进行特殊技能的恢复训练,如跑步、跳跃、转身等。

阶段 4 后期康复。这一阶段是指从骨关节等组织已经愈合到恢复全身和局部正常功能的一段时间。此时骨折已达到临床愈合或已经去除外固定,骨性骨痂已形成,X 线检查已显影,骨骼有了一定的支撑力,但大多存在邻近关节的关节活动度下降、肌肉萎缩等功能障碍。此期康复的目的是恢复受累关节的关节活动度、增强肌肉的力量,使肢体功能恢复。训练方式以抗阻力活动和加强关节活动范围为主,伤肢关节的主动活动和负重练习,再加上肌力恢复训练,训练次数、时间及强度均高于前期,使各关节迅速恢复到正常活动范围和肢体的正常力量,对仍有不同程度障碍的关节、肌肉,给予有针对性的训练,并利用器械加强活动,做器械操或徒手操,配合理疗、按摩、针灸等,使肢体功能得到恢复。

12.3.2 康复训练内容和技巧

12.3.2.1 疼痛管理和肿胀控制

使用热敷或温水浸泡来缓解肌肉紧张和疼痛。使用弹力绷带或弹力衣来减轻肿胀。

12.3.2.2 动作范围恢复

进行关节活动的活跃拉伸,增加关节的灵活性和运动范围。利用功能性训练器械,如滑板、球等,进行运动范围的主动训练。

12.3.2.3 力量和耐力训练

通过使用自重量、弹力带或机械器械进行肌肉力量训练,以增强整个身体的力量和稳定性。结合有氧运动,如站立踏步、室内自行车等,以提高全身的耐力和心肺功能。

12.3.2.4 协调和神经肌肉控制

平衡板、半球体和步态训练装备等工具的使用,可以提高协调性和神经肌肉控制。进行闭目训练,可以增加身体对平衡和空间感知的依赖性。

12.3.2.5 动作模式和功能恢复

针对患者特定需求和日常活动进行模拟训练,如上下楼梯、坐立起身、抬举重物等。在功能性训练中,将肌肉力量、灵活性和协调性结合到实际运动中,以提高日常生活能力。

12.3.2.6 柔韧度和组织可塑性

进行独立伸展和柔韧度训练,以增加肌肉和软组织的弹性和灵活性。使用滚轮、按摩球等辅助工具进行自我组织松解,帮助减少疼痛和僵硬感。

12.3.2.7 动作控制和姿势训练

强调正确的姿势和动作控制,以避免不良姿势导致的肌肉紧张和损伤。进行核心稳定性训练,以提高躯干的控制和支撑能力。

12.3.2.8 动作逐步挑战

逐渐增加运动的难度和复杂性,以使身体适应更高级别的运动要求。结合多个关节和肌群的运动模式,促进整体身体的协同工作。

12.3.2.9 动作控制与平衡训练

利用不稳定基础(如平衡板、泡沫垫等)进行平衡和稳定性训练。进行单腿平衡训练,以提高肌肉控制和反应能力。

12.3.2.10 力量和功率训练

利用爆发力和快速动作来提高肌肉力量和功率。运用跳跃、冲刺和快速传球等动作,增强肌肉的爆发性能力。

12.3.2.11 体能训练

逐渐引入有氧活动,如慢跑、划船机、脚踏车等,以提高心肺耐力和整体体能水平。

12.3.2.12 功能评估和目标设定

定期进行功能评估,以监测康复进展并制订新的康复目标。根据患者的特定需

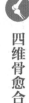

四维骨愈合

144

求和目标,调整康复训练计划和重点。

12.3.2.13 渐进式增加负荷和训练量

渐进式增加锻炼负荷和训练量,以确保适当的挑战和适应性。逐步增加重量、重复次数和训练频率,以提高肌肉力量和耐力。

12.3.2.14 功能锻炼的注意事项

(1)向患者说明功能锻炼的意义及方法,使患者充分认识功能锻炼的重要性,主动功能锻炼。

(2)认真制订锻炼计划,并在治疗过程中,根据患者的全身情况、骨折愈合进度、锻炼后的反应效果等各项指标,不断修订锻炼计划。

(3)一切活动均在医护人员指导下进行,活动范围由小到大,次数由少到多,时间由短到长,强度由弱到强,循序渐进地进行。

(4)功能锻炼以患者不感到疲惫、骨折部位不发生疼痛为度。

(5)功能锻炼以恢复肢体固有的生理功能为目标。

(6)功能锻炼不能干扰骨折的固定,更不能做不利于骨折愈合的活动。

12.3.3 其他物理辅助治疗手段

物理辅助治疗包括电磁场、超声波治疗及其他生物学方法。其主要原理是电磁刺激和超声波已经被广泛提供和应用,是促进骨愈合的辅助治疗方式。但是从影像学和临床愈合时间角度来看,两者对急性骨折的愈合可能均无帮助。

12.4 骨不连的治疗方法

骨不连一般是由于骨力学稳定性和骨血液供应停止两个因素造成,因此大部分的骨不连患者可能面临二次手术。治疗骨不连的主要目的是消除疼痛,在正确的力线位置上获得骨愈合,以恢复伤肢的功能。手术包括矫正机械轴力线和通过机械加压来刺激骨生长,其治疗后愈合率接近 95%。手术的关键在于显露骨骼时如何避免剥离骨膜。应纵向切开骨膜,随后用 Judet 骨皮质剥离法暴露骨骼,保留一层薄骨片连接在骨膜下,而骨皮质表面可有点状出血。这就形成两层有活力的骨折面夹裹一层血肿,从而刺激骨折愈合。骨不连部位的骨组织不需要被清除,因为它在合适的力学环境下仍有愈合潜力。关键是通过加压来中和骨折部存在的任何应变,尤其是剪切应力。采用的方法可以是钢板(带关节铰链式加压装置),或者拉力螺钉,或者理想的情况下两者都用。常用的骨不连治疗手段主要包括以下几方面。

12.4.1 植骨/自体骨植骨

自体松质骨移植是通过生物学刺激促进骨愈合的"金标准",它常与骨皮质剥离术结合使用。自体骨植骨可作为颗粒植骨(成骨)或结构植骨(三层或双侧骨皮质髂嵴)来填充骨缺损。结构性植骨需要与绝对稳定技术相结合,采用足够大的加压来刺激骨整合。自体骨植骨具有骨形成(活性骨细胞来源)、骨诱导(间充质细胞增殖分化)和骨传导(新骨生长支架)等特性。尽管自体骨植骨的取骨部位(血肿、骨折、神经损伤、需要输血的失血)仍有一定的并发症发生率,就生物学观点看,它优于异体骨移植和目前所有可用的骨替代物。目前的数据表明,采用良好的骨皮质剥离重新对线和合适的固定,尤其是加压固定,很少需要植骨,除非存在骨缺损或生物学失效。

灌注抽吸扩髓器技术是设计用于从股骨或胫骨的髓腔中取出骨移植物的一种方法,它使用扩髓器将扩髓碎屑从髓腔内吸出,收集到容器中。用此法取得的自体骨植骨的愈合率与取自髂骨的骨移植类似,但供骨区疼痛明显减少。与从髂骨前嵴取骨相比,此法的取骨量更大,手术时间也比从髂后部取骨更短,但可能有较多的失血。

12.4.2 异体骨、骨替代物和骨髓间充质干细胞

同种异体骨和骨替代物,如脱钙骨基质、羟基磷灰石、磷酸三钙;骨诱导物,如生长因子、骨形态发生蛋白等,目前仍在不断进行实验研究或临床应用,但到目前为止,尚未证明它们优于或能够取代自体骨移植。据报道,在骨不连或延迟愈合部位注射骨髓间充质干细胞结合生长因子是治疗这些疾病安全、有效的方法。

12.4.3 提高骨折端稳定性

钢板是骨折不愈合的常用固定方法之一。它可通过一次手术同时提供加压,矫正对线不良并提供生物学刺激(骨皮质剥离或植骨)。

钢板可应用于干骺端和骨干的不愈合。在斜行骨折不愈合中,其需要的绝对稳定可以通过拉力螺钉结合保护钢板来获得。如果骨质条件允许,横行骨不连通过预弯钢板结合使用带关节铰链式加压器而获得理想的轴向加压,这是因为单纯由钢板提供的轴向加压距离通常太短而不能产生足够的加压(图2-12-2)。有时也可使用波形钢板治疗骨不连(图2-12-3),在钢板与骨之间的空隙进行松质骨移植,进而促进骨愈合。

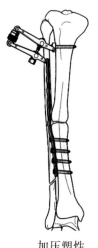

加压塑性　　一期愈合

图2-12-2　用带关节铰链式加压
器获得理想的轴向加压

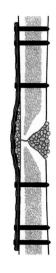

2-12-3　波形钢板

尽管钢板固定方法优点明显,但在软组织不佳的情况下不能使用,且其固定的主要缺点是需要限制负重2～3个月。

12.4.4　提高骨折段复合强度

髓内钉主要用于治疗股骨和胫骨骨干的骨不连,它会重建髓腔轴线并抵消不对称的应力。髓内钉在髓腔中与骨紧密贴合提供良好的稳定性,但这种稳定不属于绝对稳定。髓内钉固定时所做的扩髓处理被证明具有相当大的生物学效应,包括可能促进局部血液供应、释放大量细胞因子及 BMP。扩髓后的髓腔允许使用更粗、贴合更紧密的髓内钉,而动态铰锁则可通过负重提供轴向加压和旋转稳定性(图 2-12-4)。

为了使扩髓导针通过髓腔,通常需用手动扩髓疏通骨不连断端。如果采用切开复位来矫正畸形,在扩髓之前需关闭骨不连周围的软组织切口,以将扩髓产生的碎屑留在断端周围。由于硬化骨段电动扩髓时会产生大量热量,因此扩髓器的头必须锋利且经常清洗。

扩髓的带锁髓内钉在下肢骨折中的主要优势是能够允许早期负重。扩髓髓内钉在上肢骨折中几乎没有优势,其进钉部位的并发症依然是个问题。细的、不扩髓、非锁定髓内钉无法提供有效的稳定性,不适合治疗骨不连。甚至为了在难治性股骨和胫骨骨不连中获得更好的稳定性,已经有人成功地应用辅助加压钢板促进骨折愈合。

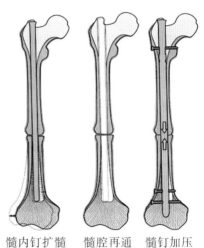

髓内钉扩髓　　髓腔再通　　髓钉加压

图 2-12-4　髓内钉用于治疗骨不连

12.4.5　提供骨折端牵-压双向应力环境

使用 Ilizarov 技术的环架可提供极强的稳定性,提供张力刺激和压力刺激两种应力调控的方式,是治疗骨骨不连的有效方法;环架还可矫正畸形以及通过骨搬运来治疗骨缺损。然而这个疗程较长,并发症较多,患者耐受性差。Ilizarov 技术应用最佳的适应证是软组织条件较差的骨不连,尤其是软组织挛缩需要逐步矫正的病例。Ilizarov 技术也可有效治疗复杂的、单次手术难以矫正的多平面畸形以及感染性骨不连。

12.4.6　其他特殊情况的治疗

12.4.6.1　关节内骨不连

关节内骨不连相对少见,尤其是利用现代固定技术对关节内骨折进行解剖复位及固定后。骨折部位持续存在滑液可能是阻止骨折愈合的一个因素。

不稳定性关节内骨不连的手术治疗需要精心设计,以重建关节力线和轴线。需要关节面复位,恢复轴线,将骨折块固定到骨干。矫正的可能性取决于关节面损伤的程度和矫正骨畸形及相关软组织挛缩的可行性。如果存在明显的退行性改变并且无法矫形,那么关节融合或关节置换术可能是更好的选择。

12.4.6.2　干骺端骨不连

如果复杂的关节周围骨折发生骨不连,那它最常发生在干骺端区域,往往在应变区域最高的某个平面出现一条斜行的骨折线。骨不连的手术治疗需要矫正畸形,固定以中和应力。在髋部,通常需要外翻截骨矫正畸形,用角度稳定系统进行加压固定(图 2-12-5)。

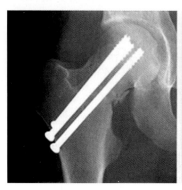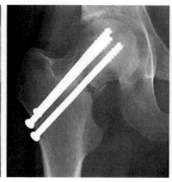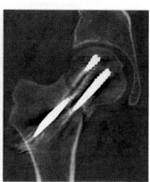

股骨颈骨折　　　　　　　角度复位,形成角稳定　　　　　空芯钉加压

图 2-12-5　髋部截骨矫正畸形并用角度稳定系统进行加压固定

矫形成外翻后,将张力力矩(源自内翻畸形)转变为在股骨颈骨不连处加压的更加稳定的状态。不愈合的关节周围骨折碎片,由于过于细小,限制了固定方式的选择,其处理非常棘手。现代的关节周围角度稳定钢板可提供坚强的固定,能有效处理此类情况。

12.4.6.3　骨干不愈合中的感染问题

去除原内植物、矫正畸形、骨皮质剥离和加压钢板固定是骨干骨不连的标准治疗方式。原内植物相关并发症的存在使评估和治疗复杂化,医生必须考虑低毒感染的存在。骨折不愈合时,内植物承受持续和重复应力,最终导致内植物疲劳断裂或松动。如果内植物完整,则患者疼痛较少,肢体的异常活动也不明显。内植物的存在阻碍了影像学对骨不连的诊断。此时,需要 X 线斜位片或 CT 多平面扫描重建来确认诊断。若存在的内植物使手术变得复杂,则应将其拆除。在所有的骨不连手术中,都要采集多个细菌学样本以排除感染。

髓内钉固定还在的骨干骨不连是一个特殊情况。能增加稳定性的方法包括:取出部分螺钉实现髓内钉动力化、更换髓内钉-附加(小的)锁定加压钢板固定、拆除髓内钉-标准的加压钢板固定、拆除髓内钉-环形外固定架固定。更换髓内钉包括拆除原有的髓内钉,重新扩髓,置入一枚新的、更粗的交锁髓内钉(图 2-12-6)。如果没有内植物的骨干骨不连伴有力线异常,通过在骨不连部位矫正轴线来中和不对称的应变,这是手术治疗的一个基本步骤。切开或者闭合楔形截骨都可使用。当进行简单的单平面长斜行截骨时,通过拉力螺钉和保护钢板来固定是非常有效的。

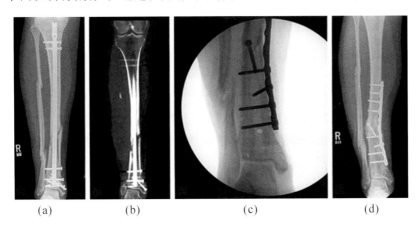

(a)   (b)   (c)   (d)

图 2-12-6　髓内钉术后处理

(a)胫骨多发骨折,髓内钉固定骨不连;(b)CT 图像明确骨不连;

(c)改钢板内固定,内固定加压固定;(d)骨愈合。

12.4.6.4　骨重建和骨缺损

小型楔形缺损在骨不连手术中可以忽略,不需要特殊重建。但当缺损较大(超过4~6cm)或有节段性缺损时,则需要特殊处理。处理方式包括大量的自体骨植骨、Masquelet 技术、骨搬运、游离带血管的骨移植(通常是腓骨)。所有这些技术都遵循相同的原则,即良好的软组织条件、无力线异常和稳定的固定。如果骨缺损周围有健康的肌肉覆盖,并在正确的力线上牢固固定,多可自行愈合。

12.4.6.5　严重的骨质疏松

针对严重的骨质疏松症患者,骨折不恰当的固定和疼痛会导致肢体功能的丧失,加剧病情。普通钢板无法提供足够的稳定性,但锁定钢板可以提供更大的抗拔出力。其他的技术包括髓腔内异体骨皮质柱移植、双钢板固定、髓内钉固定和复杂的关节置换,但这些手术对术者的操作技术要求非常高。

12.5　内固定失效的问题

内固定失效是骨不连和骨延迟愈合的重要原因,内固定物失效主要来自骨折本身的力学和生物学因素、医源性因素和材料工程质量因素等问题。除去工业质量因素的内固定失效因素以外,与医源性因素相关的内固定失效问题总结为以下几点。

12.5.1　内固定物选择及固定错误

(1)钢板长度过短,比如操作要求在主体骨干上至少应有 3 枚螺钉固定,而有的病例螺钉只有 1 枚或 2 枚;又如髓内针长度不够,未达到长骨两端骺线。

(2)螺钉固定在骨折区域,且进钉方向杂乱无章。

(3)带锁髓内针近端锁钉只锁 1 枚,导致摆动产生,使骨折端过度活动。

(4)带锁髓内针远端锁钉固定于骨皮质、松质骨交界区域,应力集中。

12.5.2 内固定物种类选择错误

对固定物的机械力学和骨骼的生物力学认识不够,不能够正确认识相应内固定器材,比如未明确角钢板、DHS、LC - DCP、髓内针等内固定物的特点、区别以及联系,导致内固定物选择错误。

如胫骨近端包括胫骨平台的粉碎骨折,给予多枚克氏针维持了关节面的平整,但是支撑做得不够,未给予正确的植骨、钢板或外固定架的支撑,导致内固定失效,以及股骨髁的粉碎骨折给予胫骨近端"T"型钢板固定。

12.5.3 技术原理掌握欠佳

手术中不能够规范操作,未用导钻,导致进钉方向杂乱无章。如 4.5mm 的皮钉不用 3.2mm 钻头钻孔并配合丝锥攻丝,而直接用 3.5mm 钻头钻孔而不攻丝,导致术后钢钉拔出,内固定失效。

12.5.4 术后康复指导及总结学习

医师应给予患者足够的认识,避免使患者认为已置钢板,应该比原来的骨头更结实了,从而过早活动,产生疲劳断裂。针对该情况应从以下两方面进行预防。

12.5.4.1 加强术后处理及患者康复指导

术后处理包括两方面:①明确术中固定不足处,术后予以适当的外固定,如石膏或者支具,有时可以使不稳定的固定转化为稳定固定;不合适的外固定也会导致稳定固定变为不稳定固定,如 Pilon 骨折伴有腓骨远端 5cm 处骨折,术中给予胫骨远端三叶草型钢板坚强固定,但是腓骨未做固定,术后 6 个月复查钢板断裂(这与术后患者过早拆除石膏,下地行走有很大关系)。②为患者交代术后功能锻炼时,一定要使其产生足够的认识,而且一定要在病历上记清,比如"尺桡骨骨折";患者询问骨折愈合的时间时,避免告知具体愈合时间,应视拍片情况而定。

12.5.4.2 加强手术理论、骨科知识的学习积累

对相应的骨科知识进行学习积累,如补充骨骼的生物力学、内固定物的力学原理、骨折的分类、AO 操作、康复医学等学科知识。

12.6 促进骨愈合药物治疗

骨折不愈合或者愈合不良一直是临床上十分棘手的难题。到 2040 年,全球老龄化人口将达到目前的 2 倍,这无疑将会带来更多骨质疏松骨折患者,随之社会和经济负担将愈加沉重。近年来,随着外科技术的日臻成熟和骨科器械的更新迭代,骨科医生单纯通过外科手术提高骨折愈合效果已经没有太多进步空间,但是骨骼代谢相关药物给临床上带来了更多的选择,临床医生也开始越来越重视药物在促进骨折术后愈合中的作用。可以把促进骨折愈合的药物分为抗骨吸收药物、骨合成代谢和抗骨质

疏松药物、细胞因子类药物等。当然新的靶点和理念也层出不穷,一些其他处于临床前研发阶段的药物也在促进骨愈合方面具有令人期待的应用前景。

12.6.1 抗骨吸收药物

抗骨吸收药物主要的作用对象是破骨细胞,通过抑制破骨细胞的溶骨活性,最终目标为增加骨量。

12.6.1.1 双磷酸盐

双磷酸盐(bisphos phonates,BP)是一类常用于抑制骨吸收的药物。大量随机临床试验证实,BP可以有效增加骨密度和降低脊柱部位、非脊柱部位以及髋关节骨折的发生。但是,全身BP是否能促进骨折部位愈合仍然一直存在极大争议。有研究显示,急性骨折术后早期使用BP对促进粗隆间骨折和肱骨骨折并无显著效果。另外一项基于随机对照临床试验的大规模Meta分析仅仅能够证明,术后早期使用BP并未在临床上或者影像学上延迟骨折的愈合。简而言之,目前仍然没有可靠的临床试验能够证实系统性应用BP对促进骨折愈合的作用,术后长期应用BP的主要目的还是减少其他骨质疏松部位发生骨折的风险。

12.6.1.2 地舒单抗

地舒单抗是全人单克隆抗体,其主要通过阻断RANKL通路实现对NF-κB和破骨细胞分化的抑制,最终抑制骨吸收。FREEDOM试验是决定地舒单抗获批和上市的关键临床试验,该药物在被证实能够在绝经后女性中显著降低骨折的风险。地舒单抗在骨科领域使用情况是另一研究侧重点。设计该试验的初衷是由于骨质疏松骨折患者术后经常会接受包括地舒单抗之类抗骨吸收药物的治疗,而当时该类药物对骨折愈合的影响及其安全性还不得而知。但是由于骨不愈合是发生率较低的事件,因此统计学结果最终未能证实地舒单抗对骨折愈合的促进或者延迟作用。鉴于术后并发症也并未增加,该研究的主要意义在于证实了骨折术后使用地舒单抗的短期和中期安全性。

12.6.1.3 选择性雌激素受体调节剂

选择性雌激素受体调节剂(selective estrogen receptor modulator,SERM)结构上是一类缺少类固醇结构的雌激素,它主要通过调节雌激素受体影响骨量丢失,同时抑制骨骼吸收。与单纯的雌激素替代治疗相比,SERM可以利用其对靶器官的选择性激素调节作用避免一些副作用的发生。通常情况下,SERM一般需要与维生素D及钙剂联用,而且较长时间用药才能起效,所以SERM的主要应用场景还是预防骨质疏松及其相关骨折。在促进骨折愈合方面,尚没有研究能够证实SERM的有效性和适用性。

12.6.2 骨合成代谢和抗骨质疏松药物

骨合成代谢药物是一大类通过靶向骨合成通路促进骨发生和骨再生的药物,该类药物可以促进骨重塑并达到新的骨平衡状态,最终实现增加骨骼强度、阻止骨质疏松目的。

12.6.2.1 甲状旁腺激素类药物

甲状旁腺激素类药物主要作用于成骨细胞的 RANK/OPG 通路促进骨骼的矿化形成,其中包括特立帕肽、PTH(1-34)和 PTH(1-84)等药物均被批准用于骨质疏松的治疗。有随机对照临床试验证据显示,$20\mu g$ 特立帕肽可以缩短女性桡骨远端骨折的愈合时间。另一项对照试验显示,每天 $100\mu g$ PTH(1-34)可有效缩短绝经后女性骨盆骨折后骨桥完全形成的时间。但是以上试验均为超适应证用药,这些证据尚不足以让 FDA 批准其用于骨折的治疗。2018 年,另一种人 PTHrP 类似物阿巴洛肽也被 FDA 批准用于治疗骨质疏松,而且研究显示它比特立帕肽的疗效更为显著,但是尚无随机对照研究能够证实其对骨折愈合的促进作用。

12.6.2.2 硬骨抑素中和抗体

罗莫佐单抗(Romosozumab)是一种硬骨抑素的中和抗体,属于骨合成代谢类药物,同时具有促进骨形成和抑制骨吸收的功效。大规模 FRAME 试验证实,与安慰剂相比,罗莫佐单抗可以在绝经后女性中降低 73% 的脊柱骨折风险(RR,0.27;CI,0.16~0.47)。跟踪研究显示,罗莫佐单抗用药 1 年后继续使用地舒单抗 1 年可以继续降低 75% 的新发脊柱骨折风险(RR,0.25;95% CI,0.16~0.40)。除此之外,罗莫佐单抗与特立帕肽或者阿仑膦酸相比,具有更为突出的临床优越性。但是我们也注意到,罗莫佐单抗的临床疗效主要体现在降低骨折风险和增加骨密度方面,而该药在骨折愈合方面疗效尚不得而知,鉴于该药已于 2019 年正式经 FDA 批准上市,有必要继续开发该药的其他适应证。另外,罗莫佐单抗有增加心脑血管事件的潜在风险,这也有可能成为该药用于骨折愈合治疗的阻力之一。通过检索 Clinicaltrials.gov 网站我们可以发现,有两个采用该药治疗骨折的临床试验均在 2019 年公布了临床试验结果。在胫骨干骨折术后使用罗莫佐单抗的 STARTT 试验(NCT00907296)中,各剂量组与安慰剂相比未能取得具有显著愈合差异的试验结果;在另一项髋关节骨折术后使用该药的 STARTT-Hip 试验(NCT01081678)中,与安慰剂组相比,使用药物并没有让主要研究重点"术后至开始下地走路的时间"有所改善。所以,现有研究无法证实罗莫佐单抗在促进骨折愈合方面具有明显疗效,但是通过调整适应证和评估方法也许能够得到有意义的发现。

5.6.2.3 雷奈酸锶

雷奈酸锶的作用机制比较微妙,在微观结构中具有调节骨形成和骨吸收的双重功效,并且已经被批准在绝经后骨质疏松症女性患者中用于预防脊柱和髋关节骨折,但是雷奈酸锶能否用于促进骨折愈合仍极具争议。在兔子动物模型中的研究显示,雷奈酸锶非但不能促进骨缺损的愈合,反而会延迟骨缺损的早期愈合;而在大鼠中的研究显示,雷奈酸锶可以有效加速骨缺损的填充并且提高骨愈合的质量。鉴于动物实验结果的不一致性,目前临床上并没有将其在骨折术后大规模推广,大部分临床试验的目的还是局限在证实该药在预防骨质疏松骨折中的疗效。

12.6.3 细胞因子类药物

在细胞因子类药物(BMPs、VEGF、FGF、IGF、PDGF)方面,BMP 无疑是临床应用最为广泛的促进骨愈合制剂。但除了明确的促进骨形成作用,在临床应用过程中 BMP 还是遇到了系列瓶颈。以最常见的 BMP2 为例,临床上报道过的主要副作应就包括颈椎肿胀、血肿形成、椎间盘炎、神经根孔和软组织异位骨化、椎体骨吸收等。当然这和 BMP2 使用的载体为牛胶原海绵可能有关,对于 BMP 药物和剂型的改良将成为新一代 BMP 产品研发的重点。除此之外,包括 VEGF、FGF、IGF、PDGF 等在内的细胞因子也是促进骨折愈合药物的研发靶点,现阶段绝大部分均未在临床上显示出让人信服的优势。

12.6.4 其他新型药物

12.6.4.1 系统性用药的小分子药物

系统性用药的局部骨折愈合促进作用是近年来非常受到关注的研发方向。Novosteo 公司的一款产品就致力于系统性给药以促进骨折愈合。虽然公开信息显示该药物仍处在临床前的研发阶段,但是持续关注该类药物的骨折愈合促进效果也许会有意想不到的惊喜。

12.6.4.2 骨特异性 miRNA

miRNA 是一组对基因有表观遗传学修饰和转录后调节作用的非编码 RNA,随着 miRNA 的作用机制逐渐深入,为它在骨重塑和骨质疏松领域的应用带来了一线希望。有大量基础研究显示,miRNA 对包括 Runx2、Stat1、ALP、OPP、BMP7 和 DKK1 在内的骨形成基因的表达或修饰均存在调节作用,所以在该领域的研究也值得科研人员继续探索。

12.6.4.3 聚乙二醇化 NELL‑1

NELL‑1 是具有骨形成促进作用的一种细胞激酶。有动物实验证据显示,聚乙二醇化 NELL‑1 具有非常显著的促进骨痂形成和骨折愈合的作用。虽然该药物仍处在临床前的研发阶段,但是动物实验中优异的促进骨折效果应该引起研究人员的重视,必要时可以在临床上对其疗效进行深入探索。

12.6.4.4 自然化合物

自然化合物一直是药物研发过程中永无止境的话题。有证据显示,美迪紫檀素就可以通过激活 Notch 和 Wnt 通路促进骨皮质缺损的愈合。还有研究发现,淫羊藿苷可以在骨质疏松大鼠模型中促进骨折的愈合。当然,自然化合物的作用机制比较复杂,副作用也较难预测,所以只有在动物实验中疗效确实特别显著才有进一步临床研究的意义。

骨折愈合药物的临床研究是一件较为耗时的事情,而且理论上能够缓解骨质疏松的药物才可能促进骨折愈合,所以绝大多数新药在选择上市适应证时并没有把骨不愈合或者延迟愈合作为首选指征,更多药厂宁愿选择受众更为广泛的骨质疏松作为优先开发适应证。但是即使骨折的不愈合率仅为2%左右,以美国每年1600万人次骨折计算,每年也有32万左右人次出现骨不愈合,尤其是60～80岁人群的骨不愈合发生率更高,研发促进骨折愈合药物仍然具有较大的市场前景。所以无论是研发促进骨折愈合新药,还是通过四期临床试验拓展已上市药物的适应证都是十分值得尝试的方向。

知识要点

• 骨愈合具有重要的临床意义,有效评估骨愈合是制订治疗方案和开展相关研究的基础。骨愈合是一个空间和时间上的四维事件,是一个骨痂组织修复重建的演化过程,骨痂组织的微观结构的演进和各类生物分子的募集都是在局部应力刺激下统一组织和有序发展的,局部的应力环境在骨愈合过程中发挥着指挥棒的作用。

• 骨折临床预后面临着骨愈合和骨不愈合两种结局,其中骨不愈合又分为骨不连(骨愈合中途完全停止,且骨折端不能胜任骨骼运动承力要求)和骨延迟愈合(骨愈合缓慢超出正常时限,骨折端承载能力不足)两种情况。

• 骨折固定的稳定程度深刻影响着骨愈合的过程与结局,骨不连和骨延迟愈合的临床治疗中需要综合考虑生物力学和生物学条件两方面的因素。

• 骨愈合程度的临床判断标准偏向于主观概略性判断,近年来,各项基础技术的进步已经为临床精准的判断骨愈合程度提供了可能。时间轴上连续定量判断骨愈合程度对于临床诊断与治疗有更大的意义。

(童梁成)

参考文献

[1] 刘振东,秦泗河.骨折固定的四维空间事件[J].中国组织工程究,2020,24(6):903-910.

[2] YAMAJI T, ANDO K, WOLF S, et al. The effect of micromovement on callus formation[J]. Journal of Orthopaedic Science, 2001, 6(6):571-575.

[3] 裴国献.洛克伍德-格林成人骨折[M].北京:人民军医出版社,2014.

[4] 胥少汀,葛宝丰,徐印坎.实用骨科学[M].4版.北京:人民军医出版,2012.

[5] Elliott D S, Newman K J, Forward D P, et al. A unified theory of bone healing and nonunion: BHN theory[J]. Bone Joint J, 2016, 98(7):884-891.

[6] 李颖,费王华,樊黎霞,等.新鲜长管状骨的三维有限元分析[J].中国骨与关节损伤杂志,2010,25(11):991-993.

[7] BEKOPYLNY A, MESKHI B, KADOMTSEVA E, et al. Transverse impact on rectangular metal and reinforced concrete beams taking into account bimodularity of the material[J]. Mate-

四维骨愈合

rials（Basel），2020，13（7）：1579.

[8] LIU S，XU S，SONG J F，et al. Mechanical properties and failure deformation mechanisms of yak Horn under quasi-static compression and dynamic impact［J］. J Mech Behav Biomed Mater，2020，107：103753.

[9] BORIE E，LEAL E，ORSI I A，et al. Influence of transmucosal height in abutments of single and multiple implant-supported prostheses：a non-linear three-dimensional finite element analysis［J］. Comput Methods Biomech Biomed Engin，2018，21（1）：91－97.

[10] IORI G，PERALTA L，REISINGER A，et al. Femur strength predictions by nonlinear homogenized voxel finite element models reflect the microarchitecture of the femoral neck［J］. Med Eng Phys，2020，79：60－66.

[11] LENAERTS L，WIRTH AJ，LENTHE GH. Quantification of trabecular spatial orientation from low-resolution images［J］. Comput Methods Biomech Biomed Engin，2015，18（13）：1392－1399.

[12] Luo C A，Lin S C，Yang H S，et al. Biomechanical effects of plate area and locking screw on medial open tibial osteotomy［J］. Comput Methods Biomech Biomed Engin，2015，18：1263－1271.

[13] 张建新，王和鸣，陈日齐，等.三维有限元法分析横形斜形骨折对骨折愈合的影响［J］.医用生物力学，2005，20（4）：226－230.

[14] 钟红刚，刘斌，张万强，等.利用X线平片分析骨折愈合的等效最弱截面［J］.医用生物力学，2011，26（2）：142－149.

[15] 汪家旺，王德杭，张廉良，等.骨组织CT值与骨结构成分间的关系研究［J］.中国医学影像技术，2004，20（9）：1328－1330.

[16] SCHNEIDER U，PEDRONI E，LOMAX A. The calibration of CT hounsfield units for radiotherapy treatment planning［J］. Phys Med Biol，1996，41（1）：111－124.

[17] Ho S L，BOLANDER J，RUSTOM L E，et al. Bone regeneration strategies：Engineered scaffolds，bioactive molecules and stem cells current stage and future perspectives［J］. Biomaterials，2018，180：143－162.

[18] BRAGDON B C，BAHNEY C S. Origin of Reparative Stem Cells in Fracture Healing［J］. Curr Osteoporos Rep，2018，16（4）：490－503.

[19] SHI R，HUANG Y，MA C，et al. Current advances for bone regeneration based on tissue engineering strategies［J］. Front Med，2019，13（2）：160－188.

[20] RAUSCH S，KLOS K，GRAS F，et al. Utility of the cortical thickness of the distal radius as a predictor of distal-radius bone density［J］. Arch Trauma Res，2013，2（1）：11－15.

[21] DITTMER K E，FIRTH E C. Mechanisms of bone response to injury［J］. J Vet Diagn Invest，2017，29（4）：385－395.

[22] BOTTLANG M ，TSAI S ，BLIVEN E K ，et al. Dynamic Stabilization of Simple Fractures With Active Plates Delivers Stronger Healing Than Conventional Compression Plating［J］. J Orthop Trauma，2017，31（2）：71－77.

[23] 樊黎霞，丁光兴，费王华，等.基于CT图像的长管骨有限元材料属性研究及实验验证［J］.医用生物力学，2012（1）：108－114.

[24] 丁光兴.基于个性化的长管骨有限元参数化建模及实验验证［D］.南京：南京理工大学，2012.

[25] 费王华.基于新鲜骨骼CT图像的有限元分析及实验验证［D］.南京：南京理工大学，2008.

[26] BELYTSCHKO T B, ANDRIACCHI T P, SCHULTZ A B, et al. Analog studies of forces in the human spine: computational techniques[J]. J Biomech,1973,6(4):361－371.

[27] 程斌,丁真奇,姚小涛,等. 轴向应力促进胫骨骨折愈合的三维有限元力学参数优化研究[J]. 中国骨与关节损伤杂志,2016,31(8):839－842.

[28] 张百发,罗冬梅,周兴龙.弯道跑对下肢髌股关节应力的影响[J].医用生物力学,2019,34(6):650－655.

[29] 董鹏飞,雷建银,刘海波,等.基于 CT 图像的股骨上段有限元建模及单元尺寸分析[J].医用生物力学,2016,31(2):129－134.

[30] 赵连云.椰壳纤维_IPC 复合材料的界面改进研究[D].山东:山东理工大学,2011.

[31] 马春德,郭春志,付伟,等.弹性范围内加卸载时岩石波速-应力-储能对应关系研究[J].矿冶工程,2018,38(1):11－15.

[32] WANG S J, WEI H W, CHEN C S, et al. prediction of femoral fracture load using finite element models:an examination of stress-and strain-based failure theories[J]. J Biomech, 2001, 34: 171－178.

[33] 张玺,胡永成,耿欣,等. 老年肱骨近端骨折患者骨皮质厚度与骨密度相关性分析[J]. 中华老年骨科与康复, 2015 (1): 16－21.

[34] 殷照阳,霍永峰,刘新晖,等. 西罗莫司调节自噬抑制凋亡促进骨折愈合的机制研究[J]. 中华老年骨科与康复电子杂志, 2019, 5(1): 25－32.

[35] 颜继英. 不同材料赋值下股骨静力学有限元模型的力学仿真分析[J]. 中国组织工程研究, 2020, 24(9): 1390－1394.

[36] 陈波杰, 丁真奇. 有限元分析在骨折愈合与生物力学研究中的应用[J]. 广东医学, 2015, 36 (8): 1288－1290.

[37] 刘振东, 秦泗河. 骨折固定的四维空间事件[J]. 中国组织工程研究,2020, 24(6):903－910.

[38] 林燕语, 王玲, 张睿, 等.基于体素的股骨近段骨密度和骨皮质厚度的测量及可重复性研究[J].中国骨质疏松杂志,2018,24(6):713－717,737.

[39] 刘珍黎, 徐峰, 他得安. 振动声激发超声导波评估骨皮质厚度的研究[J]. 声学技术, 2018, 37(5):40－43.

[40] 王武华, 刘旭东, 胡凌. 股骨近端几何结构结合骨密度预测帕金森病髋部骨折的风险[J]. 中国组织工程研究,2019,23(24):3829－3833.

[41] BLOEMEN V , VRIES T J D , Schoenmaker T , et al. Intercellular adhesion molecule-1 clusters during osteoclastogenesis[J]. Biochemical & Biophysical Research Communications, 2009, 385(4):640－645.

[42] MICHAEL B, STANLEY T, EMILY K B, et al. Dynamic Stabilization of Simple Fractures With Active Plates Delivers Stronger Healing Than Conventional Compression Plating[J]. Journal of Orthopaedic Trauma,2017,31(2):71－77.

[43] LOCHER R J, LÜNNEMANN T, GARBE A, et al. Traumatic brain injury and bone healing: radiographic and biomechanical analyses of bone formation and stability in a combined murine trauma model[J]. Journal of Musculoskeletal & Neuronal Interactions, 2015, 15(4):309－315.

[44] SIGURDSEN U, REIKERAS O, UTVAG S E,The Effect of timing of conversion from external fixation to secondary intramedullary nailing in experimental tibial fractures[J]. Journal of

四维骨愈合

orthopaedicresearch：official publication of the Orthopaedic 2011,29(1)：126 − 130.

[45] DITTMER K E, FIRTH E C. Mechanisms of bone response to injury[J]. Journal of Veterinary Diagnostic Investigation,2017,29(4)：385 − 395.

[46] 张元智,陆声,赵建民,等.数字化技术在骨科的临床应用[J].中华创伤骨科杂志,2011,13 (12):1161 − 1165.

[47] 周江军,朱治宇,赵敏,等.股骨骨折髓内钉置入内固定后1年骨愈合有限元模型的快速建立 [J].中国组织工程研究,2013(39):76 − 81.

[48] POOLE K E, TREECE G M, GEE A H, et al. Denosumab rapidly increases cortical bone in key locations of the femur：a 3D bone mapping study in women with osteoporosis [J]. J Bone Miner Res, 2015, 30(1)：46 − 54.

[49] HASSAN M, FARIS T, ALI M, et al. Finite element modelling and characterization of 3D cellular microstructures for the design of a cementless biomimetic porous hip stem [J]. Mater Des, 2018, 149：101 − 112.

[50] CAMPBELL G M, GLÜER C C. Skeletal assessment with finite element analysis：relevance, pitfalls and interpretation [J]. Curr Opin Rheumatol, 2017, 29(4)：402 − 409.

[51] RAMLEE M H, GAN H S, DAUD S, et al. Stress distributions and micromovement of frag-ment bone of pilon fracture treated with external fixator：a finite element analysis [J]. J Foot Ankle Surg, 2020, 59(4)：664 − 672.

[52] MA C C, WU F T, FENG P, et al. Bone microarchitecture, volumetric or areal bone mineral density for discrimination of vertebral deformity in adults：a cross-sectional study [J]. Journal of Clinical Densitometry, 2020：5.

[53] TREECE G M, POOLE K E S, GEE A H. Imaging the femoral cortex：Thickness, density and mass from clinical CT[J]. Med Image Anal, 2012, 16(5)：952 − 965.

[54] HUMBERT L, HAZRATI M J, DEL RÍO BARQUERO, et al. Technical Note：Cortical thickness and density estimation from clinical CT using a prior thickness-density relationship [J]. Med Phys, 2016, 43(4):1945.

[55] LI B, ASPDEN R M. A comparison of the stiffness, density and composition of bone from the calcar femorale and the femoral cortex[J]. J Mater Sci Mater Med, 1998, 9(11):661 − 666.

[56] YU A, CARBALLIDO-Gamio J, WANG L, et al. Spatial Differences in the Distribution of Bone between Femoral Neck and Trochanteric Fractures[J]. J Bone Miner Res, 2017, 32(8)：1672 − 1680.

[57] 李颖,童梁成,薛庆,等.有限元壁厚分析法诊断股骨干骨折术后骨愈合程度的应用价值[J]. 中国骨与关节损伤杂志,2020, 35(6):569 − 572.

[58] MAERDIAN S S, KLAUS-D DUDA G N, et al. Working length of locking plates determines interfragmentary movement in distal femur fractures under physiological loading[J]. Clinical bi-omechanics,2015,30(4):391 −396.

[59] TREECE G M, POOLE K E S, GEE A H. Imaging the femoral cortex：Thickness, density and mass from clinical CT[J]. Medical image analysis, 2012,16(5):952 − 965.

[60] BELYTSCHKO T B, ANDRIACCHI T P, GALANTE J O. Analog studies of forces in the human spine：computational techniques[J]. J Biomech, 1973, 6(4):361 − 371.

［61］CORTET B，DUBOIS P，BOUTRY N，et al. Does high-resolution computed tomography image analysis of the distal radius provide information independent of bone mass? ［J］. J Clin Densitom，2000，3(4):339 - 351.

［62］叶春晓，郭颖彬，吴振斌，等. 桡骨远端骨皮质厚度与骨密度的相关性［J］. 中华骨质疏松和骨矿盐疾病杂志，2019，12(3):240 - 247.

［63］梁伟，吴斗，赵恩哲，等. 皮质厚度在骨质疏松性髋部骨折中的应用研究［J］. 中华老年骨科与康复电子杂志，2018，4(3):184 - 188.

［64］CORRALES L A，MORSHED S，BHANDARI M. et al. Variability in the assessment of fracture-healing in orthopaedic trauma studies［J］. J Bone Joint Surg Am，2008，90(9):1862 - 1868.

［65］BHANDARI M，GUYATT G H，SWIONTKOWSKI M F，et al. A lack of consensus in the assessment of fracture healing among orthopaedic surgeons［J］. J Orthop Trauma，2002，16(8):562 - 566.

［66］OGRODNIK P J，THOMAS P B. A practical, quantitative, fracture healing endpoint assessment criterion for tibial fractures treated with external fixation［J］. Proc Inst Mech Eng H，2019，233(5):497 - 505.

［67］FIELD J R，RUTHENBECK G R. Qualitative and quantitative radiological measures of fracture healing［J］. Vet Comp Orthop Traumatol，2018，31(1):1 - 9.

［68］PERLEPE V，MICHOUX N，Heynen G，et al. Semi-quantitative CT assessment of fracture healing：How many and which CT reformats should be analyzed? ［J］. Eur J Radiol，2019，118:181 - 186.

［69］SHEFELBINE S J，SIMON U，CLAES L，et al. Prediction of fracture callus mechanical properties using micro-CT images and voxel-based finite element analysis［J］. Bone，2005，36(3):480 - 488.

［70］LIPPHAUS A，WITZEL U. Finite-element syntheses of callus and bone remodeling：biomechanical study of fracture healing in long bones［J］. Anat Rec (Hoboken)，2018，301(12):2112 - 2121.

［71］FISHER J S，KAZAM J J，FUFA D，et al. Radiologic evaluation of fracture healing［J］. Skeletal Radiol，2019，48(3):349 - 361.

［72］MORSHED S，CORRALES L，GENANT H，et al. Outcome assessment in clinical trials of fracture-healing［J］. J Bone Joint Surg Am，2008，90(1):62 - 67.

［73］GILLIAN E C，BATES B D，TORNETTA P，et al. Assessment of fracture repair［J］. Journal of Orthopaedic Trauma，2015，29:S57 - S61.

［74］MORSHED S. Current options for determining fracture union［J］. Adv Med，2014:708574.

［75］WHELAN D B，BHANDARI M，STEPHEN D，et al. Development of the radiographic union score for tibial fractures for the assessment of tibial fracture healing after intramedullary fixation［J］. J Trauma，2010，68(3):629 - 632.

［76］CHIAVARAS M M，BAINS S，CHOUDUR H，et al. The Radiographic Union Score for Hip (RUSH)：the use of a checklist to evaluate hip fracture healing improves agreement between radiologists and orthopedic surgeons［J］. Skeletal Radiol，2013，42(8):1079 - 1088.

［77］PATEL S P，ANTHONY S G，ZURAKOWSKI D，et al. Radiographic scoring system to evaluate union of distal radius fractures［J］. J Hand Surg Am，2014，39(8):1471 - 1479.

[78] BURKHART T A，ANDREWS D M，DUNNING C E. Finite element modeling mesh quality，energy balance and validation methods：a review with recommendations associated with the modeling of bone tissue[J]. Journal of biomechanics，2013.

[79] HONG H，SONG T，LIU Y，et al. The effectiveness and safety of parathyroid hormone in fracture healing：A meta-analysis[J]. Clinics，2019，74：e800.

[80] BRANDI M L. DRUGS for bone healing[J]. Expert opinion on investigational drugs，2012，21(8)：1169－1176.

[81] KIM T Y，HA Y C，KANG B J，et al. Does early administration of bisphosphonate affect fracture healing in patients with intertrochanteric fractures？[J]. The Journal of bone and joint surgery British volume，2012，94(7)：956－960.

[82] SEO J B，YOO J S，RYU J W，et al. Influence of early bisphosphonate administration for fracture healing in patients with osteoporotic proximal humerus fractures[J]. Clinics in orthopedic surgery，2016，8(4)：437－443.

[83] LI Y T，CAI H F，ZHANG Z L. Timing of the initiation of bisphosphonates after surgery for fracture healing：a systematic review and meta-analysis of randomized controlled trials[J]. Osteoporosis Int. ，2015，26(2)：431－441.

[84] BONE H G，WAGMAN R B，BRANDI M L，et al. 10 years of denosumab treatment in postmenopausal women with osteoporosis：results from the phase 3 randomised FREEDOM trial and open-label extension[J]. The lancet Diabetes & endocrinology 2017，5(7)：513－523.

[85] ADAMI S，LIBANATI C，BOONEN S，et al. Denosumab treatment in postmenopausal women with osteoporosis does not interfere with fracture-healing：results from the FREEDOM trial[J]. The Journal of bone and joint surgery American volume，2012，94(23)：2113－2119.

[86] ROBERTS S J，KE H Z. Anabolic strategies to augment bone fracture healing[J]. Current osteoporosis reports，2018，16(3)：289－298.

[87] COSMAN F，CRITTENDEN D B，ADACHI J D，Romosozumab treatment in postmenopausal women with osteoporosis[J]. The New England journal of medicine，2016，375(16)：1532－1543.

[88] MCCLUNG M R，GRAUER A，BOONEN S，et al. Romosozumab in postmenopausal women with low bone mineral density[J]. The New England journal of medicine，2014，370(5)：412－420.

[89] SAAG K G，PETERSEN J，BRANDI M L，et al，Romosozumab or alendronate for fracture prevention in women with osteoporosis[J]. The New England journal of medicine，2017，377(15)：1417－1427.

[90] IBRAHIM M R，SINGH S，MERICAN A M，The effect of strontium ranelate on the healing of a fractured ulna with bone gap in rabbit[J]. BMC veterinary research，2016，12(1)：112.

[91] ZACCHETTI G，DAYER R，RIZZOLI R，et al. Systemic treatment with strontium ranelate accelerates the filling of a bone defect and improves the material level properties of the healing bone[J]. Bio Med research international，2014：549785.

[92] JAMES A W，LACHAUD G，SHEN J，et al. A Review of the Clinical Side Effects of Bone Morphogenetic Protein-2[J]. Tissue engineering Part B Reviews，2016，22(4)：284－297.

[93] FENG Q，ZHENG S，ZHENG J. The emerging role of microRNAs in bone remodeling and its

therapeutic implications for osteoporosis[J]. Bioscience reports 2018，38(3).

[94] TANJAYA J，LORD E L，WANG C，et al. The Effects of Systemic Therapy of PEGylated NEL-Like Protein 1 (NELL-1) on Fracture Healing in Mice[J]. The American journal of pathology，2018，188(3)：715－727.

[95] DIXIT M，RAGHUVANSHI A，GUPTA C P，et al. Medicarpin, a natural pterocarpan, heals cortical bone defect by activation of notch and wnt canonical signaling pathways[J]. PloS one 2015，10(12)：e0144541.

[96] CAO H，ZHANG Y，QIAN W，et al. Effect of icariin on fracture healing in an ovariectomized rat model of osteoporosis[J]. Experimental and therapeutic medicine，2017，13(5)：2399－2404.

[97] MILLS L A，AITKEN S A，SIMPSON A. The risk of non-union per fracture：current myths and revised figures from a population of over 4 million adults[J]. Acta orthopaedica，2017，88(4)：434－439.

[98] 连晖,丁晓红,焦古月,等.长骨类骨折内固定系统刚度和应力分布规律[J].医用生物力, 2022,37(4):604－611.

第3篇

PART III

人体数字仿真分析技术

第13章 数字仿真技术进展

当前,骨折治疗理论要求寻找能真实反映在体骨力学特性的模型,以便提高生物力学实验结果的价值,指导临床工作中减少对骨折部位的应力干扰,达到促进骨折愈合的目的。传统的生物力学研究方法存在明显的缺点,表现为应用动物或人离体标本模型与人在体骨有较大差异,不能获得标本内部的应力变化,实验结果受标本个体差异、设备条件、实验者技术水平等因素的影响等。

近年来,医生从临床角度出发,针对不同的问题建立相应仿真模型,用来模拟分析各种临床实际问题,这些研究成果对临床工作很有帮助,具有一定的指导意义。而基于三维有限元的数字模拟技术,在骨折愈合的力学环境、骨折固定物的力学性能及优化设计、生物力学实验仿真等各个方面起着越来越重要的作用,值得深入探讨研究。

人体肌骨系统由骨骼、软骨、骨骼肌、肌腱和韧带组成。建模仿真是肌骨系统生物力学研究的一种常用技术手段,它可以模拟肌骨系统在不同工况配置下的生物力学状态。近年来,肌骨系统建模仿真技术经历了从二维到三维、从局部到系统、从宏观到微观的发展历程,在人体肌骨系统生物力学研究、疾病诊断和治疗、手术方案制订、植入体优化设计等方面具有广阔的应用前景。随着计算机技术、影像技术、临床医学和生物力学的不断发展,肌骨系统生物力学建模也愈发趋于准确化和精细化。

2021年,国内外关于肌骨系统生物力学建模的最新进展主要体现在个体化有限元建模、统计模型以及肌骨系统建模方面。有限元法是对连续体力学及物理问题的一种新的数值求解方法。随着计算机技术的快速发展,有限元模拟仿真的精确度不断提高。有限元法因其在计算复杂形状、载荷和材料性能方面的独特能力,被广泛应用于骨科研究领域。个体化有限元建模基于临床医学影像获得受试者肌骨的几何形态和材料分布信息,模拟不同工况条件下的生物力学状态。与个体化有限元建模不同,统计模型用于量化研究人群特定骨的几何形态和材料分布特征。而肌骨系统建模主要包括多刚体模型和有限元模型,多刚体模型用于模拟肌骨动力学和运动学状态,有限元模型可对软硬组织几何形态和材料属性进行详细描述,以模拟预测肌骨系统内部力学响应。本章综述了上述3种建模方法的最新研究进展以及相关应用(图3-13-1),并对肌骨系统生物力学建模的未来发展方向进行展望。

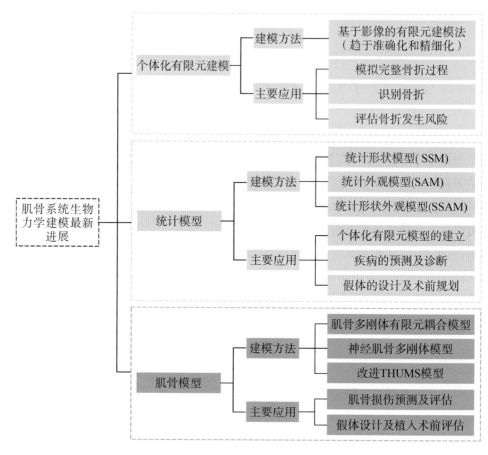

图 3-1-1　本文主要综述内容

13.1　个体化有限元建模

　　个体化有限元模型可以区分个体之间的骨结构和密度差异，能够很好模拟不同边界和载荷条件下骨的生物力学状态，为临床评估骨折发生风险及制订个性化治疗和干预策略提供理论支持。

13.1.1　个体化有限元建模方法新进展

　　常用的个体化建模方法基于临床医学影像，它不仅可以获得目标骨的几何形态，还可以根据影像中的灰度值来获取骨内材料分布情况。个体化有限元模型可以基于双能 X 射线吸收法（dual-energy X-ray absorptiometry，DXA）、定量计算机断层扫描（quantitative computed tomography，QCT）和核磁共振等技术获得的影像进行建立。DXA 影像通常用于临床诊断骨质疏松症，它是二维影像，基于此建立的模型为二维有限元模型，适用于建模精度要求不高的应用场景。QCT 常被用于扫描股骨、腰椎等部位，其影像是三维的，平面分辨率为 0.625～0.977mm，层间距为 1.0～3.0mm。MRI 是一种无电离辐射的成像方法，除了肌肉、软骨、韧带等软组织外，该成像方法还

四维骨愈合

可以获取人体不同骨部位 MRI 影像（三维），包括股骨、胫骨、桡骨、膝关节和踝关节等。目前 MRI 高分辨率影像的体素尺寸可以达到 0.137mm×0.137mm×0.410mm。

随着计算机技术的快速发展，研究者致力于在上述模型的基础上开发出更加准确且精细的建模方法。Schileo 等人利用骨皮质映射技术获得股骨的骨皮质厚度及皮质下骨小梁密度，将上述特征与传统的基于影像的有限元模型相结合，获得更精细化的个体化股骨有限元模型。结果显示，这种建模方法能够显著提高弹性变形阶段骨应变预测的准确性。基于 QCT 影像的有限元建模方法的关键步骤是根据校准体模将影像中的灰度转化为等效骨密度，从而获得目标骨的非均匀材料分布。然而，购置校准体模涉及额外的费用及后勤负担。为了解决上述问题，Prado 等提出可以选取影像中外缘区域、空气、脂肪和肌肉（腰大肌）位置处的灰度值拟合个体化灰度-密度多元线性回归关系式，从而实现无体模影像校准。经验证，通过上述密度校准方法建立的个体化股骨有限元模型可以有效评估骨强度。

13.1.2　个体化有限元建模的主要应用

传统的个体化有限元模型主要用于评估骨强度和骨折发生风险，不能用于模拟骨折的完整过程（裂纹的产生和扩展）。Gustafsson 等人提出可以将离散损伤准则赋予个体化股骨有限元模型中，模拟单腿站立工况下的完整断裂过程，以此来预测骨折类型和骨强度。为了提高骨折识别准确性和临床骨折风险评估的能力，可以通过个体化有限元建模方法结合机器学习算法（如支持向量机和神经网络）来建立相关骨折识别或骨强度预测模型。Villamor 等人将基于 DXA 影像的股骨近端有限元模型计算得到的力学参数（如强度、应变和应力等）与支持向量机算法结合，建立有效的机器学习模型用于识别髋部骨折，其识别骨折的准确性要高于临床常用方法。除了可以用来预测骨质疏松症患者发生骨折的风险，个体化有限元模型也可以用来预测其他骨病患者的骨折发生风险，特别是接受假体植入术的患者。例如，Hennicke 等人基于尸体骨 QCT 影像建立对应的股骨几何模型，模拟髋关节置换术的手术过程，将适配假体植入到股骨有限元模型中，并对其施加绊倒和侧向摔倒的工况配置，成功预测了髋关节置换术后股骨在两种载荷工况下的断裂模式、骨刚度以及强度。

13.2　统计模型

与个体化有限元建模不同，统计模型是针对目标人群特定骨部位而建立的，因此它可以量化所研究人群特定骨部位的相关特征，如几何形态和密度分布。目前，统计模型已成功应用于不同骨部位的形状和密度分析中，如股骨、腰椎、舟状骨、肩胛骨、颅骨和骨盆等。近年来，研究者愈发意识到统计模型的巨大临床应用前景，尤其是可用于指导骨折风险预测和植入体设计。

13.2.1　统计模型建模现状

目前，应用于肌骨建模方面的统计模型主要分为统计形状模型和统计外观模型，这两种统计模型可用于量化骨的形状和密度分布特征。一般地,统计模型通常基于临床影像建立,如 DXA 影像、计算机断层影像和 MRI 影像。统计模型建立的主要步骤是基于影像进行骨几何重建,并统计采样点坐标(形状信息),对几何模型进行网格划分,然后基于影像提取每个单元/体素的骨密度值(密度分布信息),标准化所有样本的形状和密度分布信息,并进行主成分分析,以识别出对应的主成分模式,通过对主成分模式的线性组合来描述研究人群特定骨部位的形状和密度分布。根据应用场景的不同,可以针对目标骨分别建立 SSM 和 SAM,所提取的主成分用以单独描述形状或者密度分布特征。此外,还可以建立统计形状外观模型,所提取的主成分用以描述形状和密度分布的共同特征。

13.2.2 统计模型在肌骨建模方面的应用

13.2.2.1 个体化有限元模型的建立

目前,应用于肌骨建模方面的统计模型主要分为统计形状模型(statistical shape model,SSM)和统计外观模型(statistical appearance model,SAM),这两种统计模型可用于量化骨的形状和密度分布特征。统计模型建立的主要步骤是基于影像进行骨几何重建,并统计采样点坐标(形状信息),对几何模型进行网格划分,然后基于影像提取每个单元/体素的骨密度值(密度分布信息),标准化所有样本的形状和密度分布信息,并进行主成分分析,以识别出对应的主成分模式,通过对主成分模式的线性组合来描述研究人群特定骨部位的形状和密度分布。根据应用场景的不同,可以针对目标骨分别建立 SSM 和 SAM,所提取的主成分用以单独描述形状或者密度分布特征。此外,还可以建立统计形状外观模型,所提取的主成分用以描述形状和密度分布的共同特征。

统计模型在个体化有限元建模方面的优势在于,只需经过简单的配准和变形操作,就可以获得与每个受试者骨部位对应的有限元模型,大大减少了时间和经济成本。最新的一项研究通过统计形状外观模型与受试者双能 X 射线吸收法(DXA)影像相匹配,实现了基于 DXA 影像的股骨三维模型的重建,即从二维影像到三维模型的转化。该研究结果表明,通过这种建模方法获得的个体化股骨模型具有较高精度(形状误差为 1.02mm,密度误差为 0.06g/cm³)。除了可以单独使用统计模型来辅助个体化建模,还可以将统计模型与相关机器学习算法进行结合,生成一套完整的自动化建模流程。这种自动化建立有限元模型的方法可以在保证建模精度的同时,大幅缩短建模所需时间,并且对操作技能要求较低,更加便于临床应用。目前,这种自动化建模方法已经应用于个体化腰椎功能节段(正常或病变)有限元模型的创建中。Caprara 等研究显示,利用该方法建立的有限元模型具有较高的精度(Dice 系数为93.7%),能够有效评估腰椎关节活动度。

13.2.2.2 疾病的预测及诊断

利用统计模型进行疾病预测和诊断主要包括 3 种途径。

第一,基于临床医学影像建立正常骨和病变骨模型,找出两组模型中具有显著差异的几何参数,利用差异性特征来进行疾病的预测及诊断。Deane 等人为了探究腰椎形状与椎间盘退变程度之间的关系,基于健康人群和腰椎间盘退变患者的 MRI 影像建立了腰椎(L1~5/S1)SSM(图 3-13-2),分析所提取的主成分模式发现,腰椎间盘的退变程度与腰椎前凸程度、弯曲变化和椎体最大直径等几何特征显著相关。上述研究结果为识别和治疗腰椎间盘退变提供了理论依据及临床指导。

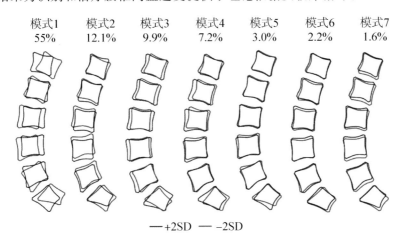

图 3-13-2 SSM 的前 7 个模式识别的腰椎(L1~S1)形状变化

第二,基于正常骨和病变骨的临床影像数据,建立统计模型,并利用所提取的主成分模式建立逻辑回归模型用于疾病的识别和诊断,这也是最常用的方法。为了能够更好地协助医生诊断舟状骨骨折,Bevers 等人基于 26 名正常受试者和 15 名舟状骨骨折患者的高分辨率外周定量 CT 影像,建立舟状骨 SSM,并提取前 4 个形状主成分,建立逻辑回归模型,其识别骨折的准确性可达 75.6%。除了识别骨折,统计模型还可以用来评估受试者的骨折发生风险。Jazinizadeh 等人招募 192 名受试者并对其进行为期 5 年的随访调查,其中 50 名受试者在 5 年内发生股骨骨折。基于所有受试者在招募初期所扫描的 DXA 影像建立股骨 SSAM,将其识别的主成分结合骨密度、年龄和身体质量指数建立逻辑回归模型,该研究预测患者 5 年内发生骨折的准确率为 78%。

第三,基于正常骨和病变骨的临床影像数据,建立统计模型,并利用所提取的主成分建立多元线性回归模型,用于评估特定力学参数(如骨强度),以此来进行疾病的预测及诊断。为了提高临床预测股骨强度的准确性,Taylor 等人基于 94 名绝经后女性髋部的 CT 影像(其中 47 例骨折股骨,47 例正常股骨)建立股骨 SSM 和 SAM,提取 2 个形状主成分和 4 个密度主成分构建多元线性回归方程。结果显示,该方程可以有效预测股骨强度(均方根误差为 372N),为临床评估骨折风险提供一定的理论指导。

13.2.2.3 假体的设计及术前规划

统计模型最广泛的应用就是在假体设计和术前规划方面。设计人员可以根据SSM获得目标骨的所有形状特征及尺寸变化范围,设计出一系列可以适用于广泛人群的假体植入物。例如,Ahrend等人基于100例马来西亚、中国、印度人群的骨盆CT影像建立骨盆统计形状模型(SSM)(图3-13-3),以更好地了解亚洲人群骨盆结构和形状特征,并指导设计相应的适配植入体。此外,临床医生可以基于统计模型获得特定人群不同骨部位的形状和密度分布特征,从而为对应患者选取适配的假体以及规划最佳的植入位置。Meynen等人通过建立缺损髋臼的形状模型定量评估患者髋臼典型位置的缺损程度,为全髋关节翻修术的术前规划提供一定理论依据及相关指导。

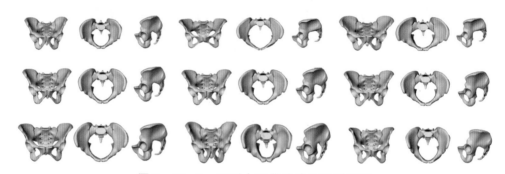

图3-13-3 亚洲人群骨盆统计形状模型

13.2.3 肌骨系统生物力学模型

肌骨系统生物力学模型包括多刚体模型和有限元模型。肌骨多刚体模型仿真分析采用逆向动力学技术,将人体运动时捕捉到的运动学和动力学信息作为模型驱动数据,来预测人体内部关节力和肌肉力,以更好地了解人体运动时肌肉骨骼的协调控制能力。而肌骨有限元模型仿真分析可以采用上述多刚体模型输出的关节力和肌肉力作为载荷边界条件,分析模型内部软硬组织的应力、应变分布,进一步评估肌骨系统的内部力学响应。肌骨系统生物力学模型不仅可以较为全面地分析肌骨相互作用以及局部组织应力、应变分布,在疾病诊断、医疗器械和人工假体设计及植入评估方面也得到了广泛应用。

13.2.3.1 肌骨模型建模方法

目前,肌骨模型主要包括多刚体模型和有限元模型,多刚体模型可在动力学和运动学数据的驱动下,模拟分析肌骨系统的关节力和肌肉力,而有限元模型可对软硬组织几何形态和材料属性进行详细描述。最新的肌骨模型主要包括肌骨多刚体-有限元耦合模型、神经肌骨多刚体模型以及对THUMS人体有限元安全模型进行二次开发的应用模型。

肌骨多刚体-有限元耦合模型是在有限元模型的基础上建立的具有主动伸缩能

力的一维线性肌肉单元。其优势在于通过耦合模型可以直接得到肌肉力和关节力，以及模型内各软硬组织的应力、应变，而无须通过两个模型进行计算，大大缩短计算时间。Rajaee 等人在脊椎有限元模型的基础上，建立一维肌肉单元模型，其中腰椎是刚体模型，椎间盘（纤维环和髓核）、韧带均为变形体，构建出脊椎多刚体-有限元耦合模型；将躯干前屈时耦合模型预测的椎间盘压力与通过体内压力传感器测量的人体实验数据进行比较，发现差异较小。该耦合模型在今后改进手术技术、肌骨损伤的处理和受试者个体化的模拟方面具有巨大的潜力。

神经肌骨多刚体模型包括神经系统和肌肉骨骼系统模型，其优势在于通过引入神经单元来控制肌骨模型运动，可在肌骨神经退行性疾病中提供客观有效的个性化治疗和康复方案。有学者构建了头颈部神经肌骨多刚体模型，在头颈部多刚体模型的基础上，建立前庭系统和本体感受器的神经反射控制器（图 3-13-4），以分析冲击载荷作用下神经反射对头颈部运动状态和力学行为的影响。结果表明，头颈部神经肌骨多刚体模型的模拟结果与志愿者碰撞试验数据有较好的相关性。与头颈部多刚体模型相比，在正面碰撞模拟过程中，头颈部神经肌骨多刚体模型可更快地趋于运动平衡状态，而头颈部多刚体模型即使经历长时间后也不能达到运动平衡状态。

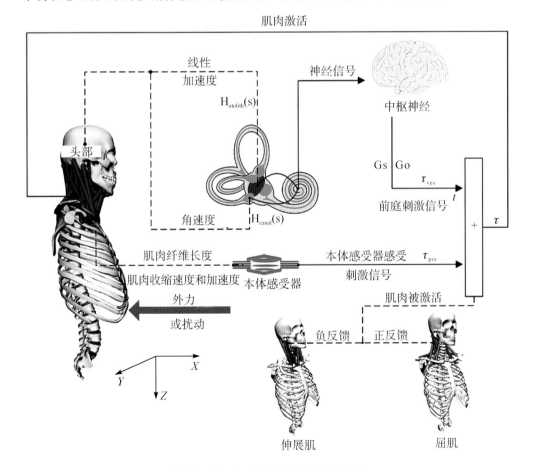

图 3-13-4　头颈部神经肌骨模型

除了基于人体通用模型或者根据患者个体化医学影像建立的肌骨模型外，日本丰田汽车集团与丰田中央研究院于 2000 年联合开发了系列人体全身有限元模型（total human model for safety，THUMS），已于 2021 年 1 月全面开放下载。其优势在于具有精确的人体解剖学结构和良好的生物逼真度，可大幅缩短人体有限元建模时间。我国学者比较采用 THUMS 模型与代表我国 50％ 男性下肢有限元模型的车辆-行人碰撞模拟结果，发现 THUMS 模型不能有效评估我国行人的运动响应，主要原因是 THUMS 模型与典型中国人体几何尺寸存在较大差异。因此，需要对 THUMS 模型进行二次开发，使其符合特定人群的几何尺寸。有人建立新的用于头部安全性研究的复合人体生物力学模型，其模型的头颈复合体来自 THUMS 模型，躯体部分来自荷兰科学研究院建立的第 50 百分位肌骨多刚体模型（TNO），通过块单元连接 THUMS 模型头颈部肌肉和 TNO 模型的肩部肌肉，从头部运动学和组织水平损伤方面验证了耦合模型的有效性。除了更改模型的几何尺寸和形状，还可以通过改进材料属性对 THUMS 模型进行二次开发。Trube 等人通过调整 THUMS 模型肌肉组织刚度的力学参数值，为臀部和大腿肌肉组织定义不同的刚度状态，发现在正面碰撞中，肌肉刚度的变化对于运动损伤具有显著影响。Sahandifar 等人还通过修改 THUMS 模型髋关节区域软组织的材料属性和几何形状，建立个体化髋关节有限元模型（图 3-13-5），并模拟臀部摆锤冲击试验。结果表明，软组织的非线性材料模型对冲击损伤程度具有显著影响。通过对 THUMS 模型进行二次开发，可建立符合特定需求和材料属性的人体模型，用于损伤或人体动力学分析，以实现更逼真的生物力学响应仿真。

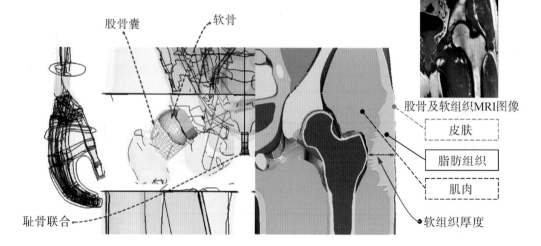

图 3-13-5　改进髋关节软组织的材料属性和几何形状建立髋关节有限元模型

13.2.3.2　肌骨模型的最新应用

　　1.肌骨损伤预测及评估　肌骨模型可对特定动作模式下人体的损伤以及特殊患者的肌骨力学响应进行预测及评估，以降低损伤风险，减少应力性骨折。肌骨多刚体模型和肌骨有限元模型相结合可更好地用于理解运动损伤和肌骨内部力学响应。研究人员可根据特定对象的步态分析和肌骨多刚体模型,通过逆向运动学和逆向动力学技术获取目标模型的关节力、肌肉力量和肌肉激活度,将上述关节力和肌肉力作为载荷边界条件施加到对应的肌骨有限元模型上,以求得目标模型软硬组织的应力和应变,分析肌骨模型的内部力学响应。

为了评估羽毛球运动员在特定动作下髌股关节组织的应力、应变,有学者建立膝关节多刚体模型,试验采集受试者弓步运动时膝关节的动力学和运动学数据,以驱动膝关节多刚体模型;利用采集的生物电信号来验证模型分析结果的准确性;采用OpenSim 软件计算膝关节角度和股四头肌力,并作为准静态有限元模拟的边界和载荷条件。结果表明,髌软骨层的应力大于接触界面,有助于理解运动员在特定动作下的肌骨损伤,以制订合理的运动方案。除了评估特定动作模式下人体的内部力学响应,还可了解特殊患者运动过程中的肌骨作用机理,以开发更有效的康复治疗方案。Toderita 等人对通用模型进行线性缩放建立下肢截肢者的肌骨多刚体模型来预测肌肉力和关节力,通过运动捕捉系统采集动力学和运动学数据以及表面肌电信号数据。结果表明,对通用下肢截肢者模型进行线性缩放可以使仿真模拟结果的误差较小。

2. 假体设计及评估　肌骨模型在假体的设计和优化以及术前规划和评估方面也得到广泛应用。我国学者通过建立患者个性化的肌骨多刚体模型,对外骨骼的设计进行评估和优化,选取 3 名因中风而出现运动障碍的志愿者,分别进行有外骨骼和无外骨骼步态分析试验,提取肌电信号、本体感觉信号、运动学和动力学数据,以驱动有外骨骼模型和无外骨骼模型。结果表明,在外骨骼的帮助下,与神经康复直接相关的本体感觉反馈刺激信号波动显著,被激活的肌肉可以更好地支持患者的行走。此外,肌骨模型可为假体植入的术前评估和临床前预测提供可靠的分析工具,通过肌骨模型评估假体植入后的接触应力,有助于进一步优化手术方案。Curreli 等人提出了一个半自动分析框架,通过肌骨多刚体和有限元两个模型组合以分析评估膝关节的内部力学响应(图 3 - 13 - 6)。除了分析肌骨模型变形机制和运动状态外,我国学者通过建立受试者个性化的下肢肌骨多刚体模型,模拟评估植入物模型和手术方式(单室、双交叉保留和全膝关节置换术)对韧带功能和关节运动学的影响。结果表明,针对患者的肌肉骨骼模型为评估植入物设计,以及关节置换式对膝关节的生物力学影响提供了可靠的分析工具。

目前,最常见的个体化建模方法是基于临床影像的有限元建模法,它可以根据影像获得目标骨的几何和材料分布信息,个体化建立对应的有限元模型。随着计算机技术和影像学的快速发展,个体化有限元模型也愈发趋于准确化和精细化,如添加骨皮质"质量"参数、赋予骨"裂纹扩展"准则、设置多种工况配置等。个体化有限元建模方法的改进大大推动了临床骨折识别和骨折风险评估的能力,也为患病骨和置换手术(如髋关节置换术、膝关节置换术等)后的力学性能评估提供理论依据。然而,个体化有限元建模仍存在建模复杂、计算时间长、对操作者技术要求高等问题,今后研究

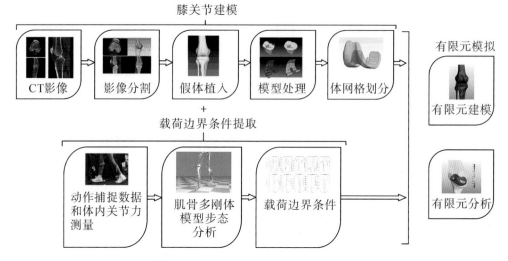

图 3-13-6　膝关节多刚体模型和有限元模型组合仿真分析流程

可以借助机器学习等算法提出自动化程度更高的个体化有限元建模方法。与个体化建模不同,统计模型针对目标人群的特定骨部位建立,以量化研究人群骨的形状和密度特征。随着统计模型建模技术日趋成熟,近年来的研究不再局限于针对特定骨部位建立 SSM、SAM 或 SSAM,而是将统计模型作为一种工具用于特定的应用场景,如个体化有限元模型建立、疾病的预测和诊断、假体的设计及术前规划等方面。但目前统计模型建模还可能存在样本数量有限、操作复杂等问题,未来研究可考虑将统计模型与影像大数据和机器学习等算法进行有机结合,进一步提高模型的准确性同时简化建模步骤。对个体化有限元模型和统计模型的深入研究和推广将有助于提升人们对骨几何形态、材料分布和力学性能等方面的认知,在个体化精准医疗中发挥重要作用。

此外,肌肉控制和神经系统的引入使得肌骨模型更具生物逼真度。现阶段肌骨系统建模在多刚体模型和有限元模型的基础上提出能够大幅缩短建模时间,提高模型计算精度的肌骨多刚体-有限元耦合模型和改进 THUMS 人体有限元安全模型,以及通过神经系统控制肌骨达到运动平衡状态的神经肌骨多刚体模型。肌骨模型的应用可精准地分析特定动作或特殊患者的运动响应,并可以参与制定患者的康复方案、监测健康状况、评估假体或植入装置的设计以及患者术前植入的状态。缺点在于通用模型分析不能反映个体肌骨特征信息,而个体化模型建模的时效性较低。

（徐浩然　汪　萌）

第 14 章　数字仿真方法原理及主流软件介绍

14.1　数字仿真方法

14.1.1　基本概念

有限元分析(finite element analysis)是一种将力学、计算数学和计算机软件相结合的高效数学模拟方法。它的基本概念是用较简单的问题代替复杂问题后求解,它将复杂的求解对象划分成有限个相互关联的简单元素,用既定的函数来指代元素间关系,通过输入初始作用条件,经过系列计算,得到整个问题的近似解,包括应力情况、形变大小、流体运动,以及结构、热、流体等多物理场的耦合效应等。其中不同的材料特性对应不同的输入参数与关联属性,不同的分析类型对应不同的计算函数。作为一种使用成熟且应用广泛的仿真模拟方法,有限元分析可以赋予理想的材质结构并模拟真实工况测试可行性,也可以比较不同方案之间的优劣。有限元法可以将可行性分析完成于方案的参数化阶段,极大提高了设计效率,缩短了设计周期,同时也很好地适应智能互联时代下个性化、定制化的生产方式,促进方案的顺利落地。

14.1.2　求解原理

有限元分析的基本原理是根据几何外形、材料特性以及受力条件等因素将弹性物体离散为有限个体单元,单元划分越细,越接近于实际的情况,计算结果就越精确。这些体单元只在有限个节点上相交接,力通过结点传递,然后在三大守恒定律(质量、动量、能量)的基础上建立平衡方程、本构方程和几何方程,以求解每个体单元的变形、任意体单元或节点的应力分布。有限元法求解必须提供的已知条件有:节点数目、各节点坐标、单元数目和形态、材料的力学性能、边界条件、弹性模量和泊松比、外部节点的载荷。

求解的基本步骤为以下内容。

(1)把连续体分成很多有限尺寸的单元,单元之间用节点连接。

(2)把单元的节点位移作为基本未知量,选择适当的位移函数来表示单元中的位移,并用节点位移来表示此位移函数。

(3)由位移函数求单元的应变,亦即把单元中的应变用节点位移来表示。

(4)通过材料的物理关系,把单元中的应力用节点位移来表示。

(5)将作用在单元上的载荷转化为作用在单元节点上的相当集中力,即等效节点力。应用最小势能原理，可求得单元等效节点力和节点位移的关系，即得单元刚度矩阵。

（6）由各单元刚度矩阵集合成总刚度矩阵，列出每个节点的平衡方程，得出以节点位移表示的平衡方程组。

（7）求解代数方程组，得出各节点的位移，根据节点位移求出各单元中的应力。可简略的认为是通过物体离散化、单元特性分析（选择位移模式/分析单元的力学性质/计算等效节点力）、单元组集、求解未知节点位移等步骤进行综合分析，从而正确求解。

14.2 软件介绍及特点分析

医学研究与工程研究的联系日益密切，这得益于医学成像技术的发展，同时有限元分析法也让复杂的骨骼结构研究变成了可能，两者的结合使得复杂骨力学研究成为可能。例如多排螺旋 CT 扫描技术的快速进步，不仅仅提高了采集效率，还获得了高质量的 CT 图像，为有限元分析提供了基础性的保证。

在获得了高质量的 CT 图像之后，将二维 CT 图像转换成三维模型，需要借助于医学图像处理软件。现在市场上存在着很多的图像处理软件，本文主要介绍图像处理软件 Mimics。在模型重构之后，需要进行有限元前后处理以及仿真分析，本文主要介绍有限元前处理软件 Geomagic Studio 和有限元仿真软件 Ansys、Abaqus 和 Anybody。在进行内、外固定器械在骨折上的有限元分析时，需要单独构建内外固定架的模型，本文主要介绍三维建模软件 UG 和 SolidWorks。

14.2.1 Mimics 医学图像处理软件

Mimics（materialised interactive medical image control system）作为一款交互式的影像处理系统，它是一个基于临床医学影像学，介于医学和机械领域之间的一套逆向软件和计算机辅助设计软件，由比利时的 Materialise 公司开发。它由各种不同的模块构成，依据不同的需求实现不同搭配，从而满足用户的各种需要。Mimics 软件将三维模型重建与编辑操作等功能融合在一起，具有高度的整合性与实用性，通过在软件中导入扫描的断层图像（MRI、CT），构建出研究对象的三维模型并进行图像编辑等操作，然后导出通用的有限元分析（FEA）、快速成型技术（RP）等格式文件，用于接下来 PC 机的数据转换处理。图 3－14－1 展示了 Mimics 软件的功能流程图。

Mimics 作为一款模块化软件，包括 FEA、MEDCAD、RP-SLICE，STL＋等模块，下面对 MEDCAD 模块和 FEA 模块进行简单的介绍。①MEDCAD 模块是 CAD 软件与医学影像之间的桥梁，数据交换采用双向交互形式，从而实现 CT 数据和 CAD 数据之间的转换。MEDCAD 模块可以对图像进行分割从而生成模型轮廓线，进而建立出三维模型，可以应用到 CAD 模型中。②FEA 模块可以对导入的图像数据实现快速处理功能，处理完之后再以需要的文件格式导出。用户依靠图像数据构建出三维模型，接着对模型进行体网格划分。FEA 模块根据数据的灰度值（HU）来对体网格赋予材料参数,最后构建出完整的有限元分析模型。

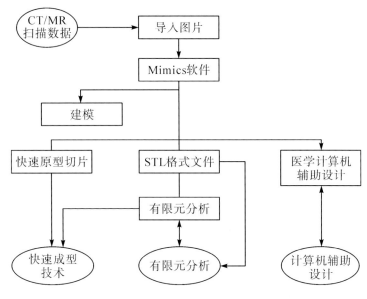

图 3 - 14 - 1　Mimics 功能流程图

14.2.2　Geomagic Studio 有限元前处理软件

Geomagic Studio 是常用的点云处理及三维曲面构建功能最强大的逆向工程软件之一。该软件是美国 Raindrop 公司出品,它可根据物体扫描所得的点阵模型创建出良好的多边形模型或网格模型,并将它们转换为 NURBS 曲面。该软件主要特点是支持多种扫描仪的文件格式的读取和转换、海量点云数据的预处理、智能化 NURBS 构面等。它采用的点云数据的采样精简算法,克服了其他同类软件中对点云数据操作时软件进行图形的拓扑运算速度慢、显示慢等弊端。而且软件人性化的界面设计,使其操作非常方便。相较于同类逆向软件 CATIA,Geomagic Studio 以三角 Bezier 曲面和 NURBS 曲面两种曲面重构理论,可以自动根据点云来构建任意复杂的精确曲面模型。该软件建模效率高,曲面质量好。

Geomagic Studio 包括 Qualify、Capture、Wrap、Shape、Fashion 5 个通用模块。其建模流程为:数据采集、模型修复和三维重建 3 个阶段。其中数据采集是将扫描的点云数据创建出一个 NURBS 曲面;模型修复是使用软件的多边形阶段功能去表面光顺与优化处理多边形网格的数据,达到光顺及完整三角面片网格,消除偏离的三角面片,获得高质量曲面重建;三维重建阶段则是使用曲面阶段的形状模块功能对模型划分整齐的网格,使曲面拟合光顺;然后使用 Fashion 模块功能进行设计目的分析,重新定义各个曲面的特征并拟合光顺成准 CAD 曲面。

14.2.3　Ansys 有限元分析软件

Ansys 是目前世界顶端的有限元商业应用程序,是集结构、流体、电场、磁场、声场、热力学以及耦合场分析于一体的大型通用有限元分析软件,广泛地应用于航空航天制造、汽车研发、医疗卫生、机械仿真、土木建筑等多个领域。Ansys 软件是在 20 世纪 70 年代位于美国宾夕法尼亚州匹兹堡市的 Ansys 公司所开发的,该公司通过多年的技术研发和并购,以及技术经验积累,使 Ansys 拥有了多达百种的材料类型库和单元类型库、提供强大的实体建模工具、拥有高效的网格划分功能。该软件能与多数 CAD 软件接口实现数据的共享和交换,是现代产品设计中的高级 CAE 工具之一。

Ansys 软件的特点有:①数据统一。Ansys 使用统一的数据库来存储模型数据及求解结果,实现前后处理、分析求解及多场分析的数据统一。②强大的建模能力。Ansys 具备三维建模能力,仅靠 Ansys 的图形界面(GUI)就可建立各种复杂的几何模型。③强大的求解功能。Ansys 提供了数种求解器,用户可以根据分析要求选择合适的求解器。④强大的非线性分析功能。Ansys 可进行几何非线性、材料非线性及状态非线性分析。⑤智能网格划分。Ansys 可根据模型的特点自动生成有限元网格。⑥良好的优化功能。⑦良好地用户开发环境。

但与其他有限元分析软件相比,Ansys 的主要优点是它是唯一能实现多场及多场耦合分析的软件,它能实现前后处理、求解及多场分析统一数据库的一体化,并具有多物理场优化功能,而且具有中文界面。和一般的有限元软件一样,Ansys 典型的分析过程由前处理、求解计算和后处理 3 个部分组成。

14.2.4　Abaqus 有限元分析软件

Abaqus 是一款主要用于工程模拟分析的有限元仿真软件,由法国达索公司所开发。Abaqus 以非线性分析的专长而著称,具有可以模拟复杂形状的单元库,材料模型库可以对典型工程问题进行模拟评价分析,比如模拟复合材料、金属、钢筋、土壤以及岩石等材料的特性。Abaqus 包括 Abaqus/Standard 和 Abaqus/Explicit 两个求解器模块,前者属于通用型的分析功能模块,常用于对线性以及非线性问题进行求解计算,比如动态、静态分析以及耦合物理场的分析;后者属于特殊分析模块,多用于对瞬时、短暂的冲击爆炸等动态问题进行分析,也可以适用于某些高度非线性接触问题中。Abaqus 还包含一个支持图形界面的人机交互模块 Abaqus/CAE,可以通过对材料、约束、边界条件、载荷等参数进行设定,从而对复杂问题进行有限元仿真分析。Abaqus/CAE 的一个显著的特点是采用了当前最先进的 CAD 建模方式——基于特征的参数化建模方式来建立其几何模型,也是目前唯一提供这种几何建模方法的有限元前处理程序。跟 Ansys 有限元软件相比,Abaqus 在工程问题方面具有很强的分析能力,其在非线性问题求解领域得到了广泛的应用。另外,Abaqus 还提供了二次开发脚本接口,特别是 UMAT/VUMAT 子程序的广泛应用,方便用户使用编程语言在 Abaqus 中进行插件的开发,极大地提高了有限元建模与后处理的效率。

14.2.5　Anybody 人体建模仿真软件

Anybody 是目前最先进的肌肉骨骼建模与仿真软件,借助该软件可以创建详细

四维骨愈合

的肌肉骨骼模型,进行计算机仿真,从而使人体与产品设计有机统一。Anybody 软件是丹麦奥尔堡大学生物医学工程科研团队开发研制的一款针对肌骨系统的逆向动力学分析软件,基于 Rasmussen 利用刚柔耦合动力学方法对人体肌骨系统进行建模的研究,使用 Lagrangian 动力学方程。AnyBody 软件包括 1000 多个肌肉元素,可以分析模型中各个肌肉、骨骼和关节的受力、变形、肌腱的弹性能、拮抗肌肉作用以及其他对人体有用的特性。

AnyBody 作为一款人体建模仿真系统软件,用来辅助生物力学和人体工效学分析,计算人体对外界环境的力学响应,为生物医学工程和人体工程学性能改进提供了一个行之有效的平台。该软件是一个兼具生物力学和人体功效学的商业分析软件,能够构建并分析人体完整的骨骼肌肉系统,利用逆向动力学方法可以获得在不同环境下的骨骼、肌肉以及关节的受力与变形等情况。

AnyBody 人体建模仿真软件适合不同的建模需求,建模的方法大致可以分为以下几种。

(1)载入其他人已经定义好的模型,通过施加载荷和姿势等参数来建立模型。例如,从模型库中调用人体站立模型(standing model),允许对模型特定的位置施加载荷以及改变姿势,系统会计算出肌肉的反应以及关节的受力。

(2)通过修改其他人已经定义好的模型,从而建立符合自己要求的模型。

(3)从模型库中选取单一的人体部位模型来建立模型,这就允许对人体部分模型进行细节研究与分析。例如,单一地构建人体食指骨骼肌肉模型,研究食指在冷水刺激下的灵活性问题。

(4)从模型库中调用已经定义好的人体部件来重新组建成新的模型,并设置交互环境以及边界条件。例如,通过该种建模方法建立人体在地面上进行健身训练的模型。

(5)从上而下的构建人体骨骼模型和交互环境,此种建模方法最为复杂。

14.2.6 UG 三维建模软件

UG 软件是现如今世界上最为先进、紧密集成的、面向制造行业的 CAID/CAD/CAM/CAE 高端软件系统之一。UG 是起源于美国的产品,它集设计、分析和制造为一体,广泛应用于航空、航天、汽车和家用电器等制造领域。由于其能适应各种复杂曲面造型,可以准确反应零件之间的关系,使得产品开发、设计、制造可以实现无纸化生产,所以在各个领域都得到广泛的应用。UG 本身涉及多个领域,其中包括三维造型、装配、工业造型设计、平面工程制图、钣金设计、机构运动分析、有限元分析、渲染和动画仿真、数控模拟加工等几十个模块。

UG 软件具有以下特点。

(1)大部分的功能及操作都能够利用鼠标在用户界面中实现;用户在使用软件时,系统会提供相应的提示信息,这能帮助用户顺利使用软件。

(2)由于数据库管理统一且高效,这使得 UG NX 的各个功能模块之间能够进行元数据交换的自由切换。

（3）集实体建模、曲面建模以及参数化建模等不同建模技术于一身，具有更为完整、直观和强大的建模功能。

（4）以 Parasolid 这个多数著名 CAD/CAE/CAM 软件实体造型的基础作为实体建模核心，带来领先的实体造型功能。

（5）具有能够采用多种方法生成复杂曲面的强大的曲面造型功能，用于造型具有复杂曲面的零件尤为合适。

（6）可根据三维实体模型方便地生成二维工程图纸，并能够根据 ISO 标准和国标添加相应的剖视图、尺寸标注、公差和技术说明等，因此出图功能十分完善。

14.2.7 Solidworks 三维建模软件

Solidworks 是一套基于 Windows 的 CAD/CAE/CAM/PDM 桌面集成系统，是由美国 Solidworks 公司在总结和继承了大型机械 CAD 软件的基础上，在 Windows 环境下实现的第一个机械 CAD 软件。在 20 世纪 90 年代初，总部位于法国巴黎的 Dassault Systems 公司创立了 Solidworks 子公司，在 1995 年该公司正式推出了 Solidworks 三维机械设计软件。随着 Solidworks 版本的不断提高、性能的不断增强以及功能的不断完善，Solidworks 已经完全能满足现代企业机械设计的要求，并已广泛应用于机械设计和机械制造的各个行业，它主要包括机械零件设计、装配设计、动画和渲染、有限元高级分析技术和钣金制作等模块，功能强大，完全满足机械设计的需求。此外，该软件被应用于航空航天、医疗、交通、食品、娱乐、日用品等各个行业。

Solidworks 软件具有如下特点。

（1）基于特征及参数化的造型。Solidworks 装配体由零件组成，而零件由特征（如凸台、螺纹孔、筋板等）组成。这种特征造型方法直观地展示人们所熟悉的三维物体，体现设计者的设计意图。

（2）巧妙地解决了多重关联性。Solidworks 创作过程包含三维与二维交替的过程，因此完整的设计文件包括零件文件、装配文件和二者的工程图文件。Solidworks 软件成功地处理了创作过程中存在多重关联性，使得设计过程顺畅、简单及准确。

（3）易学易用。Solidworks 软件易于使用者学习，便于使用者进行设计、制造和交流。熟悉 Windows 系统的人基本上都可以运用 Solidworks 软件进行设计，而且软件图标的设计简单明了，帮助文件详细，自带教程丰富，又采用核心汉化，易学易懂。其他三维 CAD 软件学习通常需要 3 个月，而 Solidworks 只需要两星期。

（徐浩然　汪　萌）

四维骨愈合

第15章 人体组织建模方法及力学测试

根据研究工作的性质,有限单元法在生物医学工程中的应用大致可分为有限元方法应用理论、生物试验仿真、有限元建模等几个方面。根据研究工作的对象,有限单元法在生物医学工程中的应用大致可分为人体组织有限元模型构建与分析、医疗器械的力学性能评价与优化设计两个方面。有限单元法在人体组织建模中的应用应包括:人体骨组织有限元模型、人体软组织有限元模型(可进一步细分为人体肌肉组织有限元模型、人体皮下脂肪组织有限元模型、人体皮肤、肌腱、韧带、神经、血管等有限元模型)、人体关节软骨有限元模型、血液有限元模型等。按照建模步骤的不同,有限单元法在人体组织建模中的研究工作主要分布于几何建模算法的研究、网格划分算法的研究、人体组织本构方程的研究、力学平衡方程的求解方法研究,更进一步的扩展研究还包括人体组织变形算法研究、人体组织切割算法研究和可视化方面的研究。

15.1 人体组织建模方法

当人体遭受损伤时,除了骨组织以外,软组织也会受到不同程度的伤害。因此,对人体软组织的研究也很有必要。在人体组织中,皮肤、脂肪和肌肉是人体重要软组织,在保护人体脏器方面发挥着重要的作用。心脏和肝脏是人体的重要器官,心脏的搏动推动着血液的流动,是血液运输的动力器官。肝脏是腹腔内最大的实质性器官,也是最重要的生命器官之一。

人体皮肤、肌肉和脂肪的建模方法和骨头的建模方法基本一样,不同点是灰度范围和材料模型。即首先用 CT 机扫描得到 CT 图像,随后将数据导入医学图像处理软件 Mimics 中读取并获得 CT 断层图像,然后生成三维模型(图 3-15-1);使用 Mimics 建立模型后,将其进行网格划分,用有限元前处理软件 Geomagic Studio 对三维模型进行修补、优化以及网格的实体化。人体脏器几何数据来源于中国可视化人体切片数据集。在 Mimics 软件中构建脏器三维模型,再采用 Geomagic 软件对模型进行几何表面清理,最后导入 Hypermesh 划分有限元网格。

15.2 人体组织力学测试方法

在生物力学损伤分析中,人体组织常用的材料类型有弹性、弹塑性、黏弹性等,其中骨骼多使用弹性和弹塑性材料,而内脏和肌肉一般使用黏弹性材料。为了获取人体组织的具体参数进行有限元分析,需要对人体组织进行力学测试得到其应力-应变曲线,测试主要分为准静态条件下力学测试和动态力学测试两种。

获取人体活体软组织试样极其不易,因此研究者通常采用其他动物的软组织材料来进行研究。猪的软组织和人类软组织有一定的相似性,因此在实验中选用猪的软组织作为试样进行实验。为了保证实验结果能表示在同一部位受到载荷的状况,实验研究的皮肤、脂肪和肌肉三种不同软组织试样均来自同一个体的同一部位,均取自猪的胸腹部,心脏和肝脏则来自当天屠宰的成年猪的新鲜心脏与肝脏。

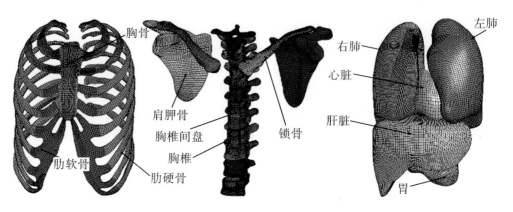

图 3 - 15 - 1　人体躯干有限元模型

15.2.1　生物软组织的准静态力学性能测试

15.2.1.1　软组织的准静态拉伸实验(皮肤、肌肉、脂肪)

皮肤的厚度较薄且均匀,经过测量得到其平均厚度为约为 2.5mm。在准静态拉伸实验中,脂肪和肌肉组织比皮肤更加柔软,为了获得较大的入口力,减小其他外界因素造成的实验误差,脂肪和肌肉组织将使用较大一些的尺寸。使用切片机分别将脂肪样本和肌肉样本都切成 5mm 的薄片。由于肌肉组织拥有各向异性的特点,因此需要将肌肉样本分别按平行于肌肉纤维方向和垂直于肌肉纤维方向进行切片。然后再使用锋利的手术刀将获得的软组织薄片样本切成长度大于 40mm,宽度为 15mm 的长条状试样(图 3 - 15 - 2)。

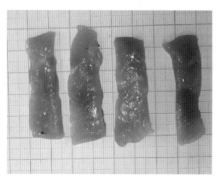

垂直于肌肉纤维方向

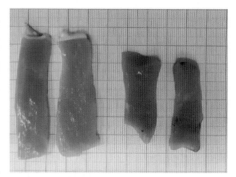

沿着肌肉纤维方向

图 3 - 15 - 2　两种纤维方向的肌肉拉伸试样

四维骨愈合

软组织的准静态拉伸实验所使用的 MTS 材料试验机(图 3-15-3),在夹紧试样时使用的是试验机上原有的夹具,但是由于试验机上的夹具夹紧力较大,如果直接任由夹紧力加在脂肪或肌肉组织上,会使细胞破裂脱水进而破坏试样影响实验结果。因此,在夹紧脂肪或肌肉组织试样时,应在夹具的钳口间放置 3mm 左右的限位块,这样既能使试样被夹紧不会滑脱,也能保证试样不会被夹具破坏,图 3-15-3 使用硬纸片作为限位块。

在进行实验时,将试样置于夹具之间夹紧,加载部分长约为 20mm,精确尺寸用游标卡尺进行测量(图 3-15-3)。为了得到试样分别在 0.1/s 和 0.01/s 应变率下的实验结果,在试验机实验方案中设置加载速率分别 2mm/s 和 0.2mm/s。

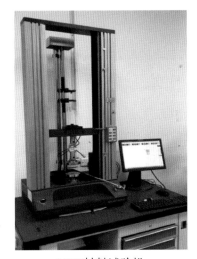 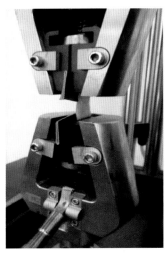

MTS材料试验机　　　　　　夹具夹紧试件

图 3-15-3　MTS 材料试验机

皮肤、脂肪与肌肉沿纤维方向和垂直于纤维方向这 4 组试样在两种应变率下分别进行实验。实验所得 4 组试样的应力-应变曲线如图 3-15-4 所示。

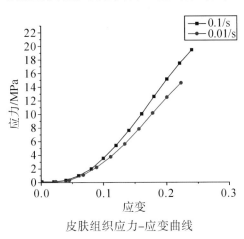

皮肤组织应力-应变曲线

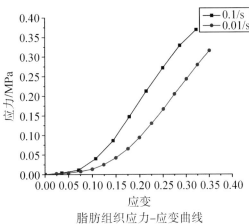

脂肪组织应力-应变曲线

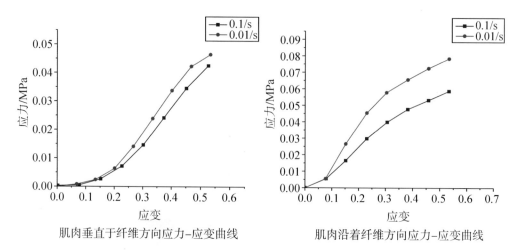

肌肉垂直于纤维方向应力-应变曲线   肌肉沿着纤维方向应力-应变曲线

图 3 - 15 - 4   皮肤、脂肪、肌肉的应力-应变曲线

15.2.1.2 软组织的准静态压缩实验

软组织的准静态压缩实验(皮肤、肌肉、脂肪、心脏、肝脏)同样在万能材料试验机上进行。进行实验时,试样放置在一个平整的圆形托盘上,托盘在放置试样前无须涂抹润滑剂,因为生物组织试样本身就含有较丰富的油脂,在实验过程中渗出的油脂可减小端面摩擦效应。

在准静态压缩实验,同样为了获得较大的加载力,对于脂肪和肌肉组织将使用厚度为 5mm 的试样。随后使用直径为 20mm 的角膜环钻分别在 2.5mm 的皮肤和 5mm 的脂肪和肌肉组织样本上切出圆柱形试样(图 3 - 15 - 5)。

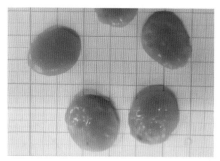
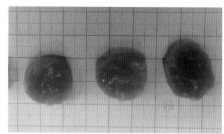

肌肉垂直于纤维方向   肌肉沿着纤维方向

图 3 - 15 - 5   两种纤维方向的肌肉压缩试样

在实验时,为了得到试样分别在 0.1/s 和 0.01/s 应变率下的实验结果,在试验机实验方案中设置加载速率分别 0.5mm/s 和 0.05mm/s。

皮肤、脂肪与肌肉沿纤维方向和垂直纤维方向这 4 组试样在两种应变率下分别进行实验。实验所得 4 组试样的应力-应变曲线如图 3 - 15 - 6。

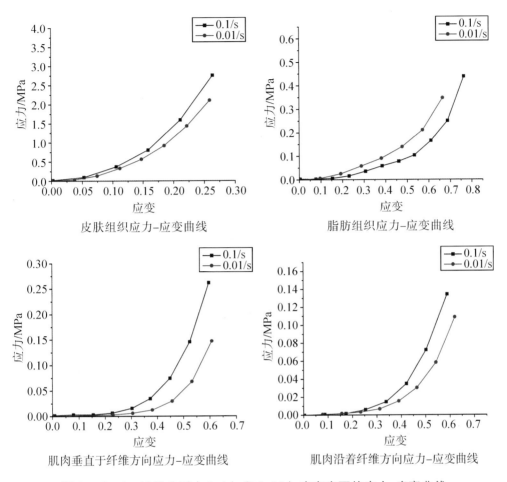

皮肤组织应力-应变曲线

脂肪组织应力-应变曲线

肌肉垂直于纤维方向应力-应变曲线

肌肉沿着纤维方向应力-应变曲线

图 3-15-6 试样分别在 0.1/s 和 0.01/s 应变率下的应力-应变曲线

心脏与肝脏的准静态压缩实验也在万能材料试验机上完成。由于心脏和肝脏组织比较柔软,为了获得较大的入口力并减小实验误差,准静态实验中试样尺寸需制作得大一些。由于心脏是中空的肌性器官,为了使试样制作方便,将选取内壁最厚的左心室进行实验。猪肝实验所取的试样来自肝实质部分。

准静态实验中心脏和肝脏组织试样采用厚 7mm、直径 12mm 的圆柱形,万能材料试验机选取的最大量程为 50N。进行准静态压缩实验时,用镊子轻轻夹起试样将其放置在试验机的平整圆形托盘上。由于生物软组织本身就含有丰富的油脂,当它们被压缩时渗出的油脂可减小端面摩擦,因此圆形托盘在放置试样前不需要涂抹润滑剂。然后使试验机上托盘下降到与试样上表面轻轻触碰。猪肝试样加载应变率控制为 0.01/s,猪心试样加载应变率控制为 0.1/s,试验机加载速率分别为 0.07mm/s 和 0.7mm/s(图 3-15-7)。

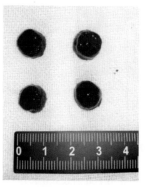
准静态肝脏试样

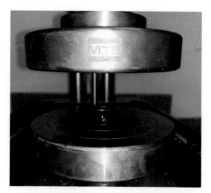
肝脏准静态实验

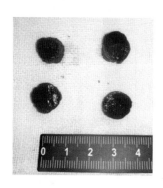
准静态心脏试样

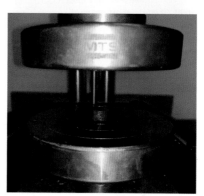
心脏准静态实验

图 3-15-7　肝脏与心脏组织准静态压缩实验

通过准静态压缩实验,得到猪肝试样在 0.01/s 与猪心试样在 0.1/s 应变率下的应力-应变曲线,每条曲线均由 3 次实验曲线平均得到,如图 3-15-8 所示。

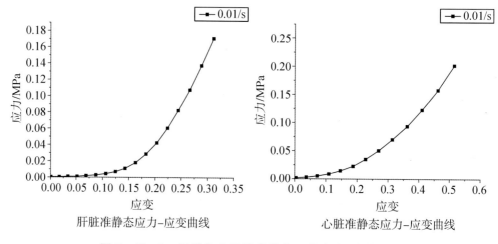

肝脏准静态应力-应变曲线　　　　　心脏准静态应力-应变曲线

图 3-15-8　肝脏和心脏的准静态压缩应力-应变曲线

四维骨愈合

3.2.2　生物软组织的动态测试

生物软组织的动态测试一般在霍普金森杆实验装置系统上进行。霍普金森杆又分为霍普金森拉杆装置(SHTB)和霍普金森压杆(SHPB)装置。对于霍普金森杆上进行的实验存在两个基本假设：①一维应力假设,即假设应力波在杆中传播不会发生弥散,并且轴向应力在每个横截面上都均匀分布。②动态应力均匀假设,即假设在加载过程中试样的应力、应变沿轴向和径向是均匀的(图3-15-9)。

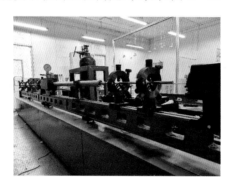

图 3 - 15 - 9　SHTB 实验装置

3.2.2.1　软组织的动态拉伸实验(皮肤、肌肉、心脏、肝脏)

经典的霍普金森拉杆装置由入射杆、法兰、透射杆、发射装置和吸收装置组成。将整形器贴放在法兰的撞击面上,从而延长上升沿的时间。入射杆和透射杆上贴有半导体应变片,应变信号通过半桥对臂接法采集(图3-15-10)。通过入射信号和透射信号可以分别获得试样的应变和应力情况,即可计算出材料的应力-应变曲线。测试时首先由发射装置释放高压气体给予撞击管一定的速度。撞击管与法兰发生撞击,撞击杆的动能以拉伸应力波的形式传递到入射杆上,经过应变片时应变信号被记录下来,之后传递到试样处。在试样与入射杆的界面上,一部分应力波反射回入射杆,即反射波；另一部分作用到试样上对试样进行拉伸。应力波在试样中迅速传递,直至试样达到应力平衡。同时应力波传递至透射杆上,即透射波,被透射杆上的应变片记录下来。

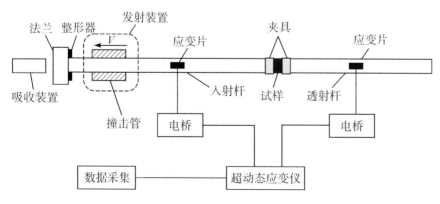

图 3 - 15 - 10　SHTB 实验装置示意图

以猪胸部皮肤作为生物类靶标材料,研究其在高应变率下动态拉伸的力学特性。从农贸市场购买当天屠宰的成年猪的胸部组织,用手术刀小心地将与皮肤相连的脂肪层和猪毛去除干净,获得一张完整的猪胸部皮肤组织。将此张猪皮切割成若干长47mm左右、宽25mm左右的长方形试样,使其刚好能完全包裹杆件一周,以便形成管状夹持在杆上(图3-15-11)。

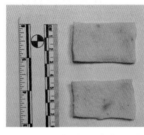 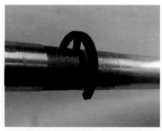 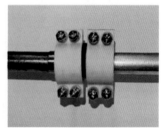

用于SHTB实验的猪皮试样　　入射杆和透射杆之间的定距垫片　　夹持好的猪皮试样

图3-15-11　皮肤SHTB实验准备

本实验有几种不同的应变率,分别是0.1/s、900/s、2000/s和3000/s,每种应变率的应力-应变曲线均由3次重复试验平均获得,如图3-15-12所示。

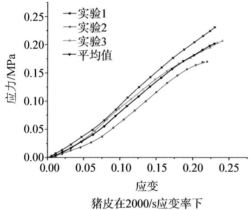 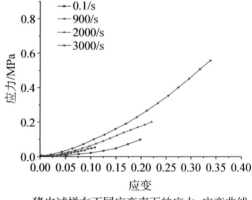

猪皮在2000/s应变率下　　　　猪皮试样在不同应变率下的应力-应变曲线
3次重复SHTB实验测得的应力-应变曲线

图3-15-12　皮肤的SHTB实验结果

以猪后腿的骨骼肌为研究对象,沿着肌纤维方向的组织来进行拉伸加载实验。将间距2.5mm的刀组安装在猪肉切片机上,然后用此切片机将挑选出的那块肌肉沿着肌纤维方向切成厚2.5mm的均匀薄片。用手术刀小心地将肌肉薄片切成长47mm左右、宽25mm左右的长方形,使其刚好能包裹杆件一周,以便形成管状试样夹持在杆上(图3-15-13)。

肌肉试样分别在0.1/s、800/s、2000/s和3000/s不同应变率下的应力-应变曲线,都是在相同的实验条件下进行3次重复试验所获得的平均值(图3-15-14)。

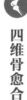

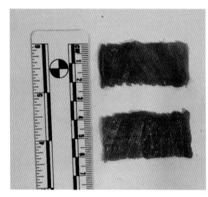
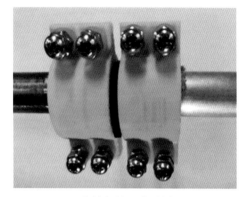

用于SHTB实验的肌肉试样 　　　　　　　夹持好的肌肉试样

图 3 - 15 - 13 　肌肉 SHTB 实验准备

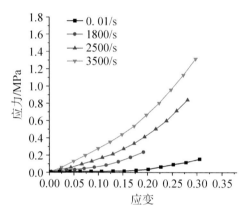

图 3 - 15 - 14 　肌肉试样分别在 0.01/s、1800/s、2500/s 和 3500/s
不同应变率下的应力-应变曲线

　　先用刀将猪心切成块状,再用切肉机沿着心肌纤维方向将猪心切成 2.5mm 厚的薄片组。最后用手术刀将片状的猪心切成矩形,长侧垂直于纤维方向,短侧平行于纤维方向。标准试样长 47mm、宽 20mm、厚 2.5mm。使用铁丝网紧密地裹在入射杆和透射杆上,并用胶水将其固定,使杆件表面变得粗糙,以增加试样与杆件之间的摩擦力。将厚度为 2.5mm 的定距垫片放置在入射杆与透射杆之间,试样沿着定距垫片内圆和外圆之间的缝隙包裹在杆件上,定距垫片的厚度即为试样的有效拉伸长度。用扎带紧贴着定距垫片两端将试样夹紧,扎带可以提供较大的夹持压力,并且试样与扎带的接触面上受力均匀(图 3 - 15 - 15)。

　　对猪心脏试样进行了 1000/s、2000/s 应变率的拉伸实验,每种应变率下进行了 3次有效实验,并取 3 次实验结果的平均值作为最终实验结果,取 3 次实验结果的标准差制作误差棒(图 3 - 15 - 16)。

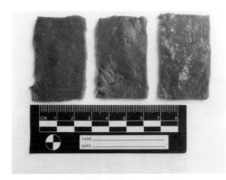
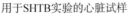
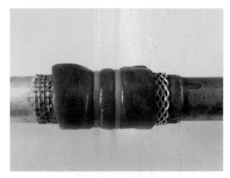

用于SHTB实验的心脏试样　　　　　　　　夹持好的心脏试样

图 3 - 15 - 15　心脏的 SHTB 实验准备

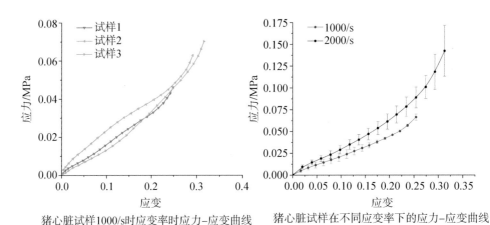

猪心脏试样1000/s时应变率时应力–应变曲线　　　猪心脏试样在不同应变率下的应力–应变曲线

图 3 - 15 - 16　心脏的 SHTB 实验结果

　　肝脏组织除了少量孔隙外,可视为均匀材料。由于肝脏材料十分柔软,直接人工进行试样制备非常困难,且试样尺寸的一致性难以保证,因此先使用手术刀将肝脏切分为块状,再利用切肉机将肝脏切分为厚度一致的薄片。切肉机选用间距为 2.5mm 的刀组,肝脏薄片厚度即为 2.5mm。最后通过手术刀将肝脏薄片切成长 50mm 左右、宽 25mm 左右的长方形(图 3 - 15 - 17)。该尺寸试样可以均匀地包裹杆件一周。

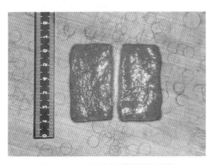
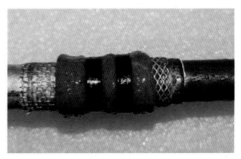

用于SHTB实验的猪肝脏试样　　　　　　　　夹持好的肝脏试样

图 3 - 15 - 17　肝脏的 SHTB 实验准备

对肝脏试样在 2000/s 应变率和 3000/s 应变率下的 3 次实验结果,分别取平均值作为最终结果,标准差做误差棒,实验结果如图 3-15-18。

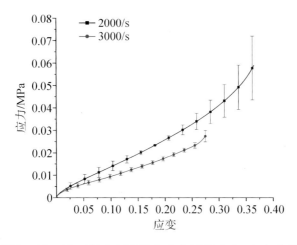

图 3-15-18　肝脏在不同应变率下的应力-应变曲线

3.2.2.2　软组织的动态压缩实验(肌肉、皮肤、脂肪、心脏、肝脏)

生物软组织的波阻抗不到金属材料的十分之一,导致采用经典霍普金森压杆装置无法测得有效的透射信号。本书对传统 SHPB 装置进行了改进,使其可以较好地测量软组织材料的动态压缩力学特性。改进的 SHPB 实验装置由铝制的撞击杆、入射杆和透射杆组成(图 3-15-19)。入射杆上贴有电阻应变片,采用半桥对臂接法采集杆中入射应变与反射应变信号。在入射杆与透射杆的撞击端面间贴有一对 PVDF 压电薄膜传感器,用来采集试样在加载过程中的受力。通过采样频率为 5MHz 的高速数据采集系统记录应变片和 PVDF 传感器的输出信号。PVDF 压电薄膜传感器具有压电系数高、频响宽、横向尺寸薄、不需外加电源支持以及测量应力范围大等优点。本实验采用 JYC15-3B 型 PVDF 压电薄膜传感器,其动态测量范围为 0~100GPa,适应的采样频率范围为 0~100MHz,动态压电常数为 43.94pc/(N·cm^2)。传感器厚度不到 0.1mm,置于试样两端并不会对实验结果造成影响。

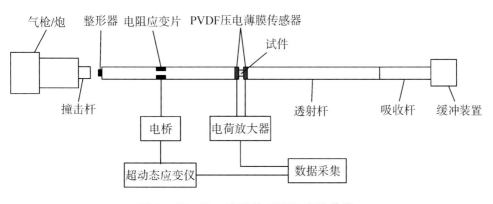

图 3-15-19　改进的 SHPB 实验装置

传统的SHPB实验方法（图3-15-20）。试样两端受到的力F_1、F_2可由入射信号ε_I、反射信号ε_R和透射信号ε_T表示，计算为

$$F_1 = E_b \cdot A_b \cdot (\varepsilon_I + \varepsilon_R) \tag{3.15.1}$$

$$F_2 = E_b \cdot A_b \cdot \varepsilon_T \tag{3.15.2}$$

其中E_b表示杆的弹性模量，A_b表示杆的横截面积。

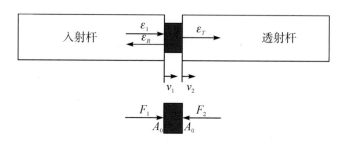

图3-3-20　SHPB的测试区域

改进的SHPB实验装置通过一对PVDF压电薄膜传感器直接获得试样两端的力F_1、F_2，则试样的应力可由式（3.15.3）、式（3.15.4）计算得出

$$F_{1,2} = \frac{U \cdot A_0 \cdot K_1}{K_2 \cdot K_3} \tag{3.15.3}$$

$$\sigma_g = \frac{F_1 + F_2}{2A_0} \tag{3.15.4}$$

其中A_0表示试样的初始横截面积，U表示PVDF传感器采集到的压电信号，K_1表示电荷放大器的灵敏度，K_2表示电荷放大器的放大倍数，K_3表示PVDF传感器灵敏度。

试样前后两端面的质点速度分别为v_1、v_2，分别计算为

$$v_1 = C_b \cdot (\varepsilon_I - \varepsilon_R) \tag{3.15.5}$$

$$v_2 = C_b \cdot \varepsilon_T \tag{3.15.6}$$

$$C_b = \sqrt{\frac{E_b}{\rho_b}} \tag{3.15.7}$$

其中C_b表示入射杆的声速，ρ_b表示杆的密度。

动态平衡要求符合

$$F_1 = F_2 \tag{3.15.8}$$

试样的应变率$\dot{\varepsilon}_g$为

$$\dot{\varepsilon}_g = \frac{v_1 - v_2}{l_0} \tag{3.15.9}$$

其中l_0表示试样的初始长度。

将式（3.15.1）至（3.15.8）代入式（3.15.9），试样的应变率$\dot{\varepsilon}_g$可简化为

$$\dot{\varepsilon}_g = -\frac{2C_b}{l_0} \cdot \varepsilon_R \tag{3.15.10}$$

对式(3.15.10)积分可得试样的应变表达式为

$$\varepsilon_{\mathrm{g}} = -\frac{2C_{\mathrm{b}}}{l_0}\int_0^{t_0}\varepsilon_{\mathrm{R}}\mathrm{d}t \tag{3.15.11}$$

对于生物软组织这类不可压缩材料,由于受载后变形较大,一般采用真实应力应变来表达其力学特性。当材料为不可压缩且规定压为正方向时,真实应力应变与工程应力应变有如下关系

$$\sigma_{\mathrm{t}} = \sigma_{\mathrm{g}}(1-\varepsilon_{\mathrm{g}}) \tag{3.15.12}$$

$$\varepsilon_{\mathrm{t}} = -\ln(1-\varepsilon_{\mathrm{g}}) \tag{3.15.13}$$

试样选用猪胸腹部的软组织,获得的试样尺寸为厚 2.5mm,直径为 8mm 的圆柱体,其中肌肉组织分为肌肉沿着纤维方向和肌肉垂直纤维方向两个方向(图 3-15-21)。

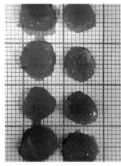 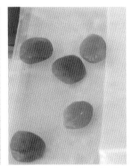 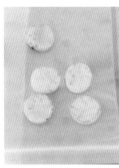 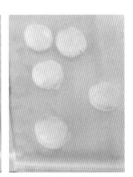

肌肉沿着纤维方向　　肌肉垂直于纤维方向　　皮肤组织　　　　脂肪组织

图 3-15-21　生物软组织试样

对肌肉试样进行沿着肌肉纤维方向加载测试时,撞击杆速度为 7.7m/s;对脂肪组织进行测试时,撞击杆的速度为 8.1m/s;对皮肤组织进行测试时,撞击杆的速度为 7.0m/s,实验结果如图 3-15-22。实验结果表明,肌肉、脂肪和皮肤组织均具有明显的应变率效应,其应力水平随着应变率的提高而提高。在相同应变率下脂肪的强度要略高于肌肉组织的强度。在加载过程中,脂肪颗粒的破裂对实验结果的影响比较显著。而皮肤组织整体曲线非常平滑,且强度则要远高于脂肪和肌肉组织的强度。

对心脏组织进行动态压缩实验,得到心脏组织 3 种高应变率(2100/s,3000/s,4000/s)下的应力-应变曲线。每种应变率的应力-应变曲线都是在相同的实验条件下进行 3 次重复试验并取它们的平均值获得的(图 3-15-23)。从图中可以看出,当应变达到 0.2 时应力幅值迅速增大。随着应变率的增加,曲线的非线性特征也更加明显。但是应变率为 2100/s 的应力-应变曲线却没有后面的凹向上的非线性阶段,这是因为较低应变率时压缩应力波无法使心脏试样产生足够大的压缩变形,导致其无法达到足够的应变。同时还可以看出,随着应变率的增加心脏组织的强度也随之增大,表现出明显的应变率效应。当应变为 0.3 时,应变率为 0.1/s、3000/s 和 4000/s 的曲线所对应的应力值分别为 0.13MPa、0.54MPa 和 0.68MPa。心脏组织的应力-应

变曲线还有一个特性,即随着应变率的增加,试验所能达到的应变也在增加。如应变率为 2100/s、3000/s 和 4000/s 的曲线所能达到的应变分别为 0.26、0.48 和 0.68。

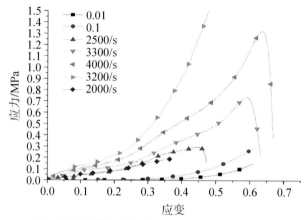

垂直于肌肉纤维方向加载在不同应变率下的应力–应变曲线

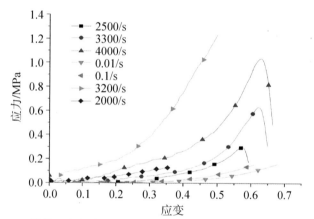

沿着肌肉纤维方向加载在不同应变率下的应力–应变曲线

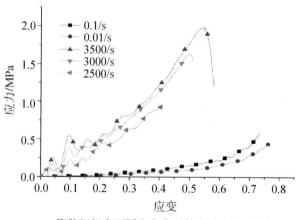

脂肪组织在不同应变率下的应力–应变曲线

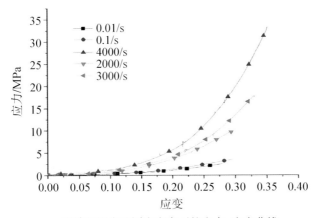

皮肤组织在不同应变率下的应力-应变曲线

图 3-15-22　SHPB 肌肉、脂肪、皮肤实验结果

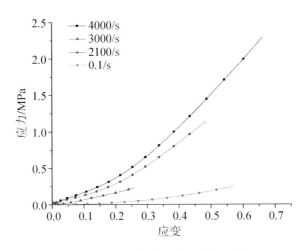

图 3-15-23　心脏应力-应变曲线图

对肝脏组织进行动态压缩实验,得到肝脏组织 3 种高应变率(1800/s,2500/s,3500/s)下的应力-应变曲线。每种应变率的应力-应变曲线都是在相同的实验条件下进行 3 次重复试验并取它们的平均值获得的(图 3-15-24)。从图中可以看出,肝脏组织的应力-应变曲线呈现出凹向上的非线性特征,曲线在加载的初始阶段应力增长较缓慢,当应变超过某一阶段后,应力幅值迅速增大。随着应变率的增加,曲线的非线性特征更加明显。如当应变为 0.15 时,应变率为 2500/s 的曲线对应的应力值为 0.27MPa,而当应变为 0.25 时,该曲线的应力值为 0.68MPa,增幅约为 3 倍。同时还可以看出,随着应变率的增加,肝脏组织达到相同应变时的应力也随之增大,即表现出明显的应变率效应。如当应变为 0.25 时,应变率为 0.01/s、2500/s 和 3500/s 的曲线所对应的应力值分别为 0.09MPa、0.68MPa 和 0.99MPa。

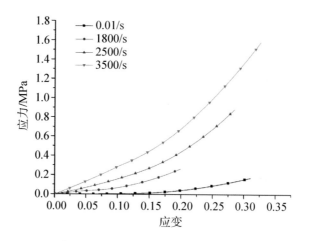

图 3 - 15 - 24 肝脏应力-应变曲线

　　根据实验结果可以发现,软组织的应力-应变曲线都表现出凹向上的非线性特征,初始加载阶段应力幅值较低,当应变达到某一阶段后,应力幅值迅速增大。同时,软组织力学特性也具有明显的应变率效应,即随着应变率的增大,达到相同应变所需要的应力也随之增大。需要指出的是,本文霍普金森杆实验得到的应力-应变曲线中的应力最大值对应的是冲击载荷结束时的应力值,并不能代表试样的破坏应力。

　　上述实验结果可为人体组织有限元模拟提供材料本构参数。

(徐浩然　汪　萌)

第16章　骨的数字仿真研究

在生物力学领域,有限元分析是仿真人体结构力学功能的有效实验手段,通过建立人体有限元模型,赋予模型材料力学性质并合理模拟在体条件,可以有效地对人体结构的应力、应变、模态分析、外部冲击响应疲劳等进行分析。20世纪40年代,Courantz率先使用了与有限元单元法近似的一种方法。1960年,Clough提出了有限元法。随着计算机技术等技术的高速发展,有限元技术越来越多地被运用在各个领域中,如制造业、建筑、物流和医学等。

1972年,Rybicki和Brekelmans首先运用有限元的方法研究骨生物力学。之后,随着计算机技术的发展,有限元法由于其高效性和经济性越来越多地用于骨生物力学的研究。

从建模的方法来说,早期的主要为二维模型,三维模型的出现提高了结构表达的准确性和完整性。滕勇等建立了与实物高度相似的股骨髁的三维实体模型,此模型编辑性强,能够进行计算机辅助设计和制造。

从材料性质来看,非线性材料逐渐取代了早期使用的线性材料,更符合骨的材料性质。Eiskeikh等人建立了骨的弹塑性模型,并认为在静态学分析中可将骨假定为线性材料,动态分析中可将骨假定为双线性弹塑性模型。Mota等人在分析头颅骨的枪弹伤时建立了骨的黏弹性模型。樊黎霞等在有限元分析中将密质骨定义为各向异性材料,并建立了基于霍夫曼准则的失效准则。罗成刚等通过自主开发程序,建立了与股骨表观密度和载荷方向相关的力学模型,准确地模拟了骨的非均匀性和各向异性的特点。

从分析过程来看,静态过程逐步被动态过程(如碰撞、瞬态、冲击等)所代替,更为准确地表达出人体运动的实际过程。陈海斌等建立了流-固耦合的胫骨动力学模型,模拟了在撞击载荷下胫骨的动力学响应过程。

在正常生物力学研究中,研究的范围涉及颅面骨、颌骨、脊柱、髋关节等各个方面,主要研究各骨骼承受载荷的能力。在这些研究中,通过多排螺旋CT扫描建立骨骼有限元模型的方法得到应用,此方法缩短了建模所用的时间,并提高了模型的精确度。

在骨折及骨骼修复的研究中,主要研究骨折的应力响应情况和修复后骨骼的适应情况。步玮等通过有限元法,对颅骨凹陷性骨折的应力变化进行了研究。刘峰等通过有限元法,对下颌骨缺损修复术后的应力进行了分析。

在置换材料的研究中,置换材料多种多样,其中应用最多的是钛合金和钴铬合金,王沫楠等通过有限元热分析,分别研究了材料热物理性质对假体的应力影响。林凤飞等通过有限元法,对不同材料的假体髋关节进行了骨界面应力分布的研究,为髋关节假体的设计和制造提供了理论依据。

16.1 有限元技术在人体骨组织创伤中的应用

力学因素是骨折创伤机制中必须要考虑的重要影响因素,而骨骼力学试验很难在临床上大面积开展。将有限元技术用于骨折创伤机制的研究,并为骨折的诊断、治疗以及评估提供了可靠的生物力学依据,也为研究骨骼的力学环境提供了有力支撑。

有限元技术在骨折创伤机制中的应用主要集中在两个方面,即对骨折的力学特性的研究和对骨折愈合过程的研究。吴伟使用有限元技术对正常股骨和股骨颈骨折处不同部位骨缺损内固定术后股骨近端的生物力学进行了分析,研究得到了正常股骨和股骨颈断端不同部位骨缺损内固定术后,股骨近端以及固定螺钉的应力变化。

周江军等人建立了股骨骨折髓内钉术后 1 年的骨愈合模型,用有限元分析来研究对比内固定取出前后的模型应力分布情况。研究表明,对骨折内固定取出前的骨愈合模型进行运算分析,可以快速预判术后是否会导致骨折断端断裂。张帅等建立了股骨近端不同缺损的三维有限元模型,分析研究了股骨近端在慢步行走步态周期中的局部应力及应变,研究探讨了缺损大小和部位对于股骨近端力学的影响,初步提出骨折风险可能的范围,为临床治疗股骨近端骨缺损提供了指导和理论依据。王沫楠提出基于力学环境和血液供给条件建立的骨折愈合仿真模型,在研究中建立了骨折的三维几何模型,通过有限元法计算骨痂局部力刺激,并与模糊逻辑相结合,将血液浓度作为时空状态变量引入到模型中,描述骨痂力学及组织分化过程。通过前进欧拉法进行组织浓度等时间步长的迭代更新,在 Visual Studio 2012 环境下实现愈合进程模拟。最后,利用仿真模型预测稳定与不稳定环境下骨间动度随骨折愈合时间的变化情况,并将仿真结果数据与实验数据进行对比,结果表明仿真结果与实验数据在趋势和数值上都有较好的吻合,仿真结果数据全部分布在实验数据平均偏差范围内。该结果验证了骨折愈合模型的精确性以及在模拟骨折愈合过程方面的优势。

张云鹏等人建立了胫骨平台复杂骨折的三维实体模型,为骨折的诊断、治疗以及进一步的研究提供了支持。李忠贤等用有限元分析研究了尺桡骨应变及形态学与受力的关系,模拟尺桡骨各类骨折受力情况,建立了尺桡骨骨折断裂模型。该研究确认了蒙医正骨手法在尺桡骨骨折中的应用原理,量化了蒙医整骨复位的手法,为传统的手法复位提供了理论指导,有助于传统固定术的传承和推进当今手法复位的发展。朱学敏等探讨了有限元技术在跟骨骨折方面的应用,认为有限元技术能将跟骨的复杂解剖及力学结构简单化、精细化,并模拟和测量在不同的力学状态下其应力、应变和位移变化,还能研究跟骨结构的应力、应变、模态、外部冲击响应疲劳等。此外,他认为有限元技术可用于分析跟骨的受力情况和受伤机制,比较各种手术方式的优劣以及内固定器械的稳定性,从而为临床治疗提供生物力学基础和理论依据,也为跟骨

四维骨愈合

骨折的规范化分型和治疗提供有力的保障,同时能够较好地满足科研论证和临床预测的实际需要,为研究跟骨运动损伤机理、跟骨骨折的临床治疗决策及并发症研究提供了参考。陈波杰等探讨了有限元分析在骨折愈合中的运用,认为有限元方法可以模拟分析临床中的实际问题,能为临床治疗提供一定的指导,且有限元技术在骨折愈合的力学环境、骨折固定物的力学性能及优化设计、生物力学实验仿真等各个方面也越来越重要。骨折部位的生物力学环境是骨折愈合过程及组织分化模式的影响因素之一,有限元技术相比于传统力学研究的优点使其可以有效地应用于预测骨折愈合过程中的组织分化,也能用于骨折愈合过程的力学性能评估。有限元技术在骨折愈合方面的应用,可以反映骨折的愈合过程,预测不同条件下的骨折愈合趋势,甚至可能为不同患者的骨折愈合制定更加个性化的治疗方案。而且有限元分析法也可以应用于骨科内外固定系统的设计研究、力学实验仿真中,因此有限元方法极大丰富了骨科临床与基础实验研究,大大减少动物实验的工作量,缩短"实验台至临床的距离"。程斌等通过有限元方法建立胫骨骨折愈合仿真模型,利用有限元分析不同频率与大小组合的轴向应力促进骨折愈合过程,得出200N、1Hz是促进骨折愈合的最佳理论参数组合,为临床个体化促进胫骨骨折愈合提供了理论依据。

　　将有限元分析技术引入内外固定器械的分析中,可以实现模拟骨骼和器械的受力,能根据分析结果选择内外固定方式和内外固定材料,使选择的内外固定方式和材料更符合手术的需要。对于复杂骨折,以及关节周围骨折,使用有限元分析可以方便制定切实可行的手术计划,节省手术时间,选择合理的固定方式也有助于避免临床医疗事故。此外,将有限元分析技术可以用于为患者提供个性化定制服务,在新的内外固定产品的设计或改进中,可以对其性能进行一定的分析和评估,对开发新的器械有实际意义。

16.2　骨的力学性能简介

　　人们按微观结构将骨分为密质骨和松质骨,分别对其力学性质进行研究,但大多数的成果主要来自密质骨,对松质骨的研究较浅,其研究成果也不尽如人意。

16.2.1　密质骨

16.2.1.1　密质骨的弹性行为

　　人们对于密质骨力学性能的研究较多。图3-16-1为Evans绘制的密质骨受到拉伸时的应力-应变曲线图。在开始的相当长的一段应变内,应力的变化是线性的。因此,有人认为在一定应力水平下(约70MPa),骨可以看作成弹性材料。但Bonflied经过大量的实验证明,即使在应力低于70MPa的静载荷的作用下,密质骨也不是理想的弹性材料,其呈现时间效应,即其具有黏弹性的特点。Bonflied认为只有在很小载荷作用下(为5～7MPa),密质骨才是理想的弹性材料。Bonflied通过实验同时认为,动物的骨骼在一般活动下,是在弹性范围内工作的,如图3-16-1所示。

总之,经过大量实验证明将密质骨认为是理想弹性材料是不妥的,但从大范围的应力-应变曲线得到的弹性模量,在工程的应用中完全可以接受。

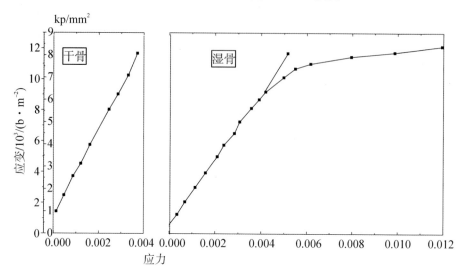

图 3-16-1　密质骨受拉伸时的应力-应变曲线

16.2.1.2　密质骨的非各向同性

100 多年以前人们就开始对新鲜骨的各向异性进行了研究。1896 年,Hulsen 通过实验发现,胫骨横向试件弯曲模量小于纵向试件,约为纵向试件的 74%。Yokoo 于 1952 年发现,人密质骨的横向压缩模型为纵向的 56%。

大量实验研究表明,密质骨是完全非各向同性的。可用 21 个弹性常数来表示,但这对于工程上的应用意义不大。经过试验研究表明,骨的径向和切向力学性能相近,我们可以进一步将密质骨简化为横观各向同性材料。其应力-应变关系描述如下

$$
\begin{Bmatrix} \varepsilon_X \\ \varepsilon_Y \\ \varepsilon_Z \\ \gamma_{XY} \\ \gamma_{YZ} \\ \gamma_{ZX} \end{Bmatrix} = \begin{bmatrix} \dfrac{1}{E_{XY}} & -\dfrac{\mu_{XY}}{E_{XY}} & -\dfrac{\mu_{XY}}{E_Z} & 0 & 0 & 0 \\ -\dfrac{\mu_{XY}}{E_{XY}} & \dfrac{1}{E_{XY}} & -\dfrac{\mu_{XY}}{E_Z} & 0 & 0 & 0 \\ -\dfrac{\mu_{XZ}}{E_{XY}} & -\dfrac{\mu_{XZ}}{E_{XY}} & \dfrac{1}{E_Z} & 0 & 0 & 0 \\ 0 & 0 & 0 & \dfrac{1}{G_{XY}} & 0 & 0 \\ 0 & 0 & 0 & 0 & \dfrac{1}{G_{XZ}} & 0 \\ 0 & 0 & 0 & 0 & 0 & \dfrac{1}{G_{XZ}} \end{bmatrix} \begin{Bmatrix} \sigma_X \\ \sigma_Y \\ \sigma_Z \\ \tau_{XY} \\ \tau_{YZ} \\ \tau_{ZX} \end{Bmatrix} \tag{3.16.1}
$$

其中, $G_{XY} = \dfrac{E_{XY}}{2(1 + \mu_{XY})}$

$$\frac{\mu_{ZX}}{E_Z} = \frac{\mu_{XZ}}{E_{XY}}$$

X、Y 和 Z 分别为径向、切向和轴向。

16.2.1.3 密质骨的黏弹性行为

密质骨的力学性能具有明显的时间相关性,即具有黏弹性性质。它的弹性模量和强度极限都随着应变率的变化而变化。但 Bird 等在 1968 年证明,密质骨弹性模量的各向异性不受应变率的影响,即它的径向、切向和纵向的弹性模量之比不随应变率的变化而变化。1972 年,Tennyson 首先采用了 Voigt 模型(图 3 - 16 - 2)来描述骨的线性黏弹性行为。

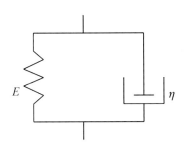

图 3 - 16 - 2 Voigt 模型

在 Voigt 模型中

$$\sigma = \sigma_E + \sigma_\eta \qquad \varepsilon = \varepsilon_E = \varepsilon_\eta \tag{3.16.2}$$

故其本构方程为

$$\sigma = E\varepsilon + \eta\dot\varepsilon \tag{3.16.3}$$

Voigt 模型可以反映蠕变行为,当应力恒定时,即 $\sigma = \sigma_0$,上式的积分得到:

$$\varepsilon = \frac{\sigma_0}{E}(1 - \exp\frac{-E}{\eta}t) = \frac{\sigma_0}{E}(1 - \exp\frac{-t}{\tau'}) \tag{3.16.4}$$

其中,τ' 为延迟时间,$\tau' = \frac{\eta}{E}$。

16.2.2 松质骨的力学行为

人们对松质骨的研究较少,深度也较浅。松质骨由骨小梁以各种方式排列而成,对于不同的生物个体和部位,骨小梁的排列方式不同,因此松质骨的性质也不同。人们对于松质骨的弹性行为和黏弹性行为都有所研究,但都未能得出松质骨力学性能的一般形式。Carter 等通过大量的拉伸和压缩试验研究得出:所有密质骨和松质骨都符合以下的经验公式

$$E \propto \rho^8 \qquad \sigma_u \propto \rho^2 \tag{3.16.5}$$

式中,ρ 为骨的表观密度。

16.3 骨骼材料模型

16.3.1 Mimics定义材料介绍的方法

Mimics医用处理软件是一款交互式医学影像处理系统,是整合三维重建和相关编辑处理的软件。将网格数据载入Mimics后,基于扫描图像数据可以计算出每个单元的灰度值,根据不同的灰度值范围可以定义相应的材料。Mimics定义材料的方法主要有以下几种。

(1)均匀分配法。根据灰度值范围,将其等分为均匀的区域,每一区域对应不同的物质,通过经验值可计算出相应的密度值。再把计算出来的密度值分配给对应的体网格,并定义相应的弹性模量及泊松系数。

(2)查表分配法:先建立一个XML文件,在该文件中定义灰度值所对应的密度值,通过FEA模块导入XML文件,按照XML文件中定义为每个网格分配相应的材料,再对每个材料定义相应的弹性模量及泊松系数。

16.3.2 骨的材料非均匀性区间的区分

16.3.2.1 骨髓、密质骨和松质骨区域的区分

根据文献,骨(密质骨和松质骨)表观密度和弹性模量的关系可表达成如下公式

$$\rho > 1.0 \text{g/cm}^3$$
$$E_Z = 2065\rho^{3.09}\text{MPa} \quad \mu_{XZ} = 0.32$$
$$E_{XY} = 2314\rho^{1.57}\text{MPa} \quad \mu_{XY} = 0.58 \tag{3.16.6}$$
$$G_{XZ} = 3.3\text{GPa}$$

$$\rho \leqslant 1.0 \text{g/cm}^3$$
$$E_Z = 1904\rho^{1.64}\text{MPa} \quad \mu_{XZ} = 0.32$$
$$E_{XY} = 1157\rho^{1.78}\text{MPa} \quad \mu_{XY} = 0.58 \tag{3.16.7}$$
$$G_{XZ} = 0.11\text{GPa}$$

密质骨和松质骨是通过表观密度ρ来区分的,当$\rho > 1.0\text{g/cm}^3$为密质骨,当$\rho \leqslant 1.0\text{g/cm}^3$为松质骨。

材料的表观密度与灰度值之间的关系可以通过CT图像反映,骨骼的表观密度ρ与CT灰度值(HU)关系为

$$\rho = \frac{\delta}{HU_{\max}}HU \tag{3.16.8}$$

$HU_{\max}$为骨的最大灰度值,δ为灰度值比例系数,根据文献考虑新鲜骨的影响,取$\delta = 1.83$。猪腿骨为长骨,长骨截面为厚壁管形,骨腔内充满着骨髓,我们可以通过Mimics软件利用灰度区间将长骨的骨髓、密质骨和松质骨区分出来。骨髓、密质骨和松质骨所对应的HU值如表3-16-1所示。

表 3-16-1　骨骼不同组织成分对应的灰度值

成分	灰度值 HU
骨髓	-1023~99
松质骨	100~799
密质骨	800~2785

区分骨的骨髓、密质骨和松质骨区域的具体步骤为：将生成的骨骼网格模型重新导入 Mimics 中，按照表 3-16-1 定义 XML 文件，在 Mimics 中通过查表法为每个网格划分区域，区分骨髓、密质骨和松质骨后骨骼的网格模型如图 3-16-3 所示。

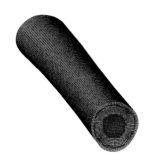

图 3-16-3　区分骨髓、密质骨和松质骨后骨骼的网格模型

16.3.2.2　密质骨区域的细化

由于密质骨和松质骨具有非均匀的特性，因此为了真实地反映其非均匀特性，我们通过灰度区间对密质骨和松质骨进行材料分层处理，赋予每层材料不同的材料属性。分层越多，其材料模型越能反映真实的材料，但材料模型的构建需要耗费大量精力，同时为计算机的计算增加了负担。丁光兴等认为，在线弹性阶段，只需要将松质骨定义为 1 种材料，密质骨定义为大于 4 种材料即可满足有限元分析的需要。本书将松质骨定义为 1 种材料，密质骨定义为 5 种材料。

密质骨区域细化的主要步骤为：将生成的密质骨网格模型重新导入 Mimics 中，按均匀分布法将密质骨均分为 5 层，密质骨细化后的网格模型如图 3-16-4 所示。

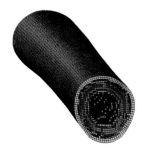

图 3-16-4　密质骨细化后的网格模型

将猪腿骨材料分层定义后，材料分层示意如图 3-16-5 所示。分层后的猪腿骨

各层的网格模型如图 3 - 16 - 6 所示。

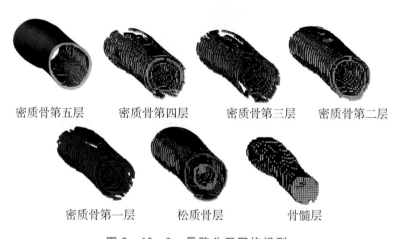

图 3 - 16 - 5　材料分层示意图

松质骨
密质骨第一层
密质骨第二层
密质骨第三层
密质骨第四层
密质骨第五层
骨髓

密质骨第五层　　密质骨第四层　　密质骨第三层　　密质骨第二层

密质骨第一层　　　松质骨层　　　　骨髓层

图 3 - 16 - 6　骨骼分层网格模型

16.3.3　骨的材料模型和参数

大量研究表明,骨是完全各向异性的弹性材料,且可以进一步简化为横观各向同性材料,其应力和应变关系可表述如下。

应力:物体单位面积上的内力大小,表示内力在截面上各点的分布情况与密集程度。

截面:为方便显示和计算内力而假想的理想平面,用 ΔA 表示。

截面受力分析:切开的假想截面受力分析时,依据牛顿作用力与反作用力定律(内力与外力平衡)内力以外力的形式显示。截面上的合力是一个过截面形心的力和一对力偶或一个力或一对力偶。

截面应力分解:截面上任意方向的内力都可正交分解为垂直截面的法向的正应力 ΔN 和截面内的切向的剪应力 ΔT,点全应力(截面的微积分)分解:可正交分解为法线方向的正应力 ΔN 和切线方向的剪应力 ΔT。

截面平均应力: $P_m = \Delta P / \Delta A$(截面某内力/截面面积)

应变:线应变(相对变形):$\varepsilon = \Delta\mu/\Delta\chi$(绝对变形/原长)剪应变或角应变 γ(弧度度量)。

骨具有各向异性的特性,并具有不同的拉伸和压缩强度。建立失效准则的时候应该考虑其拉伸和压缩性质的不同。LS-DYNA 为我们提供了 100 多种金属和非金属材料本构模型,其中 *MAT_COMPOSITE_DAMAGE 不仅具有各向异性的性质,而且其失效模型考虑拉伸和压缩性质的不同,因此本文将采用它作为密质骨和松质骨的材料模型。松质骨和密质骨具体的材料属性如表 3-16-2 所示。密质骨各个方向上的拉伸强度、压缩强度以及剪切强度如表 3-16-3 所示,松质骨的失效不考虑其各向异性的特点,松质骨的单向拉伸和压缩强度分别为 4.33MPa 和 13MPa。骨髓是一种海绵状的组织,本文将骨髓定义为线弹性材料,LS-DYNA 中的具体关键字为 *MAT_ELASTIC。骨髓的材料属性如表 3-16-4 所示。

表 3-16-2　松质骨和密质骨的材料属性

材料参数	松质骨	密质骨第一层	密质骨第二层	密质骨第三层	密质骨第四层	密质骨第五层
$\rho(\text{g/cm}^3)$	0.686	1.003	1.264	1.525	1.785	2.046
$E_x(\text{MPa})$	591.5	2323.9	3342.8	4488.5	5746.9	7120.1
$E_y(\text{MPa})$	591.5	2323.9	3342.8	4488.5	5746.9	7120.1
$E_z(\text{MPa})$	1026.2	2084.2	4259.1	7607.2	12373.2	18863.3
$G_{XY}(\text{MPa})$	187.2	735.4	1057.8	1420.4	1818.6	2253.2
$G_{YZ}(\text{MPa})$	3300	3300	3300	3300	3300	3300
$G_{ZX}(\text{MPa})$	3300	3300	3300	3300	3300	3300
μ_{XY}	0.58	0.58	0.58	0.58	0.58	0.58
μ_{XZ}	0.32	0.32	0.32	0.32	0.32	0.32
μ_{YZ}	0.32	0.32	0.32	0.32	0.32	0.32

表 3-16-3　密质骨各个方向上的拉伸、压缩以及剪切强度

	密质骨
Z 方向拉伸强度 $Z_T(\text{MPa})$	133
Z 方向压缩强度 $Z_C(\text{MPa})$	195
XY 方向拉伸强度 $XY_T(\text{MPa})$	51
XY 方向压缩强度 $XY_C(\text{MPa})$	133
Z 方向剪切强度 $S_L(\text{MPa})$	69
XY 方向剪切强度 $S_T(\text{MPa})$	69

表 3 - 16 - 4　骨髓的材料属性

密度 ρ_0 (g/cm³)	弹性模量 E(MPa)	泊松比 μ
1. 0	20	0. 499

（徐浩然　汪　萌）

第 17 章　骨痂组织的仿真研究

大多数胫骨骨折的人都遵循正常的愈合时间表。随着时间的流逝,沿着骨折线的骨痂组织形成越来越多。骨痂组织开始时是一种海绵状材料,随着时间的推移,它会硬化成和断裂前一样坚固甚至更坚固的骨头。患者通常会定期进行 X 线检查,只要图像显示该区域骨痂组织越来越多,骨愈合可能性越大。

有些人无法正常治愈,理想情况下,外科医生会尽早对不愈合的患者进行手术。但是要区分真正的骨骼不愈合和骨骼愈合是非常困难的,在完全没有新骨形成的情况下,这种骨头很难愈合。这种差异至关重要,如果是前者,则必须进行第二次手术;如果是后者,患者最好等待并避免再次手术的风险和费用。

Dailey 的研究团队和 Schwarzenberg 使用专门扫描软件,建立了识别骨骼和新骨骼区域的三维机械结构模型。然后,Schwarzenberg 通过有限元分析软件来运行模型,土木工程师使用该程序来模拟当荷载(如汽车或行人)施加到桥梁时,桥梁发生了多少变形。Schwarzenberg 和 Dailey 想要对骨骼做同样的事情——施加力并查看骨骼弯曲了多少,它弯曲得越少,就越愈合。

在这项研究中,植入标准胫骨髓内钉治疗后,对胫骨干骨折的成年人进行观察,该方法是将钛棒插入胫骨的中空空间,并用螺钉固定在顶部和底部。螺钉可防止患者上骨碎片塌陷在下骨碎片上,从而使患者在手术后不久即可承受重量。

患者随访包括 X 线照片和完成患者报告的结局指标,所有这些指标均在术后 6 周、12 周、18 周和 24 周进行。在第 12 周进行低剂量 CT 扫描,这些扫描提供了每位患者内部情况的详细三维图像。

Schwarzenberg 使用有限元软件将每个骨骼模型划分为称为四面体的微小区域,这些区域彼此之间都具有数学关系。然后,他和 Dailey 模拟了固定骨头的底部,使其无法移动,并以一度旋转扭曲的形式在骨头的顶部施加了负载,这一技术称为虚拟扭转测试,如图 3-17-1 所示。

使用 CT 扫描以数字方式重新创建每个人腿部的健康版本。Schwarzenberg 对那个健康的模型进行了相同的虚拟扭转测试,然后测量了未断裂的腿对骨折的腿的弯曲度。所产生的百分比帮助他们确定了与健康骨骼相比、骨折骨的硬度。骨头在愈合过程中越坚硬,患者承受体重的速度就越快。该检测的目标是进行诊断测试,以帮助外科医生确定是否需要进行其他手术。它也可以帮助医生确定患者何时可以安全承受体重,还可以帮助评估诸如骨生长刺激器之类的设备的有效性,这些设备在某些不愈合的病例中可以替代手术。因为当骨折完全愈合后,骨痂就会消失。骨头是有组织的坚硬结构,骨痂几乎像软骨,但是它会重塑成骨骼,在我们正在研究的时间点上,我们并不期望骨痂具有与骨骼相同的基础结构。

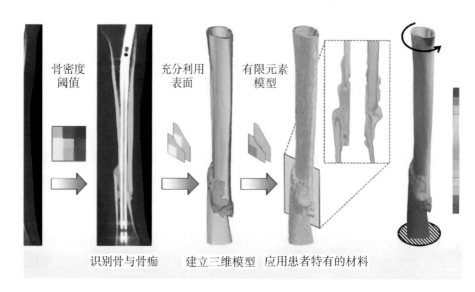

骨密度阈值　　　充分利用表面　　　有限元素模型

识别骨与骨痂　　建立三维模型　应用患者特有的材料

图 3-17-1　骨骼扭曲时的弯曲情况

　　长骨的二次骨折愈合发生在碎片时间运动的同时,骨折的愈合始于炎症阶段,其中包括血肿的形成。在随后的修复阶段,发生血管重建和纤维组织、软骨及骨(硬骨痂组织)的形成。最后的骨愈合阶段包括硬性骨痂组织的重塑和长骨原始性状的恢复,愈合过程的特点是骨痂组织中不同组织的复杂时间演化模式。

　　Vetter 等人基于绵羊实验和观察到的组织模式,可以定义连续 6 个愈合阶段来描述绵羊的正常骨愈合情况。随着持续的愈合过程,由于骨痂的连续硬化,骨折碎片被机械地稳定下来。这种硬化发生在骨痂组织结构的 3 个不同层次上。在宏观水平上,骨痂组织的生长导致了弯曲刚度的增加,特别是从远离长骨轴的地方形成的新材料。

　　关于愈合过程中骨痂组织内随时间进化的信息特别有趣,因为在各种实验研究中证明了机械环境影响愈合,这种机械生物学影响的基础是细胞的机械反应性,这允许它们对局部机械刺激,通过分化、增殖或通过其他方法进行。这项工作的目的是利用最近的实验数据,以遵循骨痂组织和皮质组织的异质性和组织的组织分布。新的实验数据(图 3-17-2、图 3-17-3)涵盖了上述骨痂组织的宏观、介观和微观 3 个层次,定义了绵羊连续 6 个连续愈合阶段的骨痂组织形状和不同组织的时间演化模式。从同一动物实验中,我们测量了愈合进展过程中不同时间点的骨材料的弹性模量。在该研究中,这种改进的骨痂组织在愈合过程中的特性被用来作为有限元计算的输入,以获得骨痂组织内的局部骨痂模型。有不同的技术可以量化骨痂组织,其中包括电子散斑模式干涉测量和数字图像相关。然而,电子散斑模式干涉测量需要直接观察变形表面,因此这种方法仅限于二维,只研究骨痂组织的横截面,可以被看作是早期有限元计算的自然扩展,更好地了解材料特性和局部机械环境对组织分化的影响,改进骨愈合的力学生物学理论。一个长期的目标是在临床中应用一个全面的和经过测试的力学生物学模型,以改进具有挑战性骨折的固定设计。

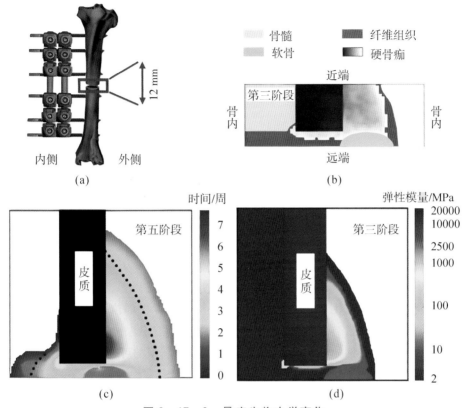

(a)

(b)

(c)

(d)

图 3-17-2　骨痂生物力学变化

（a）截骨术和外刚性固定器的位置示意图,蓝色的框架表示以下计算中感兴趣的区域（ROI）。（b）从组织学切片的图像分析中获得的组织类型图的例子（第三阶段）。假设沿截骨术的横轴对称。灰度的差异表明不同的骨面积分数（BA/TA）。ROI 外皮质的骨面积分数设置为 0.96。（c）Ⅴ期硬骨痂组织的年龄图,表明硬骨痂组织不同区域开始骨形成的时间。虚线表示在第六阶段由于硬骨痂组织的重塑而缩小。（d）利用骨材料和骨面积分数的实验数据和等式计算了第三阶段的弹性模量。

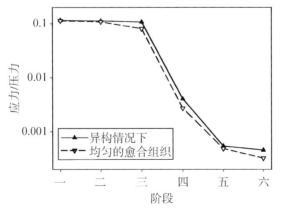

图 3-17-3　6 个愈合阶段骨折间隙内偏差应变的第二个不变量的半对数图

（徐浩然　汪　萌　童梁成）

第 18 章　骨科内、外固定仿真研究

骨折作为常见的骨科疾病,其治疗方式多样,内、外固定术是其中的重要手段。随着生物医学工程的发展,有限元分析技术在骨折固定仿真研究中发挥着越来越重要的作用。自 1974 年 Rybicki 首次将有限元法应用于长骨钢板固定分析以来,有限元技术已成为骨科内、外固定研究的重要工具。有限元技术通过模拟和测量固定器械的应力分布,为临床固定手术治疗策略的制定及固定器械的设计、改良和优化提供了可靠的生物力学依据。它能够分析各种固定方式的生物力学特性,比较不同固定器械的稳定性,从而选择更符合生物力学原理的方法。

内固定术主要通过钢板、螺钉等器械直接作用于骨折部位,以达到稳定骨折断端、促进骨愈合的目的。有限元技术在此领域的应用主要集中在比较不同内固定方式的生物力学特性。例如,Murdoch 等人设计了一种新型的可伸缩鳍状物固定方式,通过有限元分析验证了其承受人体应力的能力。此外,官煜超等人通过三维有限元模型分析了不同内固定方式对股骨转子间骨折的生物力学影响,为临床治疗提供了理论依据。外固定术通过外部支架对骨折部位施加力,促进骨折愈合。有限元技术在此领域的研究多集中在外固定参数对骨折愈合过程的影响。方润心等人利用有限元分析研究了不同外固定参数对横、斜形骨折愈合过程的影响,发现接骨板工作长度、螺钉数量等参数对骨折愈合速率有显著影响。

有限元技术通过模拟骨折固定后的生物力学环境,帮助研究者深入理解不同固定方式的生物力学特性。例如,段扬等人通过三维有限元模型探讨了下颈椎内固定系统的应力分布规律,为临床选择更合适的内固定方式提供了参考。李超等人则研究了可调压外固定支架的力学性能,为外固定支架的设计和应用提供了科学依据。

综上所述,尽管有限元技术在骨折内、外固定仿真研究中发挥了重要作用,不仅为临床治疗方案的选择提供了依据,还对固定器械的性能进行了评估,但仍面临些挑战。首先,骨折的生物力学特性复杂,现下的模型仍需进一步提高精度。其次,骨折愈合过程受多种因素影响,需要更全面的仿真模型以模拟真实情况。目前将有限元法用于内外固定方式效果及器械性能评估的研究相对较少,且缺少相关标准。未来的研究需要进一步探索有限元技术在骨科固定领域的应用,建立更多的评估标准,以促进骨科固定技术的发展和创新。

四维骨愈合

18.1　长管骨有限元分析步骤

用有限元进行分析时,通常都要经历前处理、分析计算和后处理 3 个步骤。其中

有限元前处理是有限元分析中创建分析模型的阶段。前处理的任务就是建立有限元模型，故又称建模，它的任务是将实际问题或设计方案抽象为能为数值计算提供所有输入数据的有限元模型。前处理中几何建模、模型处理和网格划分3个部分可以在有限元分析软件中一起完成，也能分别用专业软件进行操作。在对长管骨的仿真中，其几何建模与上述椎体的建模采用相同步骤：①用 Mimics 建立几何模型；②用 Geomagic 对模型进行修补优化；③用3 - matic 进行实体网格划分；④用有限元分析软件 Abaqus 完善前处理后进行分析计算和后处理。下文将对这4个步骤展开详细叙述。

18.1.1　Mimics 建立几何模型

将获得的 CT 图像以通用的 DICOM 标准格式文件保存，然后导入 Mimics 依次使用中阈值分割、区域增长和蒙版编辑完成切片图像的处理，随后建立基于三角面片的三维模型。相比于腰椎的建模，单个长管骨因为与相邻骨连接并不紧密，所以没有交界面的影响。但是长管骨是常见的骨折部位，其 CT 扫描数据通常伴随着固定架，受固定架影响，Mimics 中建立的长管骨模型在与固定架交界面处会非常粗糙，此外长管骨如股骨，其股骨头受盆骨遮挡，也会导致建模破损。这些缺陷可以依靠3 - matic 提供的处理模型三角面片的工具解决，此外 Geomagic 软件也可提供相同帮助。

18.1.2　Geomagic 优化

Geomagic Studio 是一款广泛应用于逆向工程的软件，其逆向设计的原理是用许多细小的空间三角形来逼近还原 CAD 实体模型，然后采用 NURBS 曲面片拟合出 NURBS 曲面模型，可以帮助用户从点云数据中创建优化的多边形网格、表面或 CAD 模型。该软件使用广泛，可用于零部件的设计、文物及艺术品的修复、人体骨骼及义肢的制造等领域。其主要功能有：①点云数据预处理，包括去噪、采样等；②自动将点云数据转换为多边形；③对多边形的处理，主要包括删除钉状物、补洞、边界修补、重叠三角形清理等；④多边形转换为 NURBS 曲面；⑤纹理贴图；⑥输出多种格式的文件。在骨科的有限元建模中，主要运用多边形处理功能对 Mimics 中建立的骨骼模型进行清理、修补和优化。

Mimics 中通过 CT 扫描的点云数据建立骨骼模型，但此模型通常有许多缺陷，包括表面缺失、不光滑等，Geomagic Studio 中的多边形的处理功能可以方便快捷的处理该问题。

Geomagic Studio 中多边形处理阶段的主要命令可分为修补、平滑、填充孔、边界、偏移、锐化和合并7大部分，每部分又有细分的命令。具体命令和功能如表3 - 18 - 1。

表 3-18-1　Geomagic 命令和功能表

命令	主要功能
修补	网格医生,自动修复多边形网格内的缺陷
	简化,减少三角形数目,但不影响曲面细节或颜色;裁剪,可使用平面、曲面、薄片进行裁剪,在交点处创建一个人工边界
	去除特征,删除选择的三角形,并填充产生的孔
	雕刻,以交互的方式改变多边形的形状,可采用雕刻刀,曲线雕刻或使区域变形的方法
	创建流行,删除非流行三角形
	优化边缘,对选择的多边形网格重分,不必移动底层点以试图更好地定义锐化和近似锐化的结构
	细化,在所选的区域内增加多边形的数目
	增强表面啮合,在平面区细化网格为曲面设计做准备,在高曲率增加点而不破坏形状
	重新封装,在多边形对象所选择的部分重建网格
	完善多边形网格,可以编辑多边形、修复法线、翻转法线、将点拟合到平面和圆柱面
平滑	松弛,最大限度减少单独多边形之间的角度,使多边形网格更平滑
	删除钉状物,检测并展平多边形网格上的单点尖峰
	减少噪音,将点移至统计的正确位置以弥补噪音
	快速平滑处理,使所选的多边形网格更平滑,并使三角形的大小一致砂纸,使用自由收回工具使多边形网格更平滑
填充孔	全部填充,填充多边形对象上所有选择孔
	填充单个孔,有基于曲率、基于切线和平面填充 3 种方式,可以填充空的类型包括内部孔、边界孔,并可以桥接的方式连接两个不相连的多边形区域
边界	修改,可以在多边形对象上编辑边界、松弛边界、创建/拟合孔、直线化边界、细分边界
	可以创建自样条线开始、自选择部分开始、自多边形开始以及折角形成的边界
	移动边界,可将边界投影到平面;延伸边界,按周围曲面提示的方向投射一个选择的自由边界;伸出边界,将选择的自然边界投射到与其垂直的平面
	主要是删除选中的部分边界、所有边界,以及清除细分边界的点
偏移	抽壳,沿单一方向复制和偏移网格以创建厚度
	加厚,沿两个方向复制和偏移网格以创建厚度
	偏移,有 4 种偏移方法:应用均匀偏移命令偏移整个模型使对象变大或变小;沿法线正向或负向使选中的多边形凸起或凹陷一定距离,并在周围狭窄区域内创建附加三角形;雕刻,在多边形网格上创建凸起或凹陷的字符,但是该命令只使用美制键盘字符;浮雕,在多边形网格上浮雕图像文件以进行修改

四维骨愈合

命令	主要功能
锐化	锐化向导,在锐化多边形的过程中引导用户
	延伸切线,从两个相交形成锐角的平面中各引出一条"切线",通过交点确定锐边的位置
	锐化多边形,延长多边形网格以形成"延长切线"提示的锐边
合并	将两个或多个多边形对象合并为单个的复合对象

对 Mimics 导入模型的处理十分简单,常用到的是修补、平滑和填充孔这 3 个部分的命令,其大致步骤如下。

18.1.2.1 删除破损处的曲面片

使用套索工具选中破损处的曲面并删除(图 3 - 18 - 1)。

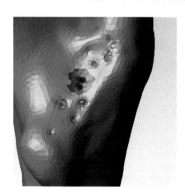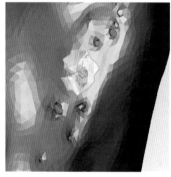

图 3 - 18 - 1 选中破损处(左),删除破损处三角面片(右)

18.1.2.2 使用填充孔中的命令修补删除的孔洞

顾名思义,此功能用于在破损处创建一个新的平面或曲面来修补孔洞,可选择全部填充和部分填充。全部填充一般用于简单结构体,而对于复杂物体则对使用部分填充。根据需要选择基于曲率、切线和平面的填充方式。针对骨骼模型的特点,多使用基于曲率的方式,类型多选择内部孔和桥接(图 3 - 18 - 2)。此外"去除特征"命令对于一些凹坑和凸起也有相同效果。

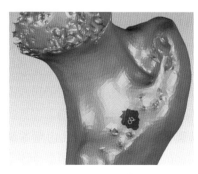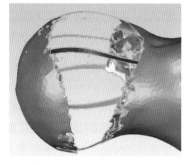

图 3 - 18 - 2 基于曲率的内部孔填充(左)和桥接(右)

18.1.2.3 重复上述步骤直至修补所有破损处

使用填充孔命令中的部分填充,选择基于曲率的内部孔填充方式。

18.1.2.4 使用网格医生检查模型并自动清理多余曲面片

此命令可以自动探测并修复多边形网格的缺陷,如非流形边、自相交、高度折射角、尖状物、小组件等,但自动修复的功能仅对已比较完善的模型有较好的效果,对于破损严重的模型会无法修复完全甚至导致模型扭曲(图 3-18-3)。

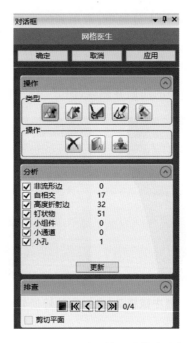

图 3-18-3 "网格医生"对话框

18.1.2.5 根据需要可对模型做快速平滑处理及重新划分三角面片

长管骨的破损会比椎体多,对几何修复带来了一定的困难。长管骨若要结合固定架分析,则步骤会更加繁琐。若 CT 扫描数据中的长管骨不含固定架,则在 Mimics 中能得到不含固定孔的长管骨的几何模型,将此模型导入 Geomagic 中进行修复,得到一个完整的长管骨模型,此模型可以导入 3-matic 中进行网格划分,然后用于后续仿真。若要加入固定架,则需要在 Mimics 中建立固定架的模型,并使用布尔运算切割出固定孔,这样操作可以保证固定架与长管骨之间的配合。需要注意的是,在上述步骤中,未经网格实体化的长管骨模型是由众多三角面片组成的"空壳",并不是实体,经布尔切割后,固定孔内壁的三角面片质量变差,无法进行网格划分,需要再次导入 Geomagic 中重新划分三角面片,再进入 3-matic 进行网格划分。

若在 Mimics 中得到的是有固定孔的长管骨几何模型,则其孔内壁的缺陷会使得模型修复的难度增加,此时可将模型导入 Geomagic 中连同固定孔一同进行修复,得到表面完整的骨骼,然后在 Mimics 中重复上述布尔切割的操作。若固定架也通过

四维骨愈合

CT 扫描数据建模,也可通过 Geomagic 优化后再与优化后的长管骨进行布尔操作,确保接触面的配合。修补完成后的模型可导出为 STL 文件格式,并在 3 - matic 软件中进行实体网格的划分。

长管骨的仿真相比于椎体仿真,几何建模和优化更繁琐,但在后续的仿真中,大部分操作都类似,仅载荷和相互作用部分需按工况进行调整。

18.1.3 Abaqus 仿真步骤

在应用 Abaqus 进行有限元分析时,通常都要经历 3 个分析步,即印前处理 (Abaqus/CAE)、分析计算 (Abaqus/Standard 或 Abaqus/Explicit) 及后处理 (Abaqus/View)。在前处理 (Abaqus/CAE) 中主要用到 10 个模块,分别是草图模块、部件模块、属性模块、装配模块、分析步模块、载荷模块、相互作用模块、网格模块、分析作业模块和可视化模块。

18.1.3.1 草图模块和部件模块

草图模块和部件模块是 Abaqus 的第一个模块,该模块提供了强大的建模功能,支持在 Abaqus/CAE 中直接建模和从其他软件中导入模型。在本书中长管骨建模在 Mimics 和 Geomagic Studio 中完成,所以在该模块中直接导入模型即可。

Abaqus 提供了强大的接口,支持多种不同后缀名的草图、部件、装配件和模型文件的导入,模型导入菜单(图 3 - 18 - 4)。

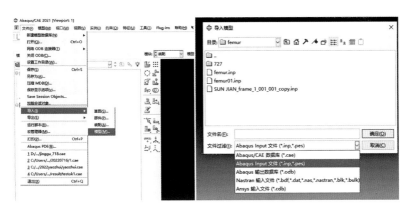

图 3 - 18 - 4　模型导入菜单

18.1.3.2 属性

模块列表中选择"属性",即进入属性模块,在此模块中可以进行材料和截面特性的设置以及弹簧、阻尼器和实体表面壳的定义等。

18.1.3.3 材料属性

单击工具区中的"创建材料"图标,弹出"编辑材料"对话框(图 3 - 18 - 5)。

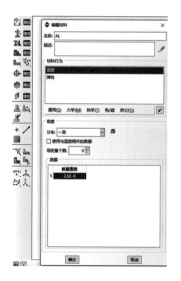

图 3-18-5　编辑材料对话框

该对话框包括"名称""描述"和"材料"行为 3 个部分。名称用于为材料命名。描述用于在该区域内可设置相应的材料参数值。材料行为用于选择材料类型。

18.1.3.4　创建截面

Abaqus/CAE 不能直接赋予模型材料属性,需要先创建包含材料属性的截面,再将截面分配给模型的各区域。

单击工具区中的"创建截面"图标,弹出如图 3-18-6 所示的对话框。在此对话框中可以定义截面名称及截面类型,对于股骨和胫骨,选用实体中的均质即可。随后,在编辑界面对话框中将第一步创建的材料指派给该截面,即完成截面创建。

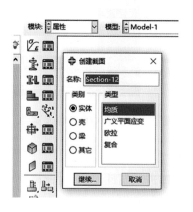

图 3-18-6　"创建截面"对话框

四维骨愈合

截面创建后,需要分配给模型。单击工具区中的"指派截面"(图 3-18-7 图标,按提示在视图区选择要赋予此截面特性的模型,单击提示区的"完成"按钮,弹出"编辑界面指派"对话框,选择创建的截面将其赋予所选模型(图 3-18-8)。

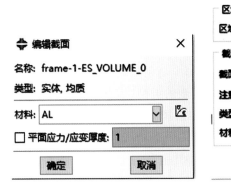
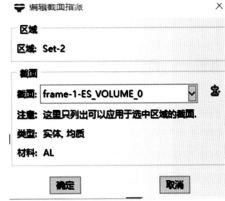

图 3 - 18 - 7　指派截面材料　　　　图 3 - 18 - 8　指派截面

至此完成模型材料赋予,但本书中骨组织的材料可以同上述章节中的椎体一样,在 Mimics 中通过灰度值和相应的公式完成。灰度值与骨骼的密度、弹性模量和泊松比具有相关性,相比于 Abaqus 的属性模块,通过灰度值可以快速方便的将单个骨骼分为多个截面,使材料赋予更为贴近真实骨骼,这在 Abaqus 中难以实现。但通过灰度值仅能定义骨骼的密度和弹性参数,若要定义更详细的材料参数可在 Abaqus 属性模块中添加。

18.1.3.5　装配

在模块列表中选择装配,即进入装配模块。在部件模块中创建或导入部件时,整个过程都是在局部坐标系下进行的。对于由多个部件构成的物体,必须将其在统一的整体坐标系中进行装配,使之成为一个整体,这部分工作需要在装配模块中进行。

第一步,选择装配的部件,创建部件实体。单击工具区中的"创建实例"图标 ,弹出创建实例对话框。在该对话框中,部件选项组内列出了所有存在的部件,选择部件完成实体创建。创建的部件实体可以在模型树中查看并进行删除、禁用和隐藏等操作。

第二步,创建了部件实体后,可以采用多种工具对实体进行定位,对长管骨而言即将其与固定架进行装配,常用的工具如下。

1.平移和旋转工具　平移工具可以通过输入起始坐标和终点坐标或鼠标选择部件实体上的一点,接着在视图区中选择部件实体上的另一点的方法平移部件。旋转工具的操作类似。

2.约束定位工具　该工具与平移工具类似,都是通过指定两个部件实体间的位置关系来移动其中一个实体;不同的是约束定位操作可以撤销和修改。

本书中各股骨、胫骨及固定架的几何模型在 Mimics 中完成建立,各部件之间的定位关系也已在 Mimics 中确定,所以在该步骤中导入部件后,不用再次装配。

18.1.3.6　分析步设置

对装配件中所包含的部件的所有操作都完成后,就可以进入分析步模块,该模块可进行分析步和输出的定义。

Abaqus 可以在初始步后创建一个或多个分析步,单击工具区中的"创建分析步"图标,弹出创建分析步对话框,该对话框中包括"名称""在选定项目后插入新的分析步"和"分析步类型"3 个部分。在名称中可以定义分析步名称。在选定项目后插入新的分析步则用于设置创建的分析步的位置,每个新创建的分析步都可以设置在初始步后的任何位置。分析步类型用于选择分析步的类型,需要首先选择"通用"分析步或"线性摄动"分析步,在下方列表中再进一步选择分析步类型。

本例中使用"静力,通用"分析步,该分析步用于分析线性或非线性静力学问题。其"编辑步骤"对话框包括"基本信息""增量"和"其他"3 个选项卡。基本信息选项卡主要用于设置分析步的时间和几何非线性等属性;增量选项卡用于设置增量步,可以设置最大增量步数和增量步的大小;其他选项卡用于选择求解器、求解技术、载荷随时间的变化方式等。一般情况下仅设置分析步的时间和增量步即可。

该模块下还可设置场输出和历史输出,此设置影响的是写入输出数据库的变量,包括场变量(以较低的频率将整个模型或模型的大部分区域的结果写入输出数据库)和历史变量(以较高的频率将模型的小部分区域的结果写入输出数据库)。该部分可使用默认设置,也可根据需要进行选择。

18.1.3.7　载荷设置

进入此模块后,单击工具区中的"创建载荷"图标,在弹出的"创建载荷"对话框中设置名称,用于创建载荷的分析步,适用于所选分析步的加载种类和载荷的类型。

可用的载荷类型有集中力、弯矩和压强等。这 3 种载荷是静力学仿真常用载荷,集中力和弯矩可以施加在结点上,能通过设置 3 个方向的值确定载荷方向,其合力是所施加的结点数量与设置的数值的乘积,若要对面施加,可以通过创建一个参考点与加载面进行耦合,然后将载荷施加在参考点上。压强载荷则是施加在面上,不可设置方向,可以设置其分布是一致或是合力。

载荷创建完成后,需要定义边界条件。与创建载荷类似,边界条件的定义包括名称、创建边界条件的分析步和适用于所选分析步的边界条件种类。根据需要模拟的工况合理设置边界条件。在骨科的仿真中,使用 Mechanical 中的边界条件即可,其边界条件有:①对称/反对称/完全固定边界条件;②位移/转角边界条件;③速度/角速度边界条件;④连接位移边界条件;⑤连接速度边界条件。

本书中对于长管骨仅作了拉压和三点弯折的仿真,所以此步骤中主要使用对称/反对称/完全固定边界条件。

18.1.3.8　相互作用设置

在该步骤中,主要定义骨组织和固定架间的接触。首先需要定义接触属性,进入工具区中的"创建相互作用属性"对话框中定义接触属性,选择接触属性的类型,在接触属性选项的下方,在该区域内设置相应的接触属性值。

接触属性定义后,需要定义接触,在 Abaqus/Standard 中,可以定义表面与表面接触、自接触、压力穿透等类型。单击工具区中的"创建相互作用"图标，在弹出的对话框中选择需要定义接触的分析步骤并选择接触类型，然后按提示设置接触表面和接触属性即完成接触定义。

而对于带固定架的长管骨来说，需要的是固定架与骨之间的约束以防止加载过程中固定架与骨之间的滑动过大，所以需要在它们的接触面上加上绑定约束。该模块中的约束是约束模型中各部分间的自由度。

18.1.3.9 网格划分

网格的划分借助 3 - matic 完成，在 Abaqus 中不需再进行此步，但在此步骤中可以设置网格类型，Abaqus 的单元库非常丰富，用户可以根据模型的情况和分析需要选择合适的单元类型。

18.1.3.10 分析作业设置

进入作业模块后工具区中第 1 行的"创建作业"图标和"作业管理器"图标，用于分析作业的创建和管理。在出 Create Job 对话框中可以设置作业名称和选择分析作业的来源，包括"模式"和"输入文件"。完成设置后，单击"继续"按钮，就会弹出"编辑作业"对话框，可以在该对话框中进行分析作业的编辑，如作业类型和并行计算的设置等。

18.1.3.11 后处理

分析完成后，在管理器中选择要进行后处理的分析作业，单击"结果"按钮，进入可视化模块，视图区显示该模型的无变形图。在此模块中可以显示 ODB 文件中的计算分析结果，包括变形前/后的模型图、矢量/张量符号图、材料方向图、各种变量的分布云图、变量的 X - Y 图表、动画等，以及以文本形式选择性输出的各种变量的具体数值。这些功能还可以通过工具区中的工具进行调用。

长管骨的仿真与椎体类似，且相比于椎体，其部件模型更少，在相互作用的设置上相对简单，但长管骨相比于椎体体积更大，导致需要的网格数量增加，对计算机有更高的要求。

骨干骨折在股骨和胫骨在这样的长管骨中较为常见，其中胫骨骨折年发生率约为 14/10 万，股骨骨折约为 10/10 万，均呈双峰年龄分布。年轻患者多发生高能量损伤(如交通事故或运动伤)，常合并有软组织损伤、开放性损伤及多发伤；低能量损伤(如摔倒)多发生于骨质疏松的老年患者。因骨折类型多样化，故有很多治疗方法可供选择，如髓内钉、锁定钢板及外固定支架，然而各类治疗皆有其利弊。髓内钉扩髓会破坏骨内膜，且容易出现膝关节疼痛。另外，在治疗胫骨远端骨折时，骨折越靠近踝关节髓内钉治疗越受限制；锁定钢板内固定治疗须剥离外骨膜，破坏骨折局部血运，影响骨折愈合，且又存在应力遮挡及应力遮挡效应；外固定支架分量重、体积大，势必影响患者日常生活及穿着。

18.2 外固定以及界面处理技巧

案例 1 股骨单边外固定压缩、拉伸和三点弯折的仿真

Abaqus 工况设置步骤如下。

1. 模型导入 此案例共两个模型部件,分别是腓骨-胫骨模型和双边单针外固定架模型。将 Mimics 导出的.inp 文件导入 Abaqus 中,在菜单栏中,点击"文件",在下拉菜单中,依次点击"导入""模型",打开模型导入界面,选择.inp 文件格式导入(图 3-18-9)。

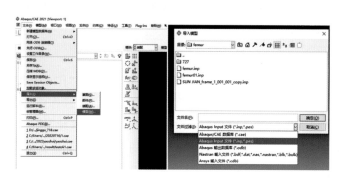

图 3-18-9 模型导入

导入后的部件模型是各自独立的(图 3-18-10),需要添加到同一个模型下。

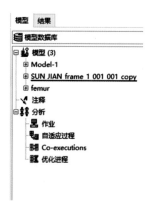

图 3-18-10 模型树

点击菜单栏"模型"中的"复制对象",打开对话框选择需要复制的模型,勾选要复制的属性:部件、实例、材料和截面,选择复制到"Model-1"中(图 3-18-11)。

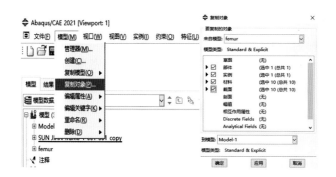

图 3-18-11　复制对象到同一个模型中

上述操作结束后,可在模型树中找到此部件及其材料、截面(图 3-18-12)。此时应注意复制的部件默认名称为"part-1",需手动更改名字,否则会与导入的第二个部件名称重复。此外,复制的截面前缀是默认的"Section",也可能会与后续导入的截面冲突,需要手动改名。重复上述操作直至两个模型都复制到"Model-1"中。

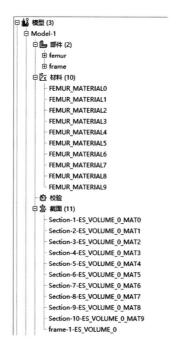

图 3-18-12　材料和截面

2.属性设置　模型导入完成后,进入属性模块。Abaqus 中要求单位严格对应,此处我们选择 mm 作为基础长度单位,与其对应的密度单位为 t/mm^3,应力单位为 MPa。从 Mimics 中赋值的材料密度需要进行换算。

点击"材料管理器",在打开的对话框中,双击材料进行材料编辑。Mimics 中密度使用 g/cm^3 为单位,单位换算后应乘 10^{-9},故密度应改为 $0.02e^{-9}$。材料的弹性参数符合单位要求,无须更改。重复操作将所有材料修改完毕。

固定架是一均质材料,未在 Mimics 里进行赋值,所以在 Abaqus 中对其赋予铝合金的材料参数。点击"创建材料",进入图 3-18-13 的"编辑材料"对话框,修改材料名称。在"材料行为"中添加"密度"和"弹性",并赋值密度与弹性材料参数。密度为 $2.6e^{-9}$ t/mm³,杨氏弹性模量为 70000MPa,泊松比为 0.33。

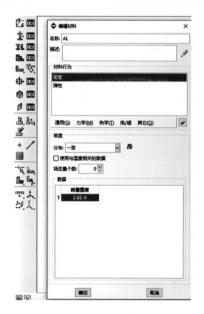

图 3-18-13　编辑材料

材料创建后,点击"创建截面",弹出图 3-18-14 的"创建截面"对话框,在其中输入截面名称,选择"实体"类别和"均质"截面类型。

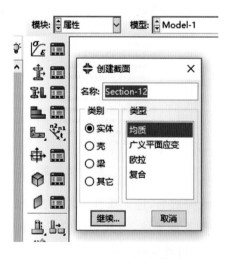

图 3-18-14　创建截面

点击"继续",在如图 3-18-15 的"编辑截面"对话框中,选择截面材料为刚创建的"AL"材料。

四维骨愈合

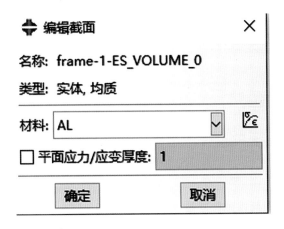

图 3 - 18 - 15　编辑截面材料

　　创建的截面需要指派到固定架上。点击"截面指派",在视口中框选固定架,在弹出的图 3 - 18 - 16 所示的"编辑截面指派"对话框中,选择刚才创建的截面,点击"确定"完成截面指派。

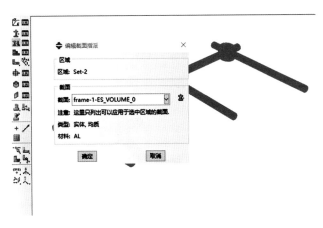

图 3 - 18 - 16　编辑截面指派

　　需注意的是,虽然股骨材料已在 Mimics 中完成赋值,但在 Abaqus 中,若在复制对象的过程中更改了截面名称,则需重新指派截面。点击"截面指派管理器",进入图 3 - 18 - 17 的对话框。此对话框中只有当前显示的部件所拥有的截面,更改当前部件可查看其他截面。双击截面,进入"编辑截面指派"对话框,下拉"截面"菜单可重新指派截面。截面指派正确,模型将会呈青色(图 3 - 18 - 18)。

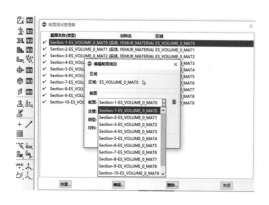

图 3 - 18 - 17　截面指派管理器

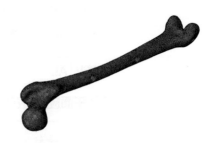

图 3 - 18 - 18　完成材料赋值和截面
指派后的股骨模型

3.装配　完成材料属性设置,进入装配模块。首先将所用模型导入此模块。点击"创建实例",在图 3 - 18 - 19 的对话框中选择要导入的部件(在复制对象一步中会自动将部件导入装配模块,导入部件默认名字为"part - 1 - 1")。部件导入后,进行装配。事实上,若子模型在 Mimics 中已完成装配,在 Abaqus 中会继续使用部件在 Mimics 中的坐标位置。装配在第一步导入模型,复制对象的过程中就已经完成。否则需手动装配,Abaqus 提供多种装配命令,具体见 Abaqus 手册,此处不赘述。

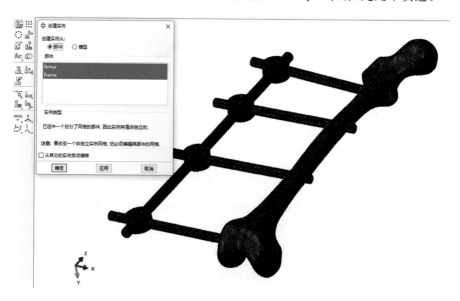

图 3 - 18 - 19　导入部件

4.设置分析步　装配完成后,进入分析步模块,首先创建分析步。点击"创建分析步",弹出图 3 - 18 - 20 的对话框,输入分析步名称(默认"Step - 1"),程序类型选择通用,在菜单中选择"静力,通用",点击"继续…"。在图 3 - 18 - 21 的"编辑分析步"对话框中,设置分析步时间和增量步。

四维骨愈合

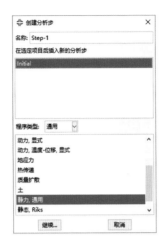

图 3 - 18 - 20　创建分析步

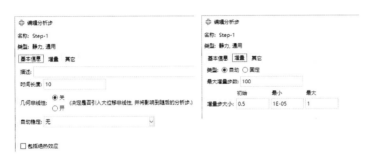

图 3 - 18 - 21　编辑分析步

分析步设置完成后,可以编辑场输出。此操作可以控制仿真输出的变量和输出频率,其默认输出变量如图 3 - 18 - 22。此处我们使用默认值。

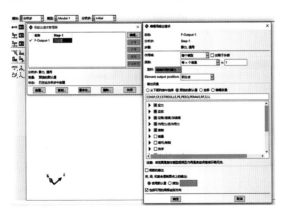

图 3 - 18 - 22　编辑场输出

5.设置相互作用　相互作用模块用于设置部件间的接触。此案例中,需要保证外固定架与股骨之间无滑动,所以在固定针与股骨孔洞间加上"绑定"约束。为了创建约束时方便操作,我们先创建要约束的表面。在菜单栏中找到"工具"—"表面"—

"创建"。在弹出的图3-18-23对话框中输入要创建表面的名字。

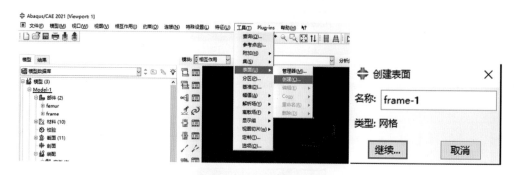

图 3-18-23　创建表面

点击"继续…"，开始选择表面，Abaqus 提供两种选择方式：逐个和按角度，此处，我们选择按角度选择，默认角度为20°。根据实际情况，我们选择10°。点击固定针上任一点，整个针外表面便处于选中状态，如图3-18-24，鼠标中键确认完成表面创建。

以相同方法创建其余固定针表面及股骨孔内表面，表面创建完成，开始创建约束。点击"创建约束 ⫟"，出现如图3-18-25的对话框，输入约束名称（默认"Constraint-1"），选择"绑定"。

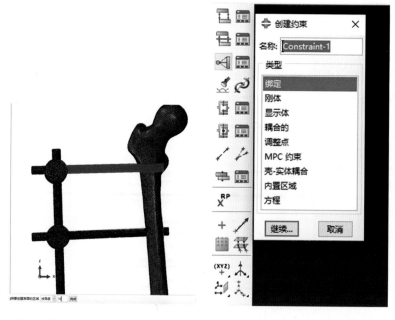

图 3-18-24　选中固定针表面　　　图 3-18-25　创建约束

点击"继续…"，在视口下方（图3-18-26）选择主表面类型"表面"。随后在视口右下角点击"表面…"（图3-18-27）。

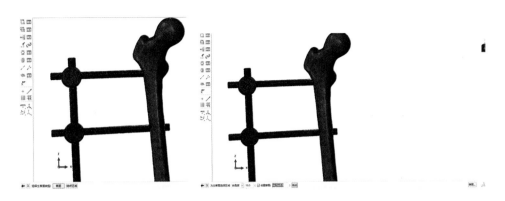

图 3 - 18 - 26　选择主表面类型　图 3 - 18 - 27　点击"表面"进入"区域选择"对话框

　　在弹出的"区域选择"对话框中(图 3 - 18 - 28),选择要绑定的主面,点击"继续…"然后以相同步骤选择从面。此处选择固定针的外表面为主面,胫骨孔洞内表面为从面。

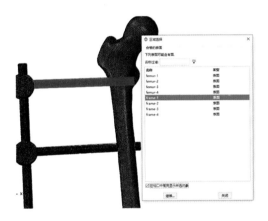

图 3 - 18 - 28　选择区域

　　表面选择完成后,弹出"编辑约束"对话框(图 3 - 18 - 29),此处保持默认值,点击"确定"。以相同方法,绑定另三对接触面,便完成了接触设置。

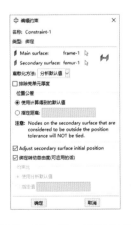

图 3 - 18 - 29　编辑约束

6.设置载荷和边界条件　完成相互作用设置,进入"载荷"设置模块,在此模块中,设置工况。以压缩工况为例,点击"创建载荷"(图3-18-30),输入名称,分析步为"Step-1",在"力学"菜单中选择"集中力",点击"继续…"。

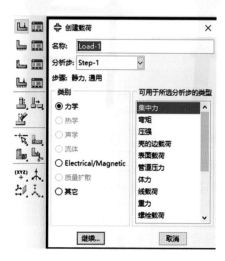

图3-18-30　创建载荷

在视口中选择要施加压力的区域,本案例选择在股骨头上端的一部分区域施加压力(图3-18-31),鼠标中键确认。

弹出"编辑载荷"对话框(图3-18-32),根据模型坐标系,载荷施加在Z轴,方向向下,数值在本案例将其设为500N。

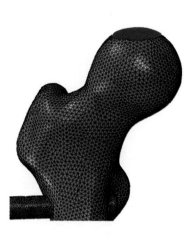

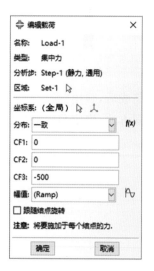

图3-18-31　选择加载位置　　　图3-18-32　设置载荷大小

载荷设置完成后,接下来创建边界条件。点击"创建边界条件",在对话框中输入名称,选择分析步第一步,在"力学"中选择"对称/反对称/完全固定"(图3-18-33)。

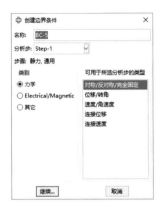

图 3 - 18 - 33　创建边界条件

　　下一步在视口中选择要施加边界条件的区域。本案例为单向压缩,需在股骨下端施加固定,所以选择股骨下表面区域,鼠标中键确认。选择"完全固定",点击"确认"以完成边界条件设置(图 3 - 18 - 34)。

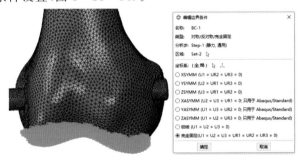

图 3 - 18 - 34　选择区域和施加边界条件

　　7.设置网格类型　进入"网格"模块,模型在 3 - matic 中已完成网格划分,故此步骤仅需设置单元类型。在视窗上方选择部件后,在工具栏中点击"指派单元类型",框选整个部件所有单元并确认。在弹出的"单元类型"对话框中,依次选择"Standard","三维应力",几何阶次选择"二次"。然后勾选"改进的公式",对于单元控制属性可以保持默认(图 3 - 18 - 35)。点击"确定",所有单元将会被指派为 C3D10M 类型的单元。

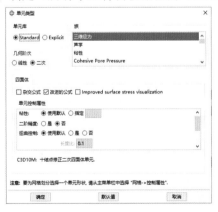

图 3 - 18 - 35　设置单元类型

8.创建作业提交分析 上述操作为 Abaqus 的前处理,完成后即可开始仿真。进入"作业"模块,点击"创建作业",输入作业名,选择模型来源,点击"继续…",将进入"编辑作业"对话框(图 3-18-36)。

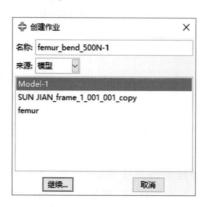

图 3-18-36 创建作业

在"编辑作业"对话框中,可以设置内存的最高占用和使用 CPU 多核运算,核心数量根据计算机硬件适当调整,此处使用 6 个核心(图 3-18-37)。除此之外,其余皆可保持默认。

创建作业后,进入作业管理器(图 3-18-38),选中刚创建的作业,点击"提交"即可开始运算。

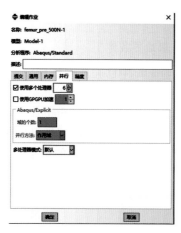

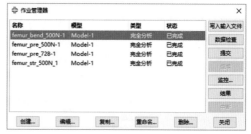

图 3-18-37 编辑作业   图 3-18-38 作业管理器

上述为压缩工况设置,拉伸工况仅需将载荷由−500N 改为 500N,其余保持不变即可,然后同压缩时的操作一样,创建作业然后提交开始计算。

9.三点弯折工况设置 三点弯折工况仅需在上述模型中改变模型的边界条件与载荷即可。进入"编辑载荷"模块,重新创建一个载荷,同样选择集中力,然后在视口中选择载荷加载位置。此处选择股骨中部的数个结点,设置载荷为 500N,方向为 Y轴(图 3-18-39),点击"确定"完成载荷设置。

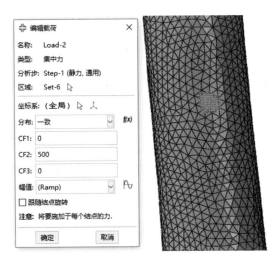

图 3 - 18 - 39　设置三点弯折工况载荷

　　接下来设置边界条件,与前述设置压缩工况时的步骤类似,点击"编辑边界条件",选择"对称/反对称/完全固定",然后在视口中选择要施加边界条件的区域。对于三点弯折工况,需要固定股骨两端的下边缘,所以选中图 3 - 18 - 40 所示区域,对该区域施加完全固定的边界条件。同理,对股骨另一端施加相同边界条件。完成载荷与边界条件设置的模型(图 3 - 18 - 41)。

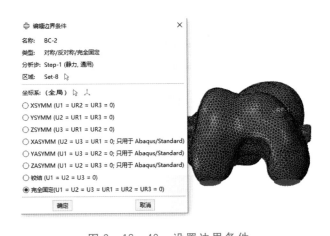

图 3 - 18 - 40　设置边界条件

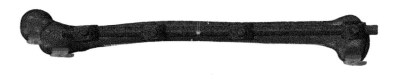

图 3 - 18 - 41　完成载荷和边界条件设置的模型

　　在三点弯折的载荷与边界条件设置完成后,需将拉伸和压缩的载荷与边界条件禁用,此操作在"载荷管理器"与"边界条件管理器"中进行(图3-18-42,图3-18-43),点击名称前的✔即可禁用,再次点击可解除禁用。此外,对腓骨两端的完全固定会与腓骨和胫骨间的MPC约束发生冲突,所以需要将此约束禁用。

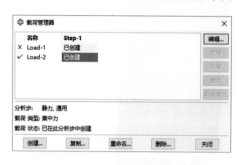

图3-18-42　载荷管理器

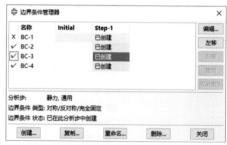

图3-18-43　边界条件管理器

完成上述操作后,便完成了三点弯折工况的设置,按与压缩和拉伸同样的操作创建作业并提交即可开始计算。

案例2　胫骨双边单针外固定压缩、拉伸和三点弯折的仿真

1.模型导入　此案例共两个模型部件,分别是腓骨-胫骨模型和双边单针外固定架模型。将Mimics导出的.inp文件导入Abaqus中,在菜单栏中点击"文件",在下拉菜单中,依次点击"导入""模型",打开导入模型界面,选择.inp文件格式导入。具体操作如图3-18-44。

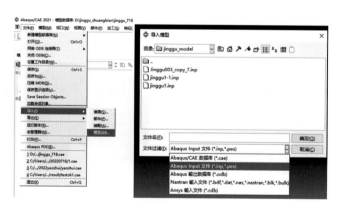

图3-18-44　导入模型

导入后的部件模型是各自独立的,需要添加到同一个模型下。操作过程如图3-18-45,点击菜单栏中的"模型","复制对象",打开对话框,选择需要复制的模型(此处以"jinggu1-1"为例),勾选要复制的属性:部件、实例、材料和截面。选择复制到"Model-1"模型中。

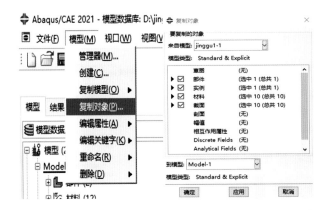

图 3 - 18 - 45　复制对象到同一个模型中

　　上述操作结束后,可在模型树中找到此部件及其材料、截面(图 3 - 18 - 46)。需注意的是,复制过去的部件默认名称为"part - 1",需手动更改名字,否则会与导入的第二个部件名称重复。此外,复制的截面前缀是默认的"Section",也可能会与后续导入的截面冲突,需要手动改名。

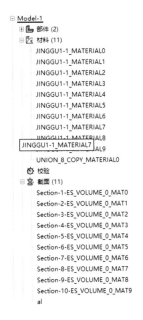

图 3 - 18 - 46　材料和截面

　　重复上述操作直至两个模型都复制到"Model - 1"中。

　　2.属性设置　模型导入完成后,进入属性模块。Abaqus 中要求单位严格对应,此处我们选择 mm 作为基础长度单位,与其对应的密度单位为 t/mm^3,应力单位为 MPa。从 Mimics 中赋值的材料密度需要进行换算。

　　操作如图 3 - 18 - 47,进入材料管理器,在打开的对话框中,双击"材料"进行材料编辑。以此案例为例,Mimics 中密度使用 g/cm^3 单位,单位换算后应乘 10^{-9},故密度应改为$0.02e^{-9}$。材料的弹性参数符合单位要求,无须更改。重复操作,将所有材料修改完毕。

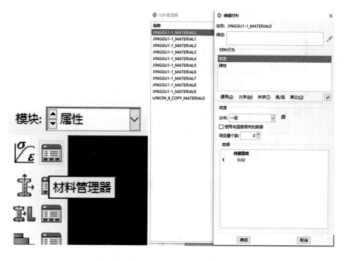

图 3 - 18 - 47　材料管理器

材料编辑完成后需检查材料截面指派是否正确,若有误,需重新指派截面。需注意的是,若在复制对象的过程中更改了截面名称,则一定需要重新指派截面。

在视口左侧工具栏中点击"截面指派管理器",进入对话框。此对话框中只有当前显示的部件所拥有的截面,更改当前部件可查看其他截面。双击截面,进入"编辑截面指派"对话框,下拉"截面"菜单可重新指派截面(图 3 - 18 - 48)。

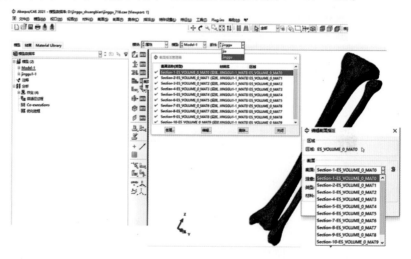

图 3 - 18 - 48　截面指派管理器

3. 装配　完成材料属性设置,进入装配模块。首先将所用模型导入此模块,点击"创建实例",在图 3 - 18 - 49 的对话框中选择要导入的部件(在复制对象一步中会自动将部件导入装配模块,导入部件默认名字为"part - 1 - 1")。部件导入后,进行装配。若在 Mimics 中已完成装配,则 Abaqus 中会继续使用部件在 Mimics 中的坐标位置,装配将自动完成。否则需手动装配,Abaqus 提供多种装配命令,具体见 Abaqus 手册,此处不赘述。

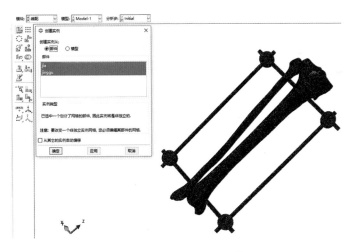

图 3 - 18 - 49　导入部件

4.设置分析步　装配完成后,进入分析步模块。首先创建分析步。点击"创建分析步",弹出图3-18-50对话框,输入分析步名称(默认"Step-1"),程序类型选择通用,在菜单中选择"静力,通用",点击"继续…"。在图 3 - 18 - 51 的"编辑分析步"对话框中,设置分析步时间和增量步。

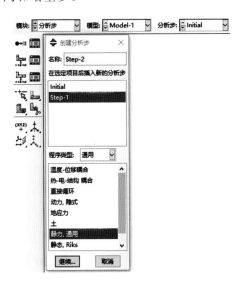

图 3 - 18 - 50　创建分析步

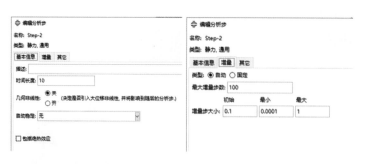

图 3 - 18 - 51　编辑分析步

　　分析步设置完成后,可以编辑场输出。此操作可以选择仿真输出的变量和控制输出频率,其默认输出变量(图 3 - 18 - 52),此处我们使用默认值。

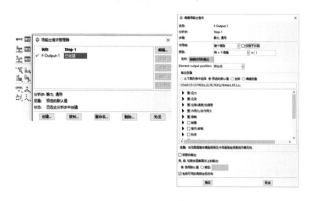

图 3 - 18 - 52　编辑场输出

　　5.设置相互作用　相互作用模块用于设置部件间的接触。此案例中,需要外固定架与胫骨之间无滑动,所以在固定针与胫骨孔洞间加上"绑定"约束。为了创建约束时方便操作,我们先创建要约束的面。在菜单栏中找到"工具"—"表面"—"创建…"。在弹出的图3 - 18 - 53对话框中输入要创建表面的名字。

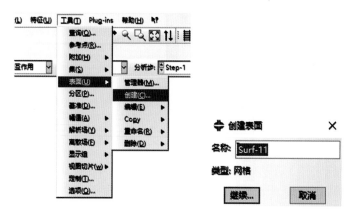

图 3 - 18 - 53　创建表面

四维骨愈合

　　点击"继续…",开始选择表面,Abaqus 提供两种选择方式:逐个和按角度,此处我们选择按角度选择,默认角度为 20.0°(图 3 - 18 - 54)。

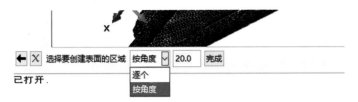

图 3 - 18 - 54　区域选择方式

在固定针上任一处点击,整个针外表面便处于选中状态(图 3 - 18 - 55),点击"完成",则实现了表面创建。以相同方法创建胫骨孔洞内表面和另一对接触面。

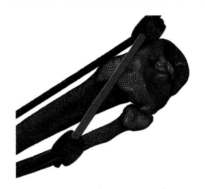

图 3 - 18 - 55　选中固定针表面

表面创建完成,开始创建约束。点击"创建约束 ◁|",出现如图 3 - 18 - 56 的对话框,输入约束名称(默认 Constraint - 10),选择"绑定"。

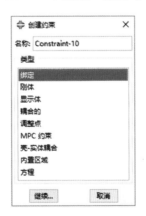

图 3 - 18 - 56　创建约束

点击"继续…",在视口下方(图 3 - 18 - 57)选择主表面类型"表面"。随后在视口右下角点击"表面…"(图 3 - 18 - 58)。

图 3-18-57　选择主表面类型

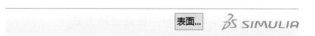

图 3-18-58　击"表面"进入区域选择对话框

在弹出的图 3-18-59 对话框中,选择要绑定的主面,点击"继续…"然后以相同步骤选择从面。此处选择固定针的外表面为主面,胫骨孔洞内表面为从面。

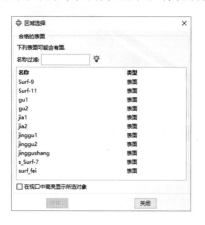

图 3-18-59　选择区域

表面选择完成后,弹出如图 3-18-60 的"编辑约束"对话框,此处保持默认值,点击"确定"。以相同方法,绑定另一对接触面,便完成了接触设置。

四维骨愈合

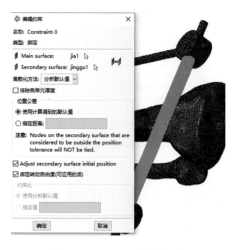

图 3-18-60　编辑约束

为了能使载荷均匀加载，此处可以再添加一个耦合约束。创建耦合约束首先需要一个参考点。先通过查询❶功能，得到胫骨上表面中心处的坐标信息，然后点击工具栏中的 x^{RP} 创建参考点，输入参考点坐标（图3-18-61），此处将参考点坐标设置在胫骨上表面中心上方（图3-18-62）。

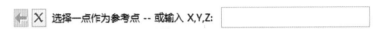

图3-18-61 输入参考点坐标

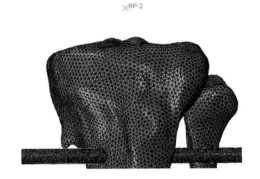

图3-18-62 创建的参考点

载荷要加载在胫骨上表面，所以参考点需要与胫骨上表面耦合。首先需要将参考点创建为集。操作过程如图3-18-63，在弹出的对话框中，输入集名，选择"几何"，点击"继续…"，然后在视窗中选择参考点，完成集的创建。

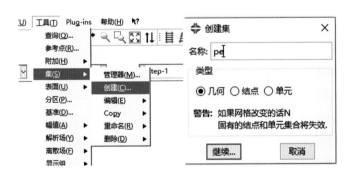

图3-18-63 创建集

用前述表面创建方法创建胫骨上表面，然后点击工具栏中"创建约束"，选择"耦合的"。在弹出的图3-18-64所示的"区域选择"对话框中选择刚创建的参考点集，点击"继续…"。在视口下方点击"表面"，弹出对话框中选择胫骨上表面。

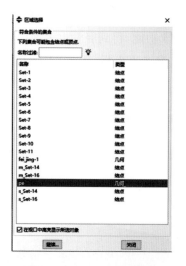

图 3-18-64　区域选择

在如图 3-18-65 的"编辑约束"对话框中,选择"Coupling 类型"为"连续分布"。
点击"确定"完成约束创建。

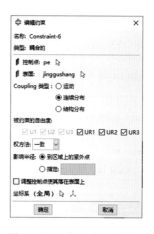

图 3-18-65　设置约束

除胫骨与固定架的约束外,腓骨与胫骨间也需约束。此案例主要分析胫骨与外
固定架,所以对腓骨与胫骨间的约束不过于考究,拟采用 MPC 约束。

MPC 约束的操作为:点击"创建"约束,选择"MPC 约束",在视口下选择"网格",
然后选择 MPC 控制点,位置在胫骨与腓骨狭缝处的胫骨表面,可以选择一个或多个
结点。然后继续选择区域类型"网格",在腓骨表面也选择结点。点击"完成",在弹出
的"编辑约束"对话框中(图 3-18-66),我们尝试使用"关节"进行约束。点击"确定"
完成约束创建。所有设置完成(图 3-18-67)。

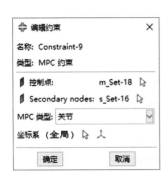
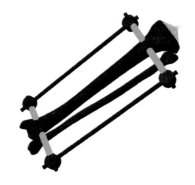

图 3 - 18 - 66　MPC 约束　　　图 3 - 18 - 67　完成约束的模型

6.设置载荷和边界条件　完成相互作用设置,进入"载荷"设置模块,在此模块中,设置工况。以压缩工况为例,点击"创建载荷",出现如图 3 - 18 - 68 对话框,输入名称,分析步为"Step - 1",在"力学"菜单中选择"集中力",点击"继续…"。

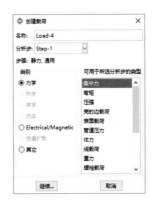

图 3 - 18 - 68　创建载荷

在视窗下方选择"几何",然后在视口中选择胫骨上方参考点,鼠标中键确认,弹出下图 3 - 18 - 69 所示的"编辑载荷"对话框。按照装配模型的坐标系,输入载荷大小。此处为 Z 轴负方向,数值为 500N。

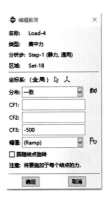

图 3 - 18 - 69　设置载荷大小

载荷设置完成,接下来设置边界条件。点击"创建边界条件",在如图 3 - 18 - 70 的对话框中输入名称,选择分析步"Step - 1",在"力学"中选择"对称/反对称/完全固定"。

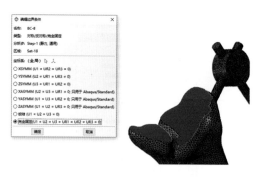

图 3 - 18 - 70　创建边界条件

下一步在视口中选择要施加边界条件的区域,本案例为单向压缩,需在胫骨下端施加固定,所以选择胫骨和腓骨下表面区域,鼠标中键确认。在弹出的图 3 - 18 - 71 对话框中,选择"完全固定",确认已完成边界条件设置。

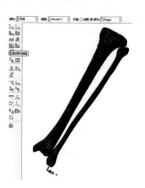

图 3 - 18 - 71　选择区域和施加边界条件

7. 设置网格类型　进入"网格"模块,模型在 3 - matic 中已完成网格划分,故此步骤仅需设置单元类型。在视口上方选择部件后,在工具栏中点击"指派单元类型"(图 3 - 18 - 72)。框选整个部件所有单元并确认。

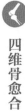

图 3 - 18 - 72　指派单元类型

在弹出的图 3-18-73 的"单元类型"对话框中,依次选择"Standard","三维应力",几何阶次选择"二次"。然后勾选"改进的公式",对于单元控制属性可以保持默认。点击"确认",所有单元将会被指派为 C3D10M 类型的单元。

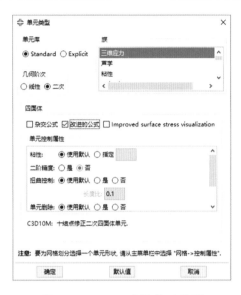

图 3-18-73 设置单元类型

8.创建作业提交分析 上述操作为 Abaqus 的前处理,完成后即可开始仿真。进入"作业"模块,点击"创建作业",在图 3-18-74 中输入作业名,选择模型来源,点击"继续…",进入"编辑作业"对话框。

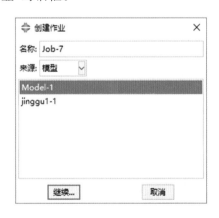

图 3-18-74 创建作业

"编辑作业"对话框中,可以设置内存的最高占用和使用 CPU 多核运算,核心数量根据计算机硬件适当调整,此处使用 6 个核心(图 3-18-75)。除此之外,其余皆可保持默认。

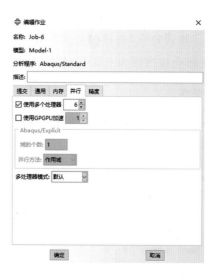

图 3-18-75　编辑作业

创建作业后,进入"作业管理器"(图 3-18-76),选中刚创建的作业,点击"提交"即可开始运算。

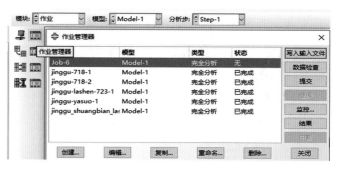

图 3-18-76　作业管理器

上述为压缩工况设置,拉伸工况仅需将载荷由－500N 改为 500N,其余保持不变即可,然后同压缩时的操作一样,创建作业然后提交开始计算。

9.三点弯折工况设置　三点弯折工况仅需在上述模型中改变模型的边界条件与载荷即可。进入"编辑载荷"模块,重新创建一个载荷,同样选择集中力,然后在视口中选择载荷加载位置。此处选择胫骨中部的几个结点,设置载荷为 300N,方向为 Y 轴(图 3-18-77),点击"确定"完成载荷设置。

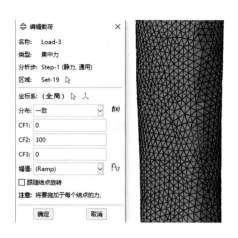

图 3－18－77　设置三点弯折工况载荷

　　接下来设置边界条件，与前述设置压缩工况时的步骤类似，点击"编辑边界条件"，选择"对称/反对称/完全固定"，然后在视口中选择要施加边界条件的区域。对于三点弯折工况，需要固定胫骨两端的下边缘，所以选图 3－18－78 的区域，对该区域施加完全固定的边界条件。同理，对胫骨另一端和腓骨的两端施加同样的边界条件。

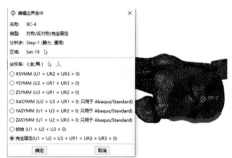

图 3－18－78　设置边界条件

　　需要注意的是，在三点弯折的载荷与边界条件设置完成后，需将拉伸和压缩的载荷与边界条件禁用，此操作在"载荷管理器"与"边界条件管理器"中进行（图 3－18－79，图 3－18－80），点击名称前的✔即可禁用，再次点击可解除禁用。此外，对腓骨两端的完全固定会与腓骨与胫骨间的 MPC 约束发生冲突，所以需要将此约束禁用。

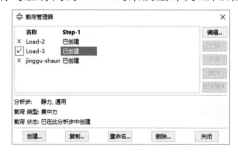

图 3－18－79　载荷管理器

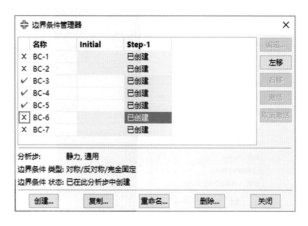

图 3-18-80 边界条件管理器

完成上述操作后,便完成了三点弯折工况的设置,按与压缩和拉伸同样的操作创建作业并提交即可开始计算。

10. Abaqus 后处理及结果分析 Abaqus 计算完成后,在作业管理器中点击"结果"进入可视化模块进行后处理。点击视口左侧工具栏中的 ![icon] 可以查看云图。点击 ![icon] 可以播放动画(图 3-18-81)。

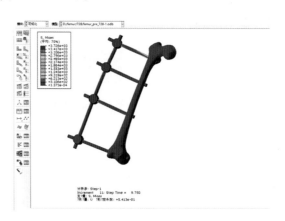

图 3-18-81 Abaqus"可视化"模块界面

在界面上方的工具栏中,有场输出对话框如下图,可以设置输出不同变量的云图,如应力云图或位移云图(图 3-18-82)。

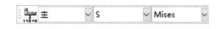

图 3-18-82 Abaqus 场输出对话框

点击工具栏中的"创建显示组",在弹出的对话框中,可以选择显示某一个或某几个部件,此功能有助于更好地分析仿真结果(图 3-18-83)。

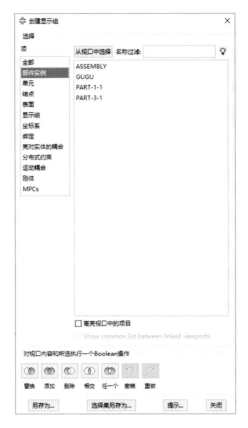

图 3-18-83 "创建显示组"对话框

Abaqus 后处理模块可以绘制各类数据曲线。在视口左边的工具栏中,有曲线绘制工具(图 3-18-84)。

图 3-18-84 曲线绘制工具

点击第一个按钮,打开"创建 XY 数据"对话框,选择"ODB 场变量输出",在弹出的对话框中,在"变量"下选择"输出变量"的位置,此处我们选择"唯一结点的",然后在下方选择要输出的变量(图 3-18-85,图 3-18-86)。

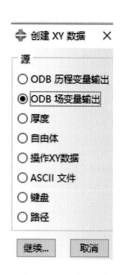

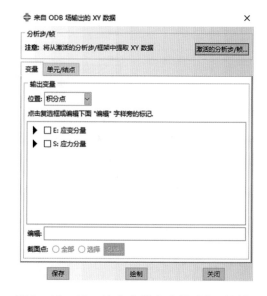

图 3-18-85 "创建 XY 数据"对话框　　图 3-18-86 输出变量和位置选择对话框

在"单元/结点"下,选择输出变量的结点。使用"从视口中拾取"的方法,点击"编辑选择集",选择"在视口中的选择结点",点击"绘制"即可得到变量与时间的关系曲线(图 3-18-87)。

再次打开"创建 XY 数据"对话框,选择"操作 XY 数据"在弹出的对话框右边的菜单中选择"combine(X,X)",然后在"XY 数据"下方的列表中选择变量,例如选择位移做 X 轴数据,应力做 Y 轴数据,点击"绘制表达式"即可得到位移与应力的关系曲线(图 3-18-88,图 3-18-89)。

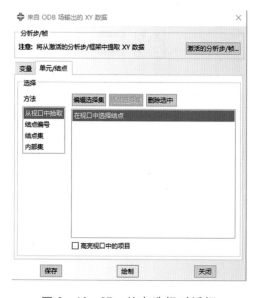

图 3-18-87 结点选择对话框

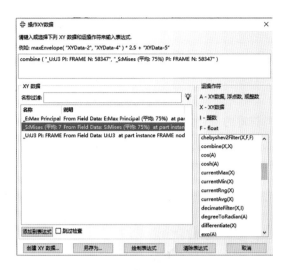

图 3 - 18 - 88 "操作 XY 数据"对话框

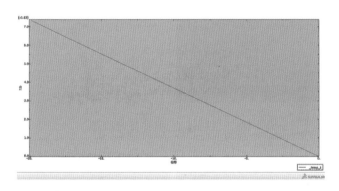

图 3 - 18 - 89 绘制的位移-应力曲线

曲线绘制工具中,"XY 数据选项"可以查看所绘制曲线的具体数据(图 3 - 18 - 90)。

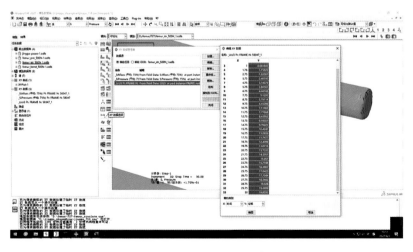

图 3 - 18 - 90 曲线具体数据

案例 3　股骨带内固定仿真

本案例主要目的在于建立带内固定股骨有限元模型,并用轴向压缩和三点弯折两种工况分别对 5 种内固定方式下的股骨进行有限元计算。

1. 带内固定股骨三维模型构建　利用飞利浦 64 排螺旋 CT 扫描,得到 512×512 像素的 CT 图片,并将获得的 CT 图像以通用的 DICOM 标准格式文件保存。然后导入 Mimics 软件中进行切片图像处理,经过阈值分割、区域增长和编辑蒙板后,通过得到股骨和带内固定时股骨的三维模型(图 3-18-91,图 3-18-92)。

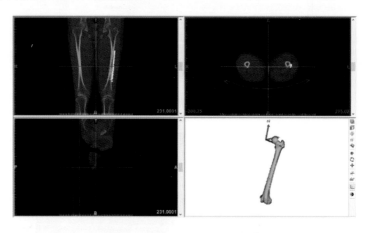

图 3-18-91　股骨三维模型

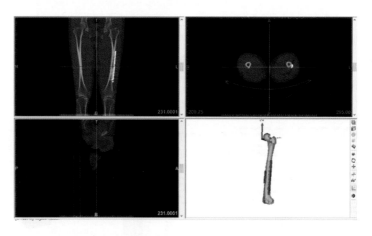

图 3-18-92　带内固定的股骨三维模型

2. 带内固定股骨有限元模型建立

1)带内固定股骨三维模型处理。使用 Geomagic 软件对带内固定的股骨模型进行处理,用快速光顺、套索工具和填充单个孔工具等处理模型表面的一些凹坑和突起等,随后使用网格医生工具对自相交、角度较小的边以及凸起的钉状物进行删除,以及完成对删除区域三角面片的填补,处理前后的三维模型如图 3-18-93 所示。

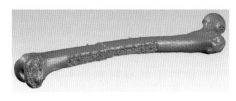 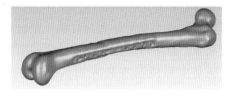

处理前　　　　　　　　　　　　　处理后

图 3 - 18 - 93　股骨三维模型处理前后对比

2)带内固定股骨整体模型体网格生成。将优化后的三维模型在 3 - matic 软件中进行体网格生成,在 Remesh 模块中,通过生成体网格工具将三角面片转化为四节点四面体体网格(C3D4)。

3)带内固定股骨的材料属性。李颖、费王华等人的研究显示,骨骼的密度和灰度值存在着近似线性的关系,张建新等提出了针对骨骼密质骨和松质骨密度和灰度值的经验公式:$\rho = 0.00095Hu$,其中 ρ 为密度,Hu 为骨骼灰度值。

弹性模量 E 和密度 ρ 的经验公式:密质骨的杨氏弹性模量 $E = 2065\rho^{3.09}$,松质骨的杨氏弹性模量 $E = 1094\rho^{1.64}$。

通过 Mimics 软件中的赋材质模块,就可以精确的得到每个单元的灰度值,并通过经验公式算出表观密度值,最终计算出每个单元的弹性模量,达到对骨骼材料属性的非均匀分配。

将股骨网格模型导入到赋材质模块后,Mimics 软件会对每个单元的灰度值进行计算,图 3 - 18 - 94 为股骨经过计算后,每个灰度值对应的体网格单元数目。由图可以得到股骨灰度值在 -122~3071 的区间范围内,由于模型处理时内固定架和股骨之间有所重合,灰度最大值有些许偏差。

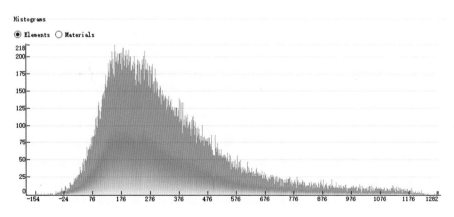

图 3 - 18 - 94　股骨灰度值对应的体网格单元数目

本次研究将股骨的灰度值以 800 为分界线分为两个区间,灰度值低于 800 的区域为松质骨,灰度值高于 800 的区域则为密质骨。将松质骨和密质骨的区域再分别细分 5 个区间,通过经验公式得到 5 种密质骨和 5 种松质骨的材料参数。将不同材料分别赋值给对应区间的体网格单元,最终的材料属性赋值结果如图 3-18-95 所示。表格内由上至下分别为材料一至材料十,前 5 种材料对应松质骨,后 5 种材料对应密质骨。由于内固定板与股骨之间的紧密贴合,CT 扫描得到的图像在接触区域的灰度值与实际情况有较大出入,导致材料九和材料十的材料参数失真。因此在Abaqus 中,将材料八区域的参数赋值给九和十区域的截面。为固定架赋予钛合金的材料参数。

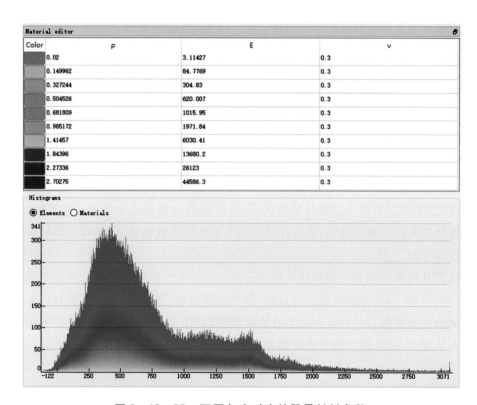

图 3-18-95　不同灰度对应的股骨材料参数

3.带内固定股骨有限元模型接触关系、边界条件和载荷设置

1)接触关系设置。在 Abaqus 中对有限元模型的接触关系进行定义,此模型有股骨和内固定架两个部件,其中内固定架的螺钉钉入股骨中,所以,对螺钉与股骨上的孔位施加绑定约束,使螺钉与股骨之间无相对滑动。对股骨进行的压缩和三点弯折仿真模拟使用集中载荷,为了使载荷均匀加载,在各载荷作用面上方建立参考点,并将其与载荷作用面进行耦合(图 3-18-96 至图 3-18-97)。

2)边界条件设置。对于压缩工况,在股骨底端施加固定约束;对于三点弯折工况,在股骨底端支撑处施加固定约束。将边界条件分为完好股骨、断裂股骨和髓内钉固定股骨 3 种形式进行展示(图 3-18-96 至图 3-18-97)。

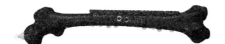
髓内钉固定模型压缩工况的接触

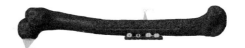
髓内钉固定模型三点弯折工况的接触

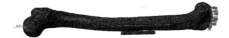
髓内钉固定模型压缩工况的载荷
与边界条件

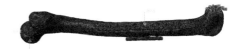
髓内钉固定模型三点弯折工况的载荷
与边界条件

图 3 - 18 - 97　完好股骨的边界条件

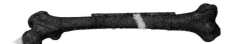
压缩工况接触

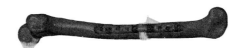
三点弯折工况接触

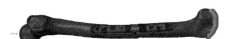
压缩工况载荷与边界条件

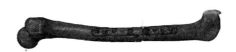
三点弯折工况载荷与边界条件

图 3 - 18 - 98　断裂股骨的边界条件

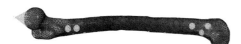
髓内钉固定模型压缩工况的接触

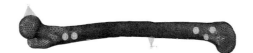
髓内钉固定模型三点弯折工况的接触

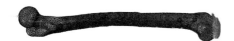
髓内钉固定模型压缩工况的载荷
与边界条件

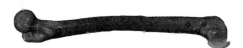
髓内钉固定模型三点弯折工况的载荷
与边界条件

图 3 - 18 - 99　髓内钉固定股骨的边界条件

>>> 知识要点

• 有限元法克服了传统力学的缺点,为临床医生解决了不能直接在人体操作的技术问题,并拥有精确、简单和可重复的优点,为骨折发生的机制、骨折的预防、骨折的分型、骨折的治疗、骨折的愈合提供了科学的理论依据。在骨折创伤机制的研究中使用有限元技术,对骨折等骨科方面的临床救治具有重要的理论指导意义。

• 有限元法因其在计算复杂形状、载荷和材料性能方面的独特能力,被广泛应用于骨科研究领域。

• 基于三维有限元的数字模拟技术,在骨折愈合的力学环境、骨折固定物的力学性能及优化设计、生物力学实验仿真等各个方面起着越来越重要的作用,计算机仿真技术不仅可以根据医学理论和实验数据建立仿真模型用于研究,反应骨折的愈合过程,预测不同条件下骨折愈合趋势,甚至可能为不同患者的骨折愈合制订更加个性化的治疗方案。

• 有限元分析法也可以应用于骨科内外固定系统的设计研究、力学实验仿真中,因此该法极大丰富了骨科临床与基础实验研究。可大大减少动物实验的工作量,缩短"实验台至临床的距离",符合现代转化医学模式所提倡的思想。

• 有限元法也存在一定的缺陷或不足,需要与其他体内或体外的实验方法相结合,才能得出可信的结果。而有限元仿真结果往往与有限元模型的质量高低(即真实体的相似度)、计算机能力、模型网格划分程度密切相关,只有在解剖学水平上建立真实模型,增加计算机容量和计算能力才能为临床工作提供更准确的资料。

（徐浩然　汪　萌）

参考文献

[1] CULEMANNU, POHLEMANN T, HUFNEU T, et al. 3-dimensional movement analysis after internal fixation of pelvic ring fractures. A computer simulation[J]. Unfallchirurg,2000, 103(11):965-971.

[2] 林松青,王彬,张磊,等.有限元分析在骨科中的应用及研究进展[J].中国中医骨伤科杂志, 2013,21(4):69-73.

[3] 朱学敏,唐三元,杨辉.数字骨科技术在跟骨骨折中的应用[J].中国骨科临床与基础研究杂志, 2013,5(5):304-309.

[4] 郑琦,毕大卫,王以进,等.股骨髁上骨折四种内固定的生物力学评估[J].医用生物力学,2002, 17(2):75-79.

[5] 杨小奇,杨天府,汪金平,等.股骨干骨折髓内钉固定后抗扭转特性的三维有限元分析[J].临床骨科杂志,2007(3):281-283.

[6] MURDOCH A H, SHEPHERD DET, MATHIAS K J,et al. Design of a retractable intramedullary nail for the humerus[J]. Bio-Medical Materials and Engineering,2003,13:297-302

[7] 许瑞杰,李涤尘,孙明林.股骨颈骨折内固定方式的有限元分析[J].医用生物力学,2004(2): 88-92.

[8] 崔蕴威,吴涛,李升,等.应用有限元法比较3种内固定器械固定不稳定骨盆骨折的效果[J].河北医科大学学报,2016,37(2):137-142.

[9] 官煜超.不同方式固定股骨转子间骨折后生物力学的有限元分析[D].遵义:遵义医学院,2018.

[10] 方润心,纪爱敏,陈长胜,等.接骨板内固定参数对骨愈合过程的影响分析[J].中国生物医学工程学报,2019,38(4):438-446.

四维骨愈合

[11] 段扬,靳安民,张辉,等.下颈椎经关节突螺钉内固定系统和侧块螺钉内固定系统的三维有限元研究[J].中国修复重建外科杂志,2010,24(12):1494-1499.

[12] 汪金平,杨天府,杨小奇,等.旋转臂自锁式髓内钉固定股骨干骨折的三维有限元分析[J].中国骨与关节损伤杂志,2005(5):319-321.

[13] HILLARD P J, HARRISON A J, ATKINS R M. The yielding of tensioned fine wires in the Ilizarov frame[J]. Proc Inst Mech Eng, 1998, 212 (1), 37-47.

[14] 李超.可调压骨科外固定支架的力学性能及有限元分析[D].郑州:郑州大学,2018.

[15] 张爱平,许书亮,周恩昌.塑形夹板治疗尺桡骨双骨折的有限元分析[J].福建中医学院学报,2002,12(4):25-27.

[16] 孙嘉怿,郭晓磊,郭亚娟.有限元分析在骨科植入器械研发中的应用探讨[J].生物骨科材料与临床研究,2021,18(5):86-88.

[17] 周建华,王跃.有限元分析在骨科中的应用及研究进展[J].实用医院临床杂志,2018,15(1):205-208.

[18] 余华,李少星,闫金成.有限元分析法在骨科生物力学中的应用[J].河北医药,2013,35(7):1074-1076.

[19] 王志杰,丁自海,钟世镇.有限元法在骨应力分析及骨科内外固定系统研究中的应用[J].中国临床解剖学杂志,2006(1):107-110.

[20] 鲍振宇.生物软组织动态力学特性研究[D].南京:南京理工大学,2019.

[21] 鲍振宇,温垚珂,韩瑞国,等.弹道明胶的动态力学测试方法研究[J].中国测试,2019,45(9):33-37.

[22] 张廷玉.典型创伤弹道靶标材料动态拉伸性能测试研究[D].南京:南京理工大学,2019.

[23] 陈业.典型生物材料的动态力学特性研究[D].南京:南京理工大学,2021.

[24] 刘荣华.生物组织在高速冲击下的动态力学特性研究[D].南京:南京理工大学,2022.

[25] 刘荣华,温垚珂,闫文敏,等.冲击载荷下脂肪层的压缩性能[J].医用生物力学,2022,37(2):238-243.

[26] 陈业,温垚珂,闫文敏,等.基于PVDF薄膜传感器的猪肝动态压缩力学性能测试[J].实验力学,2021,36(2):269-278.

[27] 陈波杰,丁真奇.有限元分析在骨折愈合与生物力学研究中的应用[J].广东医学,2015(8):1288-1290.

[28] GRASSI L, FLEPS I, SAHLSTEDT H,et al. Validation of 3D finite element models from simulated DXA images for biofidelic simulations of sideways fall impact to the hip[J]. Bone, 2021, 142: 115678.

[29] GUSTAFSSON A, TOGNINI M, BENGTSSON F,et al. Subject-specific FE models of the human femur predict fracture path and bone strength under single-leg-stance loading[J]. J Mech Behav Biomed, 2021, 113: 104118.

[30] HENNICKE N S, SAEMANN M, KLUESS D,et al. Subject specific finite element modelling of periprosthetic femoral fractures in different load cases[J]. J Mech Behav Biomed, 2021, 126: 105059.

[31] AHREND M D, NOSER H, SHANMUGAM R, et al. Development of generic Asian pelvic bone models using CT-based 3D statistical modelling[J]. J Orthop Transl, 2020, 20:

100 −106.

[32] MEYNEN A, VLES G, ZADPOOR A A, et al. The morphological variation of acetabular defects in revision total hip arthroplasty-A statistical shape modeling approach[J]. J Orthop Res, 2021, 39(11): 2419 −2427.

[33] PRADO M, KHOSLA S, CHAPUT C, et al. Opportunistic application of phantom-less calibration methods for fracture risk prediction using QCT/FEA[J]. Eur Radiol, 2021, 31(12): 9428 −9435.

[34] SCHILEO E, PITOCCHI J, FALCINELLI C, et al. Cortical bone mapping improves finite element strain prediction accuracy at the proximal femur[J]. Bone, 2020, 136: 115348.

[35] ZELLAGUI S, HIVET A, EL MOUSS M, et al. Prediction of proximal femur fracture risk from DXA images based on novel fracture indexes[J]. Comput Method Biomec, 2021, 9(2): 205 −216.

[36] PRADO M, REZAEI A, GIAMBINI H. Density-dependent material and failure criteria equations highly affect the accuracy and precision of QCT/FEA-based predictions of osteoporotic vertebral fracture properties[J]. Ann Biomed Eng, 2021, 49(2): 663 −672.

[37] RAJAPAKSE C S, FARID A R, KARGILIS D C, et al. MRI-based assessment of proximal femur strength compared to mechanical testing[J]. Bone, 2020, 133: 115227.

[38] GONG H, ZHANG M, JIA S W, et al. The relationship between orthopedic clinical imaging and bone strength prediction[J]. Med Nov Technol Devices, 2021, 9: 100060.

[39] VILLAMOR E, MONSERRAT C, DEL RÍO L, et al. Prediction of osteoporotic hip fracture in postmenopausal women through patient-specific FE analyses and machine learning[J]. Comput Meth Prog Bio, 2020, 193: 105484.

[40] EGGERMONT F, VAN DER WAL G, WESTHOFF P, et al. Patient-specific finite element computer models improve fracture risk assessments in cancer patients with femoral bone metastases compared to clinical guidelines[J]. Bone, 2020, 130: 115101.

[41] MOLINARI L, FALCINELLI C, GIZZI A, et al. Effect of pedicle screw angles on the fracture risk of the human vertebra: A patient-specific computational model[J]. J Mech Behav Biomed, 2021, 116: 104359.

[42] DEANE JA, PAVLOVA AV, LIM AKP, et al. Is intrinsic lumbar spine shape associated with lumbar disc degeneration? An exploratory study [J]. BMC Musculoskel Dis, 2020, 21 (1): 433.

[43] BEVERS MSAM, WYERS CE, DANIELS AM, et al. Association between bone shape and the presence of a fracture in patients with a clinically suspected scaphoid fracture[J]. J Biomech, 2021, 128: 110726.

[44] VERHAEGEN F, MEYNEN A, DEBEER P, et al. Determination of predisposing scapular anatomy with a statistical shape model-Part Ⅱ: shoulder osteoarthritis[J]. J Shoulder Elb Surg, 2021;30(9): e558 −e571.

[45] LI J, GSAXNER C, PEPE A, et al. Synthetic skull bone defects for automatic patient-specific craniofacial implant design[J]. Sci Data, 2021, 8(1): 36.

[46] JAZINIZADEH F, QUENNEVILLE C E. 3D Analysis of the proximal femur compared to 2D

四
维
骨
愈
合

analysis for hip fracture risk prediction in a clinical population[J]. Ann Biomed Eng，2021，49 (4)：1222 – 1232.

[47] TAYLOR M，VICECONTI M，BHATTACHARYA P，et al. Finite element analysis informed variable selection for femoral fracture risk prediction[J]. J Mech Behav Biomed，2021，118：104434.

[48] JAZINIZADEH F，ADACHI J D，QUENNEVILLE C E. Advanced 2D image processing technique to predict hip fracture risk in an older population based on single DXA scans[J]. Osteoporosis Int，2020，31(10)：1925 – 1933.

[49] CAPRARA S，CARRILLO F，SNEDEKER J G，et al. Automated pipeline to generate anatomically accurate patient-specific biomechanical models of healthy and pathological FSUs[J]. Front Bioeng Biotech，2021，9：636953.

[50] RAJAEE M A，ARJMAND N，SHIRAZI A A，et al. A novel coupled musculoskeletal finite element model of the spine-Critical evaluation of trunk models in some tasks[J]. J Biomech，2021，119：110331.

[51] ZHENG Z F，MO F H，LIU T，et al. A novel neuromuscular head-neck model and its application on impact analysis[J]. IEEE T Neur Sys Rech，2021，29：1394 – 1402.

[52] VOLK VL，HAMILTON LD，HUME DR，et al. Integration of neural architecture within a finite element framework for improved neuromusculoskeletal modeling[J]. Sci Rep，2021，11 (1)：22983.

[53] MO FH，LUO DA，TAN Z，et al. A Human Active Lower Limb Model for Chinese Pedestrian Safety Evaluation[J]. J Bionic Eng，2021，18(4)：872 – 886.

[54] YU C，WANG F，WANG B Y，et al. A computational biomechanics human body model coupling finite element and multibody segments for assessment of head/brain injuries in car-to-pedestrian collisions[J]. Int J Env Res Pub He，2020，17(2)：492.

[55] TRUBE N，RIEDEL W，BOLJEN M，et al. How muscle stiffness affects human body model behavior[J]. Biomed Eng Online，2021，20(1)：53.

[56] SAHANDIFAR P，KLEIVEN S. Influence of nonlinear soft tissue modeling on the external and internal forces during lateral hip impacts[J]. J Mech Behav Biomed，2021，124：104743.

[57] YU L，MEI Q C，MONHAMAD N I，et al. An exploratory investigation of patellofemoral joint loadings during directional lunges in badminton[J]. Comput Biol Med，2021，132：104302.

[58] SAKATA J，TAMAKI T，KISHINO A，et al. Risk factors for throwing elbow injuries during pitching analyzed by simulation using human musculoskeletal model in youth baseball pitchers [J]. J Shoulder Elb Surg，2021，30：1309 – 1315.

[59] DENG C，GILLETTE J C，DEEEICK T R，et al. Finite element analysis of femoral neck strains during stair ascent and descent[J]. Sci Rep，2021，11(1)：9183.

[60] MOAYEDI M，ARSHI A R，SALEHI M，et al. Associations between changes in loading pattern，deformity，and internal stresses at the foot with hammer toe during walking：A finite element approach[J]. Comput Biol Med，2021，135：104598.

[61] TODERITA D，HENSON D P，KLEMT C，et al. An anatomical atlas-based scaling study for

quantifying muscle and hip joint contact forces in above and through-knee amputees using validated musculoskeletal modelling[J]. IEEE T Bio Med Eng, 2021, 68(11): 3447 – 3456.

[62] SOHANE A, AGARWAL R. Evaluation of 3D design lower limb exoskeleton on human musculoskeletal with various loads[J]. Expert Syst, 2021, 38(7): e112738.

[63] MO FH, ZHANG Q, ZHANG H T, et al. A simulation-based framework with a proprioceptive musculoskeletal model for evaluating the rehabilitation exoskeleton system[J]. Comput Meth Prog Bio, 2021, 208: 106270.

[64] SHU L M, YAO J, YAMAMOTO K, et al. In vivo kinematical validated knee model for preclinical testing of total knee replacement[J]. Comput Biol Med, 2021, 132: 104311.

[65] LOI L, STANEV D, MOUSTAKAS K. Total knee replacement: Subject-specific modeling, finite element analysis, and evaluation of dynamic activities[J]. Front Bioeng Biotech, 2021, 9: 648356.

[66] ZHANG Q D, CHEN Z X, JIN Z M, et al. Patient-specific musculoskeletal models as a framework for comparing ACL function in unicompartmental versus bicruciate retaining arthroplasty [J]. P I Mech Eng H, 2021, 235(8): 861 –872.

[67] PENG Y H, NIU W X, WONG D W, et al. Biomechanical comparison among five mid/hindfoot arthrodeses procedures in treating flatfoot using a musculoskeletal multibody driven finite element model[J]. Comput Meth Prog Bio, 2021, 211: 106408.

[68] 费王华. 基于新鲜骨骼 CT 图像的有限元分析及实验验证[D]. 南京:南京理工大学, 2008.

[69] 丁光兴. 基于个性化的长管骨有限元参数化建模及实验验证[D]. 南京:南京理工大学, 2012.

[70] 魏峰. 基于 CT 图像的人体腰椎有限元模型构建与力学分析[D]. 南京:南京理工大学, 2015.

[71] 李颖,费王华,樊黎霞,等. 新鲜长管状骨的三维有限元分析[J]. 南京:中国骨与关节损伤杂志, 2010, 25(11):991 – 993.

[72] 鲍振宇. 生物软组织动态力学特性研究[D]. 南京:南京理工大学, 2018.

[73] 张廷玉. 典型创伤弹道靶标材料动态拉伸性能测试研究[D].南京:南京理工大学,2019.

[74] 陈业. 典型生物材料的动态力学特性研究[D].南京:南京理工大学,2020.

[75] 刘艳. 手枪弹对骨骼复合靶标侵彻作用的数值模拟及力学响应研究[D].南京:南京理工大学,2013.

[76] RHO J Y, KUHNSPEARING L, ZIOUPOS P. Mechanical properties and the hierarchical structure of bone[J]. Medical Engineering & Physics, 1998, 20(2):92.

[77] 张国栋,廖维靖,陶圣祥,等. 股骨有限元分析赋材料属性的方法[J].中国组织工程研究, 2009,13 (43): 8436 – 8441.

[78] 张建新,田洪波,陈日齐. 成人桡骨头切除术后并发症的三维有限元分析[J]. 医用生物力学, 2009(6):4.

[79] 程亮. 骨应力重建仿真研究[D]. 上海:上海交通大学,2008.

[80] 汪金平,杨天府. 有限元分析在骨折生物力学研究中的应用[J]. 临床骨科杂志,2005, 8(3): 3.

[81] 梁旭. 不同固定方式治疗胫骨平台后外侧骨折的生物力学研究[D]. 银川:宁夏医科大学, 2014.

四维骨愈合

[82] 刘冠辉. 骨组织力学特性和重建的数值模拟及分析[D]. 南京:南京航空航天大学,2005.

[83] 吴伟. 股骨颈骨折断端骨缺损内固定术后股骨近端生物力学有限元分析[D]. 武汉:武汉大学,2015.

[84] 周江军,赵敏,严亚波,等. 股骨骨折术后1年随访骨愈合模型的有限元分析[J]. 现代生物医学进展,2014,14(13):2507,2510,2525.

[85] 张帅,屠重棋,段法,等. 股骨近端骨缺损与骨折相关性的有限元分析[C]/第20届中国康协肢残康复学术年会论文选集.[出版者不详],2011:420.

[86] 王沫楠. 基于血液供给条件和力学环境的骨折愈合仿真[J]. 自动化学报,2018,44(2):240-250.

[87] 张云鹏,任龙韬. 胫骨平台复杂骨折三维实体模型的建立及应用[J]. 中国现代医生,2010,48(6):42-43.

[88] 李忠贤,姬宇程,翁羽洁,等. 蒙医整骨治疗尺桡骨骨折力学原理的有限元分析[J]. 中国组织工程研究,2020,24(21):3293-3298.

[89] 程斌,丁真奇,姚小涛,等. 轴向应力促进胫骨骨折愈合的三维有限元力学参数优化研究[J]. 中国骨与关节损伤杂志,2016,31(8):839-842.

[90] Culemann U, Pohlemann T, Hufneu T, et al. 3-dimensional movement analysis after internal fixation of pelvic ring fractures:A computer simulation[J]. Unfallchirurg,2000,103(11):965-971.

[91] 郑琦,毕大卫,王以进,等. 股骨髁上骨折四种内固定的生物力学评估[J]. 医用生物力学,2002,17(2):75-79.

[92] 杨小奇,杨天府,汪金平,等. 股骨干骨折髓内钉固定后抗扭转特性的三维有限元分析[J]. 临床骨科杂志,2007(3):281-283.

[93] MURDOCH A H, SHEPHERD DET, MATHIAS K J, et al. Design of a retractable intramedullary nail for the humerus[J]. Bio-Medical Materials and Engineering,2003,13:297-302.

[94] 许瑞杰,李涤尘,孙明林. 股骨颈骨折内固定方式的有限元分析[J]. 医用生物力学,2004(2):88-92.

[95] 崔蕴威,吴涛,李升,等. 应用有限元法比较3种内固定器械固定不稳定骨盆骨折的效果[J]. 河北医科大学学报,2016,37(2):137-142.

[96] 官煜超. 不同方式固定股骨转子间骨折后生物力学的有限元分析[D]. 遵义:遵义医学院,2018.

[97] 方润心,纪爱敏,陈长胜,等. 接骨板内固定参数对骨愈合过程的影响分析[J]. 中国生物医学工程学报,2019,38(4):438-446.

[98] 段扬,靳安民,张辉,等. 下颈椎经关节突螺钉内固定系统和侧块螺钉内固定系统的三维有限元研究[J]. 中国修复重建外科杂志,2010,24(12):1494-1499.

[99] 汪金平,杨天府,杨小奇,等. 旋转臂自锁式髓内钉固定股骨干骨折的三维有限元分析[J]. 中国骨与关节损伤杂志,2005(5):319-321.

[100] HILLARD P J, HARRISON A J, ATKINS R M. The yielding of tensioned fine wires in the Ilizarov frame[J]. Proc Inst Mech Eng, 1998, 212 (1), 37-47.

[101] 李超. 可调压骨科外固定支架的力学性能及有限元分析[D]. 郑州:郑州大学,2018.

[102] 张爱平,许书亮,周恩昌. 塑形夹板治疗尺桡骨双骨折的有限元分析[J]. 福建中医学院学报,2002,12(4):25-27.

[103] 刘艳. 手枪弹对骨骼复合靶标侵彻作用的数值模拟及力学响应研究[D]. 南京:南京理工大学,2013.

[104] 孙嘉怿,郭晓磊,郭亚娟. 有限元分析在骨科植入器械研发中的应用探讨[J]. 生物骨科材料与临床研究,2021,18(5):86－88.

[105] 周建华,王跃. 有限元分析在骨科中的应用及研究进展[J]. 实用医院临床杂志,2018,15(1):205－208.

[106] 余华,李少星,闫金成. 有限元分析法在骨科生物力学中的应用[J]. 河北医药,2013,35(7):1074－1076.

[107] 王志杰,丁自海,钟世镇. 有限元法在骨应力分析及骨科内外固定系统研究中的应用[J]. 中国临床解剖学杂志,2006(1):107－110.

[108] 林松青,王彬,张磊,等. 有限元分析在骨科中的应用及研究进展[J]. 中国中医骨伤科杂志,2013,21(4):69－73.

[109] WANG H,HAO Z,WEN S. Finite element analysis of the effect of medullary contact on fracture healing and remodeling in the intramedullary interlocking nail-fixed tibia fracture[J]. International journal for numerical methods in biomedical engineering,2017,33(4):e2816.

[110] WANG M,SUN L,YANG N,et al. Fracture healing process simulation based on 3D model and fuzzy logic[J]. Journal of Intelligent & Fuzzy Systems,2016,31(6):2959－2965.

[111] WEHNER T,GRUCHENBERG K,BINDL R,et al. Temporal delimitation of the healing phases via monitoring of fracture callus stiffness in rats[J]. Journal of Orthopaedic Research,2014,32(12):1589－1595.

[112] 鲁建霞,苟惠芳. 有限元法的基本思想与发展过程[J]. 机械管理开发,2009,24(2):74－75.

[113] 王娇,刘洋,张晓玲,等. Mimics 软件在医学图像三维重建中的应用[J]. 医疗卫生装备,2015,36(2):115－118.

[114] 李小明. 基于 Geomagic Studio 的人体建模研究与三维打印成型[J]. 时代农机,2015,42(5):39－40,42.

[115] 高兴军,赵恒华. 大型通用有限元分析软件 ANSYS 简介[J]. 辽宁石油化工大学学报,2004(3):94－98.

[116] 梁明刚. 非线性有限元软件 Abaqus[J]. 航空制造技术,2006(8):109－110.

[117] 刘书朋,司文,严壮志,等. 基于 Anybody－(TM)技术的人体运动建模方法[J]. 生物医学工程学进展,2010,31(3):131－134.

[118] 梁莉,黄春燕,杨文超. UGNX8.0 在产品设计中的应用[J]. 机械工程师,2014(9):87－89.

[119] 李润,邹大鹏,徐振超,等. Solid Works 软件的特点、应用与展望[J]. 甘肃科技,2004(5):57－58.

四维骨愈合

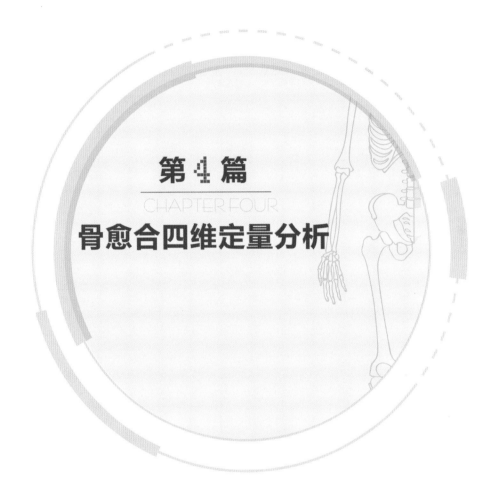

第4篇
CHAPTER FOUR
骨愈合四维定量分析

第 19 章　有限元骨承载力分析技术

得益于有限元技术的进步,数字骨科技术的快速进步为深入挖掘和研究 CT 数据的内涵,为临床三维定量研究骨愈合程度提供了一个实用的工具。基于医学影像处理软件三维有限元股骨模型的建立及实验验证,并分析模型单元尺寸对股骨模型材料属性分布以及生物力学性能的影响,认为根据不同材料赋值时,当模型单元尺寸与体素尺寸接近时,能较好反映股骨的质量分布和力学行为,由于基于 CT 的三维重建的技术成熟度高,目前大多数 CT 扫描层厚度可达到 0.625mm,更先进的可达到 0.25mm,CT 扫描的精度高,扫描的信息还原度高,因此,采用 CT 数据三维虚拟仿真骨承载力分析是一个较成熟的技术路线。通过 CT 数据重现骨愈合进程中指标不同时间段的力学特点,对目标骨段的受力能力进行三维模拟,从而实现骨愈合程度四维量化评估。

19.1　骨的有限元骨承载力仿真原理

19.1.1　有限元法在骨科生物力学分析中应用的开端

有限元法(finite element method,FEM)是一种以计算机为手段,通过离散化将研究对象变换成一个与原结构近似的数学模型,再经过一系列规范化的步骤以求解应力、应变和位移等参数的数值计算方法。基本思想是将结构离散化,用有限个容易分析的单元来表示复杂的对象,单元之间通过有限个结点相互连接,然后根据变形协调条件综合求解。

由于人体生物力学结构复杂,通常的力学实验方法难以直接应用于人体,有限元法可以将人体的力学问题,进行数值化模拟,从而成为深化认识人体力学特征的一种手段。有限元软件的强大建模功能及其接口工具可以很逼真地建立三维人体骨骼模型,并赋予其生物力学材料特性。在仿真实验中,可以求解获得在不同实验条件下模型任意部位变形、应力-应变分布等变化情况。有限元法是对连续体力学及物理问题的一种新的数值求解方法,因其在计算复杂形状、载荷和材料性能方面的独特能力,被广泛应用于骨科研究领域。骨科数值化分析的效果(即分析结果与真实的相似程度)很大程度上依赖于边界条件的设置,密质骨和松质骨材料特性对整个骨干材料特性影响很大,需细分这两部分材料,以符合骨干结构的材料力学性能。Belytschko 等人于 1973 年首先将有限元法应用于脊柱生物力学研究,标志着有限元法在骨科生物力学分析中应用的开始。近些年来,因有限元法具有可高度模拟物体结构与材料的特性、分析结果多样、分析结果重复性好以及有限元模型修改灵活等优点,使其在人体骨骼生物力学研究中得到广泛应用并飞速发展。程斌等人报道有限元分析从二维模型发展成三维模型,线性材料拓展到非线性材料,动态加载取代静态加载,由单一结构场求解发展到耦合场问题的求解,使有限元分析成为生物力学研究的有效手段,并在骨科研究领域中广泛应用。

现代数字骨科中,基于有限元分析法模拟骨骼的生物力学研究已经较为成熟,对骨骼受力、形变的模拟计算结果也较为趋势现实。然而建立有限元模型的方法多种多样,不同的研究者根据不同的理念所采用的建模方法、工具和参数各有不同,有几何建模法、参数化建模法和逆向建模法等。王武华等人通过分析患者骨密度与股骨近端几何结构变化,预测髋部骨折风险。结果表明,股骨近端几何结构结合骨密度与股骨颈、转子间截面面积、骨皮质厚度呈高度正相关,与屈曲应力比呈高度负相关,与股骨颈干角、截面力矩无相关性。使有限元分析成为生物力学研究的有效手段,并在骨科研究领域中广泛应用。有效地仿真分析骨折端的应力环境,是预测和判断骨愈合程度的重要工具。

19.1.2 CT 值与密度的关系

现代有限元仿真技术是建立在 CT 值的基础上的,CT 值计算的方法是传统的力学分析理论为基础。CT 值既是 CT 图像中各组织与 X 线衰减系数相当的对应的值,又是从人体组织、器官 μ 值换算得来的值。μ 值可以通过 $I = I0e - \mu d$ 公式算出

$$CT\ 值 = \frac{\mu_{组织} - \mu_水}{\mu_水} \times K \qquad (4.19.1)$$

式中,μ 和 $\mu_水$ 分别为受测物和水的衰减系数。K 是分度因数。

K 为 500 时标出的 CT 值为 EMI 单位;K 为 1000 时标出的 CT 值为 Hounsfield 单位(HU)。所以我们计算 CT 值时将射线能量限定为 73keV,即有效能量 230kVp 的 X 线透过 27cm 的水模后的电子能。CT 值大小与被扫描的物体的密度呈相关性。

CT 图像是不同组织对线性 X 射线衰减系数的像素映射。像素值经过缩放,使得空气的线性 X 射线衰减系数为 −1024HU,水的衰减系数为 0HU。这个缩放尺度被称为哈恩斯菲尔德尺度(以 Hounsfield 的名字命名,他是计算机断层扫描的先驱之一)。在这个尺度上,脂肪的吸收系数约为 −110HU,肌肉约为 40HU,鲜血到血肿期平均 CT 值在 10HU 至 80HU,松质骨约为 100~300HU,而骨皮质可延伸至约 2000HU。下面是 CT 值与人体组织对应关系的简单示意图(图 4 − 19 − 1)。

例如,从上颌窦中的空气到密集组织的 CT 值为 0HU,指定水的线性 X 射线吸收系数。灰阶范围的扩展由其灰度区间宽度确定。使用的默认灰阶范围允许显示骨皮质,但是如果缩小灰阶范围,软组织中的微小差异被忽略,而将骨皮质强制为一个灰阶级别(图 4 − 19 − 2)。

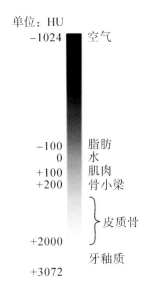

单位：HU

图 4-19-1　CT 值与人体组织对应关系

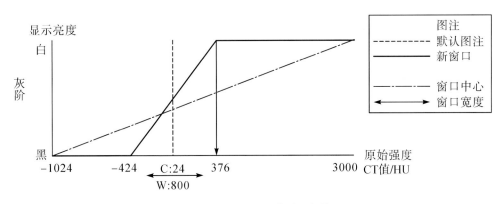

图 4-19-2　CT 窗宽、窗位

CT 扫描过程中,各骨组织的 CT 值变化都被记录在数据中,骨折过程中骨愈合过程在 CT 值中可以进行记录并读取,通过 CT 值的数据变化反应骨密度及骨刚度的变化,从而可以实时、准确的判断三维骨愈合程度。Li 和 Aspden 利用老年股骨近端尸体骨对股骨颈内侧骨皮质刚度与密度之间的关系进行线性回归分析,刚度随着密度的增加而增加,呈正态分布。Joyce 等人利用 CT 值反应骨愈合过程中骨折端骨组织密度变化的原理,仿真研究老年女性股骨颈骨折,骨折端的载力环境在骨折发生情况中发挥了重要的作用。骨段的 CT 值反映材料密度属性,基于 CT 数据的数值化计算方法,对不同阶段的骨折端愈合强度进行数值量化。

19.1.3　骨材料属性仿真

近年来,数值化计算技术在骨愈合方面已有研究,建立了基于骨干 CT 值的材料属性设置方法,划分的不同材料属性进行赋值,应用有限元技术进行骨应力仿真,对骨承载力进行数值化描述,能够较好地反映骨骼材料复杂的特点,对骨承载能力进行预测。

因为骨骼生物材料的复杂性,将骨骼材料定义为弹性阶段,而将内固定材料定义为理想塑性材料,使得仿真的有效性问题得以解决。弹性模量和泊松比是材料属性的重要参数,弹性模量是弹性材料的一种最重要、最具特征的力学性质,是物体弹性变形难易程度的表征。王国栋基于人工股骨三维有限元股骨模型的建立及实验验证,并分析模型单元尺寸对股骨模型材料属性分布以及生物力学性能的影响,认为不同材料赋值时,单元尺寸对模型的总质量和节点位移影响较小,但是单元尺寸的减小将导致模型中各材料含量和分布的改变,引起应力分布的变化。当模型单元尺寸与体素尺寸接近时,能较好反映股骨的质量分布和力学行为。

骨生物力学有限元进展主要集中在研究材料的特性和建模关系、研究方法的改进、约束条件的设定技巧等几个方面。目前有限元研究的主要方法是采用图像构建有限元模型,设定相应的约束及边界条件,进而运用软件对其进行力学性质分析,如安梅岩等人基于图片建立了一种新的定义材料的方法;从骨组织的微观结构入手详细研究了有限元建模的问题,如白石柱等人研究上颌骨有限元分析中边界的约束条件;正常人骨的力学性能研究及各部位功能研究,如万磊等人利用数字人数据重建膝关节有限元模型,姜海波等人建立了基于人体股骨冲击特性的有限元模型,张德盛等人应用有限元研究下腰椎不同融合方式的力学性能;接触界面分析及复合材料的分析,如高勃等人进行了螺旋形种植体与骨界面应力分布关系的三维有限元分析,赵峰等人研究了弹性模量和初始应力对种植体骨界面应力分布影响的三维有限元分析;人工材料与人骨复合体的力学研究方面,如王健等人进行了植入假体后的股骨建模及有限元分析,汪宇等人进行了椎板钩对椎弓根螺钉系统应力影响的有限元分析。骨力学中的有限元分析作为一种新的生物力学研究手段,可对生命科学中做出定量的研究,已被广泛应用于医学领域。随着医学图像技术、计算机技术的发展以及高精度三维有限元软件的出现,骨骼有限元分析能够准确地计算骨骼内部应力应变分布。

19.1.4　新鲜人骨组织承载力仿真

目前,大部分学者都将研究集中在尸体骨和干骨上,而对活体骨研究较少。Adachi 等人在对活组织内残余应力的实验观察基础上,提出一个寻求均衡应力-应变状态的比方程。在这个模型中,假设应力-应变阶梯函数(scalar function)的局部不均衡是骨重建的驱动力。该假设支持应变梯度引起的液体激活骨细胞的观点,通过实验观察,他们认为该方程可以预测在单一压缩载荷作用下松质骨的结构变化,如欧阳钧等人以新鲜男性尸体第 12 胸椎、第 1 腰椎椎体松质骨为材料,通过准静态压缩实验,对松质骨力学性质进行了研究。罗卓荆等人采用材料力学实验方法研究牛松质骨力学强度与去抗原处理时限相关性。费王华等人研究了新鲜人类长管骨的材料和赋值特性,实测新鲜骨干,通过 Mimics 软件建模中发现新鲜骨与干骨的研究有明显不同,在骨皮质表面有一层坚硬的骨面,称之为"釉样骨"。这部分根据力学模拟分析的结果,对于新鲜骨干的力学特性有比较重要的意义。活体骨干具有材料种类多、力学特性不均一、不同骨骼成分对整个骨干力学性能影响不同的特点,由于松质骨、骨皮质、骨痂的屈服强度计算方法不同,骨痂形不同成期数值也不同,如果区别计算相应的屈服强度及安全系数会令计算过程相当复杂。采取按照材料种类(即按 CT 值分类)来查看应力集中点,也就是将密度相近的骨质定义为同等屈服强度,赋予同等的材料属性,密度高的骨痂则赋予了高弹性模量的数值,通过 CT 值共划分的 10 种材料属性,从而实现骨愈合的个体化模型,提高仿真精度。实际的力学测试数据也证实了这种模拟方法有很好的仿真效果,能够较好地反映骨骼材料复杂的特点。

19.2　骨承载力分析的主要技术路线和方法

19.2.1　骨承载力分析技术路线

骨承载力定量分析主要采集目标骨段的 CT 数据,利用相应的软件建模、网格划分、有限元分析,进行材料赋值、优化网格划分、设定边界条件、设定分析步骤,进行有限元分析计算,结果以载力-位移曲线表示,利用 GraphPad 准确计算曲线下总面积数据,与健侧数值进行比值分析判断骨愈合情况(图 4 - 19 - 3)。

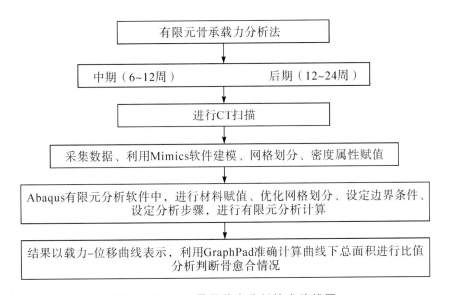

图 4 - 19 - 3　骨承载力分析技术路线图

19.2.2 主要技术方法

19.2.2.1 数据采集及三维模型重建

患者取仰卧位，沿身体长轴方向扫描，范围覆盖目标骨段全长，扫描厚度为0.625mm，扫描电压140kV、曝光量为120mAs。将获得的CT片以通用的DICOM 3.0标准格式储存，共获得连续横断面512×512像素的CT断层图像，并将获得的CT图像通用的DICOM 3.0标准格式文件导入三维重建软件（Mimics Research 20.0）进行目标骨段重建。

19.2.2.2 有限元模型建立及有限元前处理

利用CT的DICOM 3.0格式数据导入Mimics医学成像软件中，利用断层图片中，不同组织的灰度值不同，可以通过阈值进行图像分割，获得相应的组织。图像序列一旦导入到Mimics中。操作步骤如下。

（1）利用Thresholding命令提取灰度值数据范围。

（2）利用Edit Masks对图像进行编辑。

（3）利用Region Growing命令进行组织分割。

（4）对已分割出的Mask进行3D Calculate操作，在计算前要对其设定参数，如质量类型、切片位置、光顺参数等，以提高模型质量，最后获得三维模型，利用后期的网格划分。

（5）网格单元的选择：①单元数目在5万～10万。单元数目的选择原则应兼顾精度、经济性和计算机容量。②单元类型选择为实体单元。

19.2.2.3 利用Mimics对股骨干网络重划

在Mimics FEA模块中，可对骨干实体模型进行网格划分。同时，可利用Mimics中的网格重划功能和质量参数控制功能提高三角片的质量，从而达到优化网格的目的。在这里须强调的是网格重划功能为所有FEA软件提供了高度自动化的接口，可显著提高STL模型和FEA分析结果的可靠性和精确性。本文利用Mimics的网格重划功能进行股骨干网格重划，具体步骤如下。

（1）利用FEA REMESH功能命令进行股骨干网格划分，生成质量较差的三角片单元。

（2）对质量较差的单元进行网格重划，将不规则的三角片转化为趋于等边三角片单元，此时设定网格单元尺寸小于1.5mm。

（3）利用质量控制参数计算三角片质量，并用重新划分、光顺、编辑等命令提高三角片的质量。

（4）手动网格划分。在个别情况下，进行自动网格重新划分后仍有低于要求的三角片，用手动的方法进行划分，最后保证骨干三角片质量100%优。对于骨骼复杂区域，Mimics能自动识别并给予相应的疏密网格以较为真实地反映骨干复杂几何结构。

（5）输出三角片单元。返回 Mimics 主窗口后，以 PATRAN 的.out 格式输出面网格单元。

（6）骨干实体单元生成。

19.2.2.4　获得四面体网格单元

把生成的面网格数据导入前后处理器软件 Hypermesh 中进行实体网格生成。导入单元后，需进行网格单元的检查和编辑，从而获得疏密程度大体一致的面网格单元。最后利用 Hypermesh 中的 Tremesh 命令对其进行四面体单元自动划分，获得四面体网格单元。

19.2.2.5　有限元分析

完成 CT 图像灰度原位赋值对应相应材料属性赋值（弹性模量、泊松比），导入有限元分析软件（ANSYS 16.0）进行网格划分、材料赋值、边界条件设定。

（1）网格划分：这是前处理过程中的重要环节，通过网格划分把连续的骨干转换成离散的单元网格来处理。网格单元做以下选择：①建立 C3D4 单元数目，控制在 1 万～2 万。②将面网格三角形单元转化成四边形体实体单元，进行六面体单元划分。③单元边长尽量接近，保证骨干三角片质量 100%，对于骨骼复杂区域，Mimics 自动识别并给予相应的疏密网格以较为真实地反映骨干复杂几何结构。

骨干实体单元生成：面网格数据把生成的面网格数据导入前后处理器软件 Hypermesh 中进行实体网格生成（图 4 - 19 - 4）。

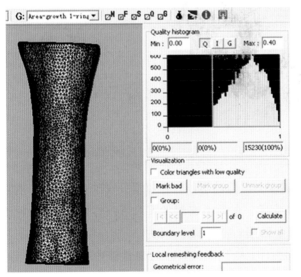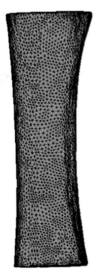

质量全优的面网格单元　　　　　　骨干四面体单元

图 4 - 19 - 4　骨干实体单元生成

（2）骨材料属性设置：将数据在 Mimics 软件中根据 CT 值不同，进行 CT 值与表观密度、表观密度与弹性模量的关系计算为

$$E = 2065 \cdot \rho^{3.09} \quad \text{（骨皮质）} \tag{4.19.2}$$

$$E = 1094 \cdot \rho^{1.64} \quad \text{（松质骨）} \tag{4.19.3}$$

式中，E 单位为 MPa，ρ 单位为 g/cm³，该赋值范围为新鲜人骨条件。

参考叶德临等人测定的牙釉骨的材料特性参数，设定釉样骨弹性模量为 21000MPa，$\lambda = 0.25$。

通过 Mimics 的计算，由前面密质骨 CT 值设定在 $800 \sim 2000$HU 范围内，可得 $HU\rho_{max} = 2000$，先假设 δ 为 1.9g/cm³，这样可获得骨干的材料参数及弹性模量表达式

$$\rho = 9.5 \times 10^{-4} HU$$

$$E = 2065 \, (0.00095 HU)^{3.09} \quad \text{（密质骨）}$$

$$E = 1094 \, (0.00095 HU)^{1.64} \quad \text{（松质骨）}$$

骨骼的表观密度与 CT 值具有近似正比的关系，因此可以通过 CT 值计算骨的表观密度，再根据骨表观密度与杨氏弹性模量的关系式，给每个单元赋予相应的材料特性。

19.2.2.6　CT 骨的赋值

将模型导入 3-matic Research 12.0 骨骼的表观密度与 CT 值具有近似正比的关系，因此可以通过 CT 值计算骨的表观密度，再根据活体骨干材料属性设置骨表观密度与杨氏弹性模量的关系式，给每个单元赋予相应的材料特性（表 4-19-1）。

表 4-19-1　不同 CT 骨的赋值

成分	CT 值（HU）	杨氏弹性模量（GPa）	泊松比
骨皮质	$800 \sim 2009$	$0.948 \sim 15.966$	0.3
松质骨	$100 \sim 799$	$42.13 \sim 1255.04$	0.3
骨髓	$-1024 \sim 99$	$0.002 \sim 0.0450$	0.499
釉样骨	$2100 \sim 2785$	$20.0 \sim 21.0$	0.25
骨痂	$-104 \sim 746$	$3.75 \sim 7.35$	0.3
内固定	$6198 \sim 22342$	105	0.3

CT 图像的明暗程度反映了 CT 值的不同。根据骨干 CT 值分布、密度和弹性模量经验公式近似地表达材料特征。在骨干实测的 CT 值范围内，为符合骨干的解剖结构，把骨干 CT 值分成四个区间：密质骨区间为 $800 \sim 2000$HU；松质骨区间为 $100 \sim 799$HU；骨髓为 $-1023 \sim 99$；大于 2000HU 的为骨骼中极少的坚硬骨，为釉样骨。利用新鲜人体管状骨 CT 图片 CT 值，将材料赋值设定为 10 种，可精确定义骨骼各成分的材料属性，得出基于 CT 断层扫描图像的 CT 值构建个性化长管状骨的材料模型，模型的材料与真实分布接近，可满足有限元分析的需要。

从外观看，骨干被分为四层，且各层次区分较为明显。第一层为极为稀薄的骨膜层（蓝色），第二层为釉样骨层，是第一层和第三层之间夹着的很少体网格单元的一层

（黄色），第三层为密质骨层（红色），第四层为松质骨层（绿色）。釉样骨成分对于新鲜骨干的力学特性有比较重要的意义。将骨干材料划分后的体网格导入 Hypermesh 前处理软件中，获得骨干4种材料和802种材料两种模型（图4-19-5，图4-19-6）。

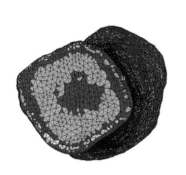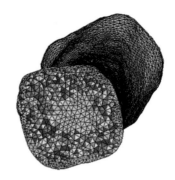

图4-19-5 材料赋值后的模型

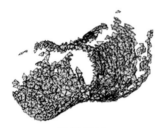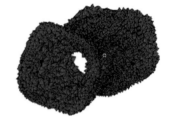

釉样骨层　　　　　　　　　　　　　密质骨层

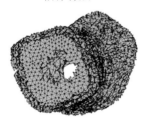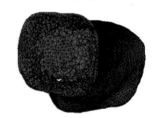

松质骨层　　　　　　　　　　　　骨膜层和骨髓层

图4-19-6 不同CT值分开后将骨分为四层，分开赋值

从内部结构看，骨膜层、釉样骨层、密质骨层、松质骨层、骨髓层之间无分界面，符合解剖结构。

（3）边界加载及分析：在设置载荷和约束时，完全遵照实验情况进行加载和边界条件设置。边界条件一般设定股骨下端面上所有节点在各个方向上自由度为零，同时为了保证整个上端面受力，在上端面建立一个刚体，来模拟试验机上的压头。载荷施加在刚体上，模拟股骨干在实验台上压缩的过程（图4-19-7）。

在加载和约束时需注意以下几点：①载荷为间接施加于骨干上，目的在于模拟试验台上的加载端；②载荷均匀作用在整个端面上，以避免产生局部的大变形和应力集中；③骨干底端面约束，端面全部节点约束，以避免产生横向移动，分析出载力及位移

（应力-应变曲线）关系情况（图 4-19-8，图 4-19-9）。

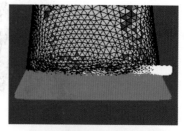

骨干加载方式　　　　　　　　骨干底端约束方式

图 4-19-7　设定模型边界条件及工况条件

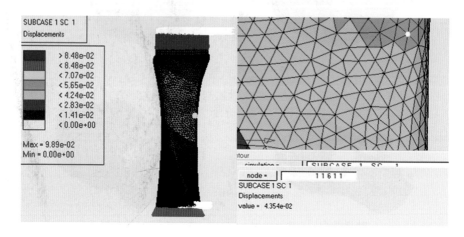

图 4-19-8　整体位移云图测量点位移变形量

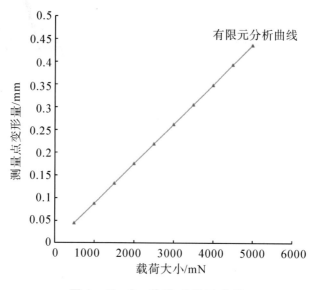

图 4-19-9　载荷-位移动曲线

四维骨愈合

19.2.3 钢板及髓内钉内固定骨折的准静态压缩方法

实际应用中经常会遇到骨折内固定中使用钢板和髓内钉的情况,下面将通过一个案例显示相关应用,以及如何在分析中合理处理内植物的影响。

本案例使用的是同一患者股骨模型,包括健康的股骨、骨折愈合后的股骨以及愈合还未拆掉内固定架的股骨,模型建立均来自患者人体 CT 扫描数据,其中健康股骨来自同一患者健康侧。模型建立、修复及网格的划分操作与上述部分相同,除内固定架外,材料赋值均在 Mimics 中采用按 CT 值赋值,钢板螺钉固定模型按一块钢板及10 颗螺钉进行固定,髓内钉模型按髓内钉及固定螺钉固定全长,在 Abaqus 中赋予钛合金材料。

19.2.3.1 钢板内固定模型

模型装配与前述案例相同,同样需要建立一个刚体压头,并将其装配在股骨头上方相距 1mm 处(图 4 - 19 - 10)。除此之外,模型的分析步设置、输出设置、位移载荷与边界条件设置等均沿用上述方法,唯有相互作用设置需按模型具体情况进行相应修改。

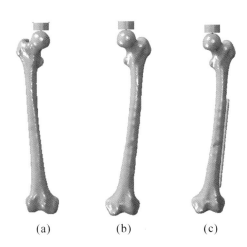

(a)   (b)   (c)

图 4 - 19 - 10 不同工况模型建立

(a)健康骨;(b)愈合骨;(c)内固定骨。

在正常股骨及愈合股骨的案例中,仅股骨与压块两个部件,所以只需在压块与股骨头接触面上设置一个表面与表面的接触即可。而在带内固定的股骨模型中,除压块与股骨头的接触外,在内固定架的钢钉与股骨相应孔之间施加绑定约束。在压缩过程中,变形股骨与固定架也有一定的接触,所以固定架与股骨表面也需要施加表面与表面接触。

图 4 - 19 - 11 为 3 个案例中导出的力-位移曲线。可以清晰地看到,刚愈合的股骨其承受力要低于健康骨,而带有内固定架的股骨其承受力则高于健康骨。

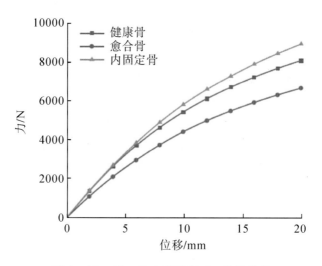

图 4 - 19 - 11　三个模型的力-位移曲线

19.2.3.2　髓内钉固定模型

该案例模型为一根植入髓内钉的股骨模型(图 4 - 19 - 12)，与前述案例使用相同的方法完成建模、网格划分与材料赋值。该模型来自前述内固定模型患者，髓内钉赋予与内固定架相同的钛合金材料。

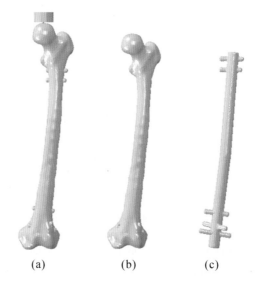

(a)　　　　　　(b)　　　　　　(c)

图 4 - 19 - 12　内固定与模型进行装配

(a)装配图；(b)股骨模型；(c)髓内钉模型。

仿真模型使用相同的构建方法，建立一个刚体压头置于股骨头上方 1mm 处。在相互作用设置中，将髓内钉与股骨上的孔进行绑定；髓内钉其余表面与股骨髓腔表面建立表面与表面接触；压头下表面和股骨头建立表面与表面接触。分析步骤使用与前述案例相同的两个分析步骤，对压头的刚体参考点新建压力场输出，输出变量为位移和反作用力。载荷同样使用位移加载,位移量为 20mm,对股骨底端进行完全固定,股骨头则限制其除 Z 轴外的自由度。

图 4 - 19 - 13 为髓内钉法与内固定法在相同工况下的载力-位移曲线,从图中不难看出,使用髓内钉方案的股骨在相同位移下,有远高于内固定方案的承载能力。

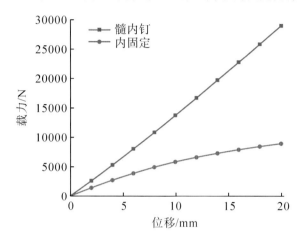

图 4 - 19 - 13 髓内钉法与内固定法的载力-位移曲线

19.3 骨承载力分析所用的主要参数及意义

将上述有限元分析结果的载力值与位移值经过节点对应,得出载力-位移曲线。健康侧骨承载力与患侧模拟取出内固定的骨承载力的直观比较,将健侧曲线(红线)称为基础线,将患侧有内固定曲线(蓝线)称为目标线,将患侧模拟取出内固定曲线(紫线)称为模拟线(图 4 - 19 - 14)。

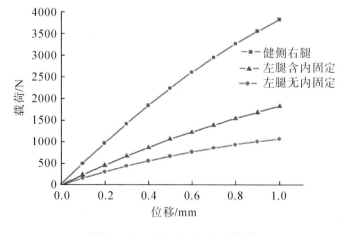

图 4 - 19 - 14 应力-应变曲线

利用 GraphPad 计算曲线下总面积进行比值分析(图 4 - 19 - 15)。

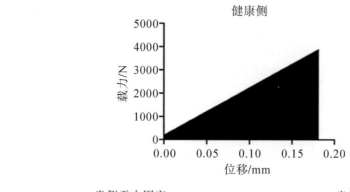

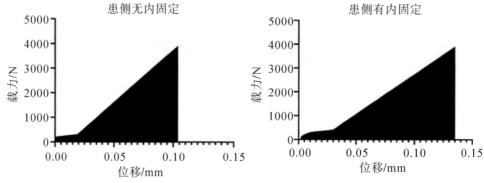

图 4－19－15　有限元分析结果

利用 GraphPad 计算曲线下总面积进行比值分析，可以反映物体的强度及刚度。

19.3.1　健侧线下曲线面积

将相同条件下健康侧骨段 CT 扫描数据进行三维重建，通过有限元载力分析得到的载力-位移曲线，该力学分析图称为健侧图。

19.3.2　患侧有内固定曲线下面积

将患肢含义内固定装置骨段 CT 扫描数据进行三维重建，通过有限元载力分析得到的载力-位移曲线，该力学分析图称为目标位相图。

19.3.3　患侧内的模拟取出后曲线下面积

将患侧目标骨段 CT 扫描数据通过计算机模拟取出内固定后的骨段进行三维重建，通过有限元载力分析得到的载力-位移曲线，该力学分析图称为患侧无内固定图。

利用 GraphPad 计算曲线下总面积进行比值分析，B1＝患侧有内固定面积/健侧面积，B2＝患者模拟取出面积/健侧面积。进行研究后发现，B2 比值更能反映骨愈合情况，且准确、有效，其诊断标准为：①两线比值差别在 80％以上，认为骨愈合，可以安全取内固定。②如果两线比值差别在 30％～80％，认为内固定有效，无须更换内固定；如果术后 1 年，二次复查分析无明显增长，考虑骨延迟愈合。③如果骨延迟合，两线比值差别在 30％以下，考虑骨不连，此时需重新手术植骨或更换内固定。

19.4　仿真精度的验证

有限元骨承载力仿真的过程中赋值模拟方法的不同,会对仿真结果的精度产生不同影响。采用过多的材料种类会提高仿真精度,但是会增加计算的复杂度,计算过程增长,对设备的要求高,如何在精度和实用性之间取得平衡是该项技术的关键指标。

动物实验结果证明了上述建模方法的实用精度大约在90%左右。采用比格犬骨折模型,以压力-应力载荷方式验证模拟精度。通过实测验证不同愈合阶段三维仿真效果。

比格犬采用骨折的致伤模式,经过钢板螺钉固定,建立骨愈合及骨不连模型(骨折端间隙大于3mm)通过影像学判断及载力测试判断为骨愈合不良组和骨愈合组。12周后通过影像学判断及载力测试判断为骨愈合组,健侧与患侧对比可以发现实验承载力相差59%左右,判断为骨愈合不良。

根据弹性模量公式计算出比格犬骨愈合模型目标骨段的平均弹性模量值(图4-19-16)。

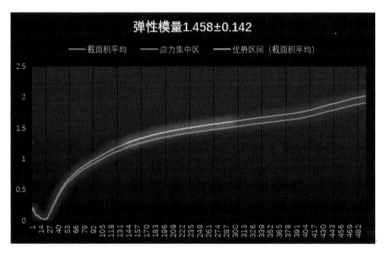

图4-19-16　比格犬骨愈合模型目标骨段的平均弹性模量值

根据泊松比公式计算出比格犬骨愈合模型目标骨段的平均泊松比值(图4-19-17)。

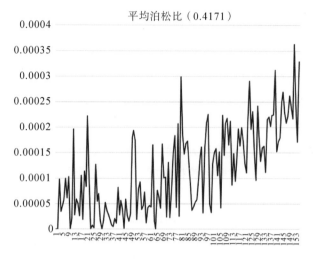

图 4 - 19 - 17　比格犬骨愈合模型目标骨段的平均泊松比值

根据计算出的弹性模量及泊松比进行目标骨段材料赋值后,得到目标骨段材料属性,导入有限元软件进行三维有限元分析(图 4 - 19 - 18)。

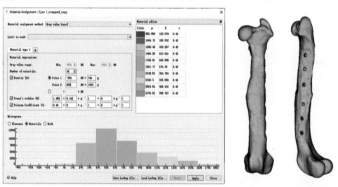

图 4 - 19 - 18　比格犬骨愈合模型目标骨段材料属性赋值

19.4.1　骨愈合不良组

通过比格犬股骨建立骨愈合不良组情况如下(图 4 - 19 - 19 至图 4 - 19 - 23)。

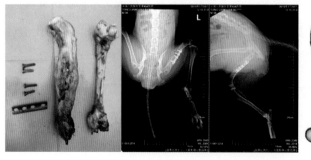

图 4 - 19 - 19　犬股骨愈合不良模型
双侧股骨 12 周后情况,分别建模。

四维骨愈合

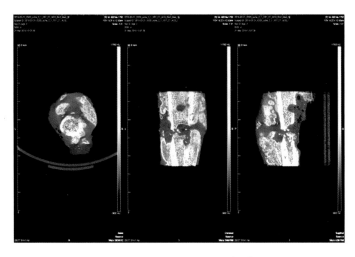

图 4 - 19 - 20　犬股骨愈合模型

患侧 12 周后 Micro - PET/CT 检查情况。

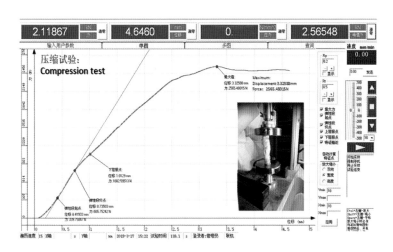

图 4 - 19 - 21　实验骨在载力机实际静态加压情况

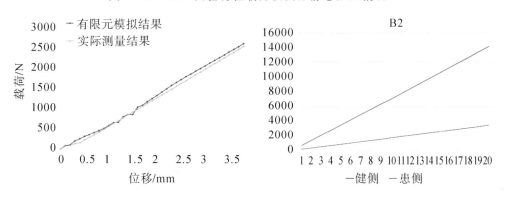

图 4 - 19 - 22　模拟垂直载荷下三维有限元分析　图 4 - 19 - 23　骨愈合不良（B2＝34％）

模拟结果与实际测量结果对比（骨愈合不良）。

19.4.2 骨愈合组

健侧与患侧对比可以发现实验承载力达到 80% 左右，判断为骨愈合（图 4 - 19 - 24 至图 4 - 19 - 28）。

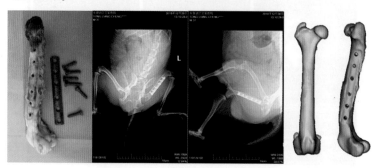

图 4 - 19 - 24　犬股骨愈合模型

骨愈合组 12 周后情况，健侧和患侧分别建模。

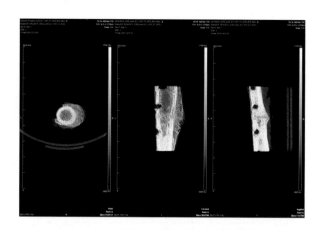

图 4 - 19 - 25　犬股骨愈合模型患侧

12 周后 Micro - PET/CT 检查情况。

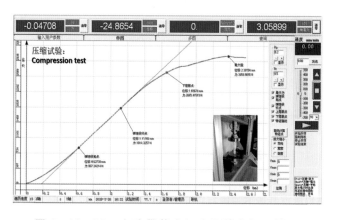

图 4 - 19 - 26　实验骨载力机实际静态加压情况

四维骨愈合

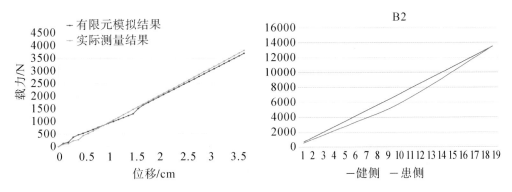

4-19-27 模拟垂直载荷下三维有限元分析　　图 4-19-28　骨愈合（B2＝80％）

模拟结果与实际测量结果对比（骨愈合），拟合度相差 8％左右。

　　通过实验验证了骨愈合模型有限元分析的结果，有限元载力分析的结果与实际测试结果基本一致（相差 10％以内）。有限元骨承载力分析判断骨愈合情况准确，能够较好的反应骨段最大载力趋势。

19.5　骨承载力分析的总结

　　骨承载力分析直观和形象地反映了"目标骨段"的受力状况，能够较为直观和准确地仿真出骨折处载力情况，裴国献等人也通过生物力学实测，证实了骨承载力分析的方法对于骨段实际载力程度有很高的拟合度，可作为骨愈合程度很好的判断依据及量化指标。结合米塞斯应力最大值，作为观察骨愈合程度的指标，对于临床诊断进行二次修正，并观察最终临床愈合结果。

　　由于骨折愈合模型的不规则性，建模、网格划分、材料赋值以及有限元分析软件对模型要求较高，导致模型失真、运算中断、时间长、网格错误及无法计算等诸多问题，对于临床医生的学习曲线较长，难度较大，所以也限制了该技术的广泛推广及临床应用。

（童梁成）

第20章　骨痂地形图判断骨愈合程度分析技术

　　骨折的愈合过程本质上是骨痂从软到硬的一个演化过程,定量分析骨痂组织的力学性能是定量研究骨愈合程度的重要方面。现代临床 CT 的薄层扫描,如实地记录了骨折端骨痂的实时三维形态和硬度信息,但是这些信息中混杂有肌肉、骨骼、血肿等各类信号信息,从庞杂数据中将骨痂数据完整地提取出来,并进行专项的即时定量分析是判断骨愈合程度的一个重要研究内容。

20.1　骨痂仿真技术的研究现状

20.1.1　骨痂组织的生物力学特点

　　观察骨痂刚度变化是评估骨折愈合过程以及愈合结果的一个非常重要的内容。目前文献报道中,骨痂生物力学仿研究中较为成熟的模型是 ExFix 模型和局部力学控制模型,通过研究了解骨痂各期,采用生物力学可以有效仿真研究骨痂生长规律,这两个模型较好地反映了骨痂生长规律。骨折和周围骨痂组织中的静水压力和应变是驱动骨折愈合的关键力学信号。在加载场景范围内,静水压力和应变存在很大差异。随着骨折断端应力负荷的增加,这些差异变得更加深刻。与控制模型相比,Ex-Fix 模型的静水压力对机械载荷的降低更为敏感,将组织学数据与应变和压力预测相关联,得出结论:膜内骨形成发生在静水压力为 0.15MPa 和主应变为 5% 的范围内,而静水压力超过 0.15MPa 将导致不同的愈合方式,其中软骨内成骨占主导。在研究中,在骨折间隙的皮质内观察到静水压力和应变峰值,压力向骨痂组织外围径向下降,应变预计在骨折间隙内最高,在骨痂组织内大幅降低。显微 CT 和组织形态学分析显示,与 ExFix 标本相比,对照组动物的总骨痂体积及其组成成分(骨和纤维软骨)有统计学意义上的显著减少,导致骨折机械强度降低。对照组模型报告的骨折断端应力位于软骨内成骨愈合的报告范围内,实验动物每日活动时经历的更高骨折断端应力刺激引起骨痂增加,逐渐机械强度增高。此外,软性骨痂内成骨为在组织切片上获得的对照组动物愈合的主要形式被确定。

　　Claes 等人报道的落在软骨内成骨包膜内的静水压力和主应变分量用黑色/深灰色表示,而落在膜内成骨包膜内的压力和应变分量用浅灰色表示。通过比较每个模型的骨化类型与其各自的组织学切片可以观察到,28 天时间点的骨化发生在预测的软骨内和骨化愈合区域之间的边界(图 4 - 20 - 1)。

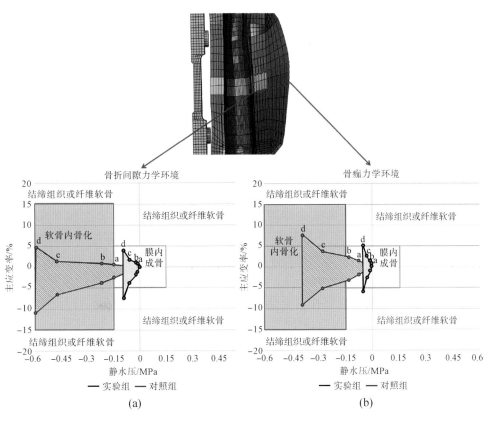

图 4 - 20 - 1　前痂组织的生物力学特点

绘制当前骨痂生长规律图中,在 100N、200N、300N 和 600N(点 a、b、c 和 d)下的研究数据。(a)两个模型都预测了固定板侧骨折间隙的最大静水压力和主应变水平。对于大于 100N 的部分,Control 模型预测了软骨内成骨包膜内的静水压力峰值和主应变,而对于 ExFix 模型,所有静水压力和应变预测都在膜内成骨区域内。(b)骨折愈合组织内静水压力和应变预测值降低。

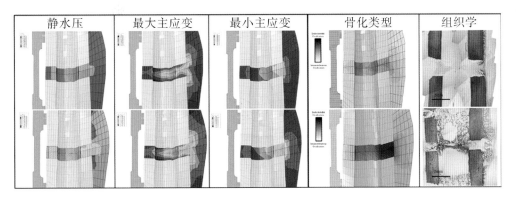

图 4 - 20 - 2　实验组和对照组的 28 天时间点观察骨愈合情况

在图 4 - 20 - 2 中,ExFix 组和对照组的 28 天时间点骨折愈合处的组织学切片,展示了静水压力、最大主应变、最小主应变和后肢骨折在 300N 载荷下的预期骨化方法。在所有加载条件下，静水压力和主应变分量在控制模型中始终较大，特别是在断裂间隙和延伸到断裂骨痂组织中。结果表明，软组织模型的预测高度依赖于网格分辨率。然而，ROM 预测仅受到网格分辨率的轻微影响，这证明在开发可靠模型时，有必要验证感兴趣的特定结果参数，而不是依赖于全局运动学。成功完成严格的验证过程，证明了该模型能够准确预测本研究感兴趣的参数。

新形成的骨组织将不断自我适应以适应局部的机械载荷，以便最有效地承受载荷。等效应变 $NS = \sqrt{\varepsilon_{ij}\varepsilon_{ij}}$ 作为调节骨重塑的力学信号。以骨痂为 $NS_{\text{homeo}} = 1500\mu\varepsilon$ 为稳态点，在惰性区 $NS_{\text{homeo}} = (1 \pm z)$，$z = 3\%$ 范围内，骨密度 ρ 不会发生明显变化。当压力超过惰性区时，骨密度会增加，反之亦然。据此计算骨密度的变化，如式 (4.20.1) 所示，其中 C_{re} 为基本重塑率。$a(\rho)$ 为表面积密度，当骨密度过低或过高时，骨组织的内表面积都会减小，减缓整体的重塑速度。式 (4.20.2) 中，A 和 B 为经验常数，分别为 12.88/mm 和 29.96/mm。$\rho_{\max} = 1.73\text{g/mL}$ 为模拟中可能的最大骨密度。最后，根据骨密度计算杨氏弹性模量（MPa），如式 (4.20.3) 所示。

$$\frac{d\rho}{dt} = \begin{cases} a(\rho)C_{\text{re}}[NS - (1-z)NS_{\text{homeo}}], & NS < (1-z)NS_{\text{homeo}} \\ 0, & (1-z)NS_{\text{homeo}} < NS \leqslant (1+z)NS_{\text{homeo}} \\ a(\rho)C_{\text{re}}[NS - (1+z)NS_{\text{homeo}}], & (1+z)NS_{\text{homeo}} < NS \leqslant 3500\mu\varepsilon \\ a(\rho)C_{\text{re}}[3500\mu\varepsilon - (1+z)NS_{\text{homeo}}], & NS > 3500\mu\varepsilon \end{cases}$$

$$\tag{4.20.1}$$

$$a(\rho) = \frac{AB\rho(\rho_{\max} - \rho)}{B_{\rho\max}^2 + (A - B)\rho} \tag{4.20.2}$$

$$E = 3790\rho^3 \tag{4.20.3}$$

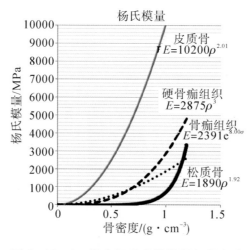

图 4-20-3　骨痂杨氏弹性模量与骨密度

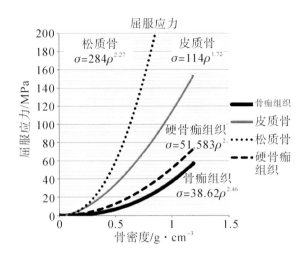

图 4 - 20 - 4　骨痂屈服应力与骨密度

Perren 报道,当应变超过 0.1 时,骨折不能愈合。当骨密度为 $0.2 \sim 0.5 \mathrm{g/cm^3}$ 时,差异很大。骨痂组织达到大约 0.4 时才会产生。从实验结果中得到的单独测量值与用屈服应力除以杨氏弹性模量得到的测量值相似(图 4 - 20 - 3,图 4 - 20 - 4)。随着骨密度的增加,屈服应变逐渐减小,成熟的骨痂组织接近骨产量应变的 0.1。临床上,不稳定型骨折会导致肥厚性骨不连。在骨痂生成早期,应该未成熟的骨痂组织已经成熟,而不被破坏。有些成熟的骨痂组织可能会被破坏,使骨痂组织产生叠加,这种现象可能是导致肥厚性骨不连的原因。

20.1.2　骨痂组织的生物力学仿真

在骨痂结构中,随时间的推移,骨量会不断沉积,骨质密度相应增加,而 CT 值也会相应增高。目前很多学者都是采用手动赋值的方式来进行计算,国内外关于骨痂测试和计算都仅仅处于动物试验节段,按照材料种类(即按密度分类)来查看应力集中点,也就是将密度相近的骨质看做同等屈服强度,赋予同等的材料属性,密度高的骨痂则赋予了高弹性模量的数值,从而实现骨愈合模型的个体化。Weis 采用显微 CT 度量法和有限元反分析法两种方法研究骨痂,发现有限元反分析法适用于纵向效应和治疗效应,而显微 CT 度量则只能用于骨愈合早期。大部分学者均认为,在提取骨痂阶段,把骨痂组织的 CT 值的取值范围固定在 $80 \sim 800 \mathrm{HU}$,能够最大程度地提取到有力学贡献的骨痂组织,是一个比较实用的选择。

为了提高建立骨愈合中骨痂仿真的准确性,通过建立骨痂各期模型,进行骨痂强度及生物力学研究。在早期炎症期,骨折愈合区充满了机械力薄弱、柔软的肉芽组织。在修复期,软骨内成骨是在骨折间隙上形成骨桥,这样在生理负荷下的应变将会充分减少,大的纤维软骨截面和骨桥的形成使骨折骨痂组织变硬,从而使骨折间隙内的组织矿化逐渐形成新骨。骨痂硬度增加,组织刚度变化与愈合阶段之间存在相关性。骨痂是在骨愈合过程中形成的,该组织包含了新骨在内的多种组织类型,有异质性,由于骨痂组织的密度处于不断改变过程中,而且变化的部位也比较多。在骨痂结构中,随时间的推移,骨量会不断沉积,骨质密度相应增加,而 CT 值也会相应增高。因此,为了解决骨痂赋值的问题,我们尝试采取按照材料种类(即按密度分类)来查看应力分布情况,也就是将密度相近的骨质,看做同等屈服强度,赋予同等的材料属性,密度高的骨痂则赋予了高弹性模量的数值,从而实现骨愈合模型的个体化。而在力学仿真的过程中,一般将骨痂假设为均匀材料,确定骨痂状态,用平均骨痂密度设定骨痂段的材料属性,观察骨折愈合处骨痂形态变化。

在图 4-20-5 中可以看出黑线是骨痂组织刚度的平均值和,灰线是 95% 置信区间随愈合时间的变化。垂直线显示修复期的开始(在 10% 骨痂组织刚度时)和结束(在 90% 骨痂组织刚度时)。a、b 是在第 35 天的相应显微 CT 切片和组织学图像。图像显示,骨桥在修复期结束时已经建立(在第 26～30 天)。

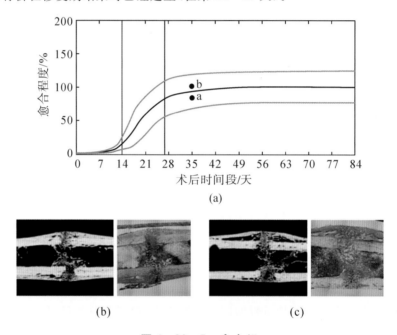

图 4-20-5　愈合组

(a)骨折愈合曲线;(b)CT 扫描图像;(c)组织学图像,图像显示骨桥建立。

在图 4-20-6 中可看出骨痂组织刚度的平均值(黑线)和 95% 置信区间(灰线)随愈合时间的变化。垂直线显示修复期的开始(在 10% 骨痂组织刚度时)和结束(在 90% 骨痂组织刚度时)。a、b 是在第 35 天得相应显微 CT 切片和组织学图像。图像显示软性骨骨痂形成仍然占主导地位,骨桥没有发生在早期修复阶段。

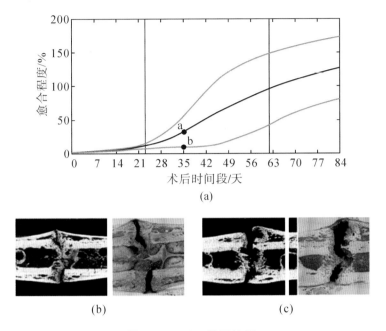

图 4 - 20 - 6 骨不连组

（a）骨折愈合曲线；（b）CT 扫描图像；（c）组织学图像，图像显示软性骨痂形成。

研究已经表明，个体的客观因素可以影响骨折的愈合速度，如性别、年龄、全身状况等。如果要将骨痂的骨密度测定作为一种判断指标应用于临床，需要尽可能的减少这些客观因素对于观察指标的影响，才能达到临床定量分析的作用，具有参考意义。应用健侧对应解剖部位的骨密度作为自身对比的骨痂骨密度比率方法，仅受全身骨密度状况的影响，基本克服了性别、年龄、体重的影响，在临床应用中具有非常重要的意义。所以，将骨密度测定应用于临床时，为了减少性别、年龄等客观因素的影响，可以应用骨痂骨密度比率方法来判断骨折愈合的状况。如此一来，只需要考虑全身骨密度状况对骨折的影响，而全身骨密度状况容易根据骨密度值进行判定和分类，从而简化了骨密度的应用，判断更为准确。在骨牵张延长的实验研究中，以作为骨痂骨密度比率达到骨愈合的判断标准。

20.2 骨痂地形图的技术路线和主要方法

20.2.1 技术路线

采用 CT 骨痂的数据，设定 CT 值取值范围为 $80\sim800HU$，取骨折处上、下各 1cm 局部骨痂情况，对矢状面、冠状面、水平面的图像进行骨痂测量，获得相关参数。以平均 CT 值及体积为参考数据，进行愈合指数计算，进行骨痂愈合程度判断（图 4 - 20 - 7）。

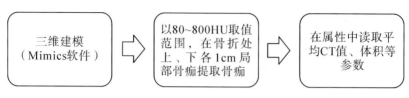

图 4 - 20 - 7　技术路线图

20.2.2　方法

以骨折线为中心,上、下各取 10mm,提取 CT 值范围在 $80\sim800$HU 的数据,截取目标骨痂段。在二维和三维重建图像上对目标骨痂段矢状面、冠状面、水平面的图像进行骨痂测量。在 Mask Properties 对话框中读取相关参数(图 4 - 20 - 8),以骨痂 CT 值与骨痂体积的乘积为愈合指数进行时间轴上的比较。

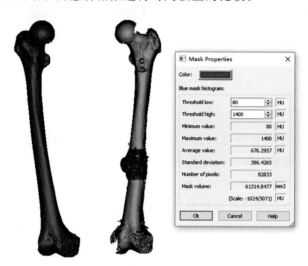

图 4 - 20 - 8　骨痂取值范围

从图 4 - 20 - 9,图 4 - 20 - 10 中可以判断,在 CT 值范围内可见骨痂呈持续生长,平均 CT 值 676.30HU,体积为 61314.85mm³,呈环形分布,三期骨痂,在骨折段前、后壁可见连续连续分布,外侧壁可见不连续区域,内侧壁可见骨性连接区约占骨痂周径的 15%,其 CT 值范围在 800HU 左右,该部分骨痂为硬骨痂,余为混合骨痂中后期。骨折端有骨溶解吸收,部分区域有膨大生长迹象。

四维骨愈合

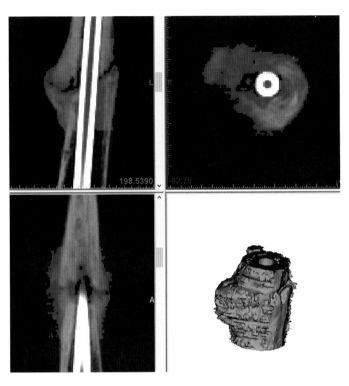

图 4‑20‑9 骨痂三维建模

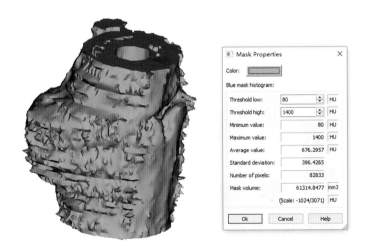

图 4‑20‑10 读取骨痂数据参数

20.3 骨痂数据的提取及建模

对骨痂进行专项分析的第一步是将骨痂数据从目标骨段的混合数据中提取出来。在临床观察和实验动物研究中，根据 Perren 的应变理论：应变在外力作用下骨痂组织（肉芽组织、软骨痂、硬骨痂）会发生形变。应变＝形变 ΔL/组织总长 L。在骨痂修复期,骨愈合前沿延伸到骨折骨痂组织的周围区域,在生理负荷下绕过骨折间隙周围的高应变组织,诱导骨痂发生骨性相连,即骨痂组织骨化,形成骨愈合。如果骨痂周围局部的应变过大,机体会通过增加骨痂量来缩小应变允许的范围,就会发生骨不连。确定骨痂CT值范围,可以从复杂骨组织中提取出目标骨痂的数据,下一步就可以进行骨痂应变分析。

20.3.1　骨痂组织 CT 值取值范围

采用显微CT度量法和有限元反分析法两种方法研究骨痂,发现有限元反分析法适用于纵向效应和治疗效应,而显微CT度量则只能用于骨愈合早期。Freeman等人采用显微CT多阈值分析技术效果评价骨折愈合效果,为了确保分析的一致性,所有标本均采用统一方法进行显微CT分析。研究中确定:正常的骨痂CT值在225～330HU,而成熟骨组织的CT值则在331～700HU。其中阈值225～700HU代表所有的矿化组织(即全骨组织),阈值225～330HU代表低密度矿化组织(即骨痂或钙化软骨),阈值331～700HU代表高密度矿化组织(即骨皮质),阈值小于225HU则代表非矿化组织(即软组织)。分别测量出不同阈值范围内各标本的骨体积(BV)、组织体积(TV)和骨体积分数(BV/TV)进行骨折愈合效果判断。

根据目标骨段力学性质贡献在CT扫描过程中,通过CT值的划分,可以提取到骨痂各期模型(血肿期、软骨痂期、硬骨痂期及塑型期),并进行相应数据分析,如平均CT值、体积及形态等参数。实验结果证明了骨痂建模取值范围在80～800HU,小于80HU为血肿或软组织,大于800HU可有骨化趋势,接近骨组织。通过使用该范围建立骨痂模型后,证明可以定量模拟骨愈合过程中的骨强度(图4-20-11至图4-20-18)。

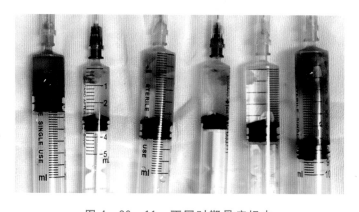

图 4-20-11　不同时期骨痂标本

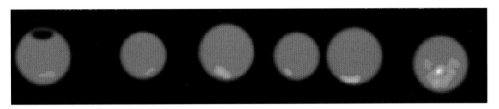

血肿期　　　　　骨痂Ⅰ期　　　　骨痂Ⅱ期　　　　骨痂Ⅲ期　　　　　骨痂Ⅳ期

图 4 - 20 - 12　　不同时期骨痂的 CT 图像

血肿期　　　　　骨痂Ⅰ期　　　　骨痂Ⅱ期　　　　骨痂Ⅲ期　　　　　骨痂Ⅳ期

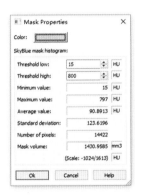

图 4 - 20 - 13　　不同时期 CT 三维建模及取值范围

15～800HU 取值范围内可从血肿期到塑型期,但无法准确判断骨痂各期。

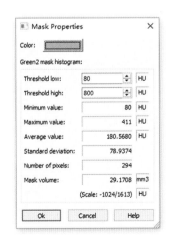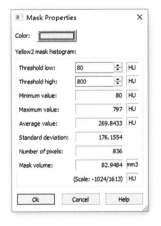

图 4 - 20 - 14　平均 CT 值(180.57HU)　　图 4 - 20 - 15　平均 CT 值(269.84HU)

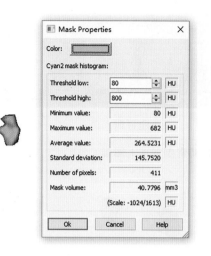
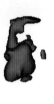
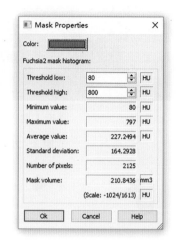

图 4 - 20 - 16　平均 CT 值(264.52HU)　图 4 - 20 - 17　平均 CT 值(227.25HU)

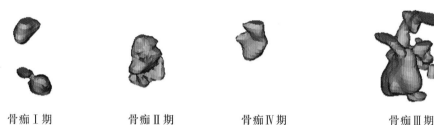

骨痂 I 期　　　　　　骨痂 II 期　　　　　　骨痂 IV 期　　　　　　　　骨痂 III 期

图 4 - 20 - 18　骨痂以 80～800HU 取值范围可以正确判断骨痂各期

通过平均 CT 值可以判断骨痂形成阶段对骨折处力学性能有明确增高的作用。

20.3.2　骨痂地形图

下面通过大鼠的胫骨骨折的模型,揭示骨痂地形图的建模与验证的过程。利用大鼠胫骨骨折模型,分别于骨折愈合过程中最活跃的 2 个时间点(10 天和 14 天),评估骨痂的力学性能。采用逆向分析的有限元模型观察骨折愈合过程骨痂微观结构参数、分布、力学性能之间关系,采用显微 CT 数据进行有限元分析方法。研究结果表明,基于显微 CT 成像的微观结构及骨痂组织分布有效地预测骨强度及反应骨重建过程,为探讨骨折愈合机制奠定了基础,可作为骨强度评估的方法(图 4 - 20 - 19 至图 4 - 20 - 22)。

20.3.2.1 大鼠股骨模型建立

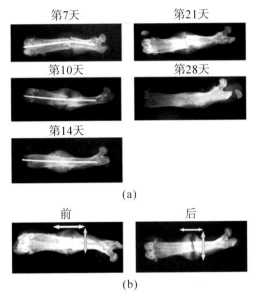

第7天　　　　　第21天

第10天　　　　　第28天

第14天

(a)

前　　　　　后

(b)

图 4-20-19　小鼠股骨骨折不同时期模型 CT 图像

(a)小鼠股骨骨折愈合组织结构和矿物质含量演化的时间序列;(b)股骨骨折 10 天后骨痂前、后视图。

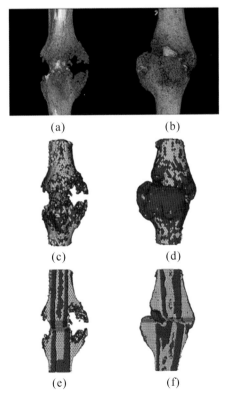

(a)　　　　　(b)

(c)　　　　　(d)

(e)　　　　　(f)

图 4-20-20　小鼠股骨显微 CT 图像重建

20.3.2.2　病理染色判断骨愈合情况

采用对比增强 CT(contrast-enhanced computed tomography，CRCT)法进行骨愈合判断，实验过程如下。

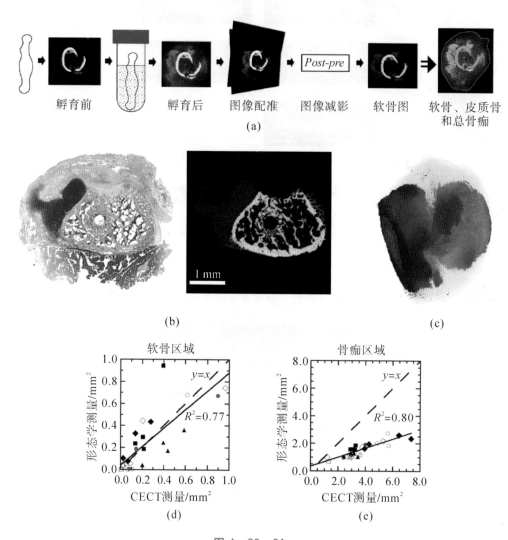

图 4 - 20 - 21

(a)CECT 法。最右图组织标记(愈合组织边界：绿色轮廓，软骨；红色/粉色；皮质：紫色；其他矿化组织：灰色)。(b)(左)组织学切片(亮橙红色：软骨)与(右)CECT 横切面(蓝色：软骨；红色：矿化软骨；灰色：骨)的小鼠骨折骨痂(术后第 10 天)。(c)CECT 对愈合组织成像的三维渲染图(红色：皮层；蓝色：软骨；黄色：非软骨性软骨痂)。(d)软骨面积和(e)总骨痂面积的组织形态学测量和 CECT 测量的比较。每个符号代表一个不同的骨痂组织(每个骨痂组织 $n=4$ 个测量值，每个测量值对应于截面的一个象限)。

20.3.2.3　建立骨痂地形图

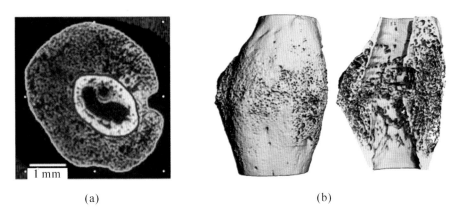

(a)　　　　　　　　　　　　　　(b)

图 4 - 20 - 22　骨痂地形图的建立

(a)在骨折后14天骨折骨伤组织的显微计算机断层扫描中,外(绿色)和内(红色)骨伤组织边界的定义。(b)由沿愈合组织长度的每个横截面上的这两个边界所包围的区域定义的三维体积整体显示在左侧,右侧为纵向切割视图。

20.3.2.4　股骨骨痂仿真研究

实验中发现股骨愈合过程中骨痂的力学性质是不断变化的,多个时期骨痂的弹性模量及密度都不相同,如果采用均匀一致赋值可能带来仿真数据偏移,故将骨痂进行 4 个时期的材料参数赋值,如表 4 - 20 - 1 所示。

表 4 - 20 - 1　**骨痂材料参数**

时期	Ⅰ 期	Ⅱ 期	Ⅲ 期	Ⅳ 期
密度(kg/m^3)	1100	380	533	1558
弹性模量(GPa)	0.232	0.537	1.04	4.29

对模型划分实体网格后,将网格文件导入 Mimics 中,使用 Mimics 特有的按 CT 值赋值功能对股骨的材料赋值。本案例中,将股骨模型的 CT 值区间分为了 10 份,密质骨和松质骨各 5 组,共 10 组材料,在 4 个模型中,股骨材料没有变化(图 4 - 20 - 23)。

在计算完成后的 ODB 文件中获取压头参考点的力和位移数据,4 个模型的力-位移曲线(图 4 - 20 - 24,图 4 - 20 - 25)。从图 4 - 20 - 24 中可以明显看到,随着骨折恢复时间的增加,股骨在相同压缩位移下的承载力也有所增加。

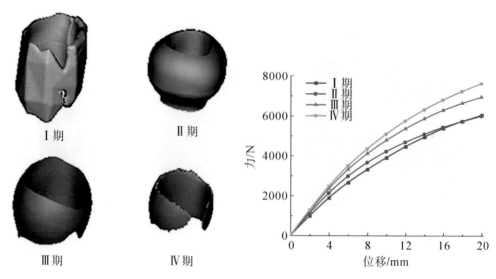

图 4 - 20 - 23　骨痂 4 个时期模型
各期进行相对应的材料参数赋值，
以达到仿真准确性。

图 4 - 20 - 24　股骨-骨痂 4 个时期的
压缩仿真力-位移曲线

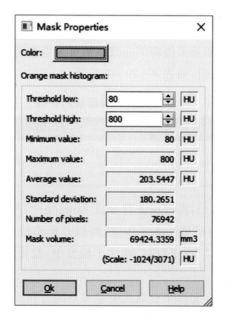

图 4 - 20 - 25　Mask Properties 中读取参数

20.4　骨痂地形图结果的判读

从骨痂地形图的报告上可以看到几组参数结果，分别得到骨痂平均 CT 值、骨痂体积。

四维骨愈合

20.4.1　骨痂地形图主要参数

(1)骨痂平均CT值:目标骨段的平均CT值,反映骨痂平均硬度。

(2)骨痂体积:在属性中读取体积,代表骨痂及骨整体体积数据。

(3)骨痂愈合指数:用骨痂CT值与骨痂体积的乘积,反应骨痂愈合过程中成骨情况。

(4)骨痂二维地形图:取骨折处上、下各1cm局部骨痂情况,形成骨痂二维图像进行骨痂面积测量,在同一骨段中连续取值,可反映骨痂生长情况,进行各痂各时段的对比分析。

(5)骨痂三维地形图:取骨折处上、下各1cm局部骨痂情况,形成骨痂三维图像进行骨痂体积测量,进行骨痂三维愈合观察。

20.4.2　数值结果的深度解读

(1)骨痂二维地形图设定。CT值取值范围为80～800HU,取骨折处上、下各1cm局部骨痂情况,对矢状面、冠状面、水平面的图像进行骨痂测量,获得相关参数。从图4-20-26可以看到骨痂生长、分布情况。进行骨痂面积测量,在同一骨段中连续取值,可反映骨痂生长情况,进行各痂各时段的对比分析。

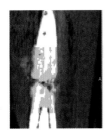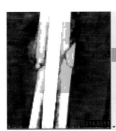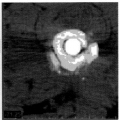

矢状位　　　　　　　冠状位　　　　　　　水平面

图4-20-26　观察骨痂提取情况

(2)骨痂三维地形图。取骨折处上、下各1cm局部骨痂情况,形成骨痂三维图像进行骨痂体积测量,进行骨痂三维愈合观察。在CT值范围内80～800HU可见骨痂呈连续性生长,平均CT值为203.54HU,体积为69424.34mm³,呈环形分布,三期骨痂。在骨折段前、后壁可见连续分布,外侧壁可见不连续区域,内侧壁可见骨性连接区约占周径的15%,该部分骨痂为硬骨痂,余为混合骨痂中后期。骨折端有骨溶解吸收,部分区域有膨大生长迹象(图4-20-27,图4-20-28)。

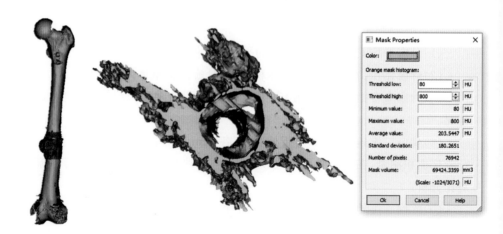

图 4-20-27　骨痂提取范围　　　图 4-20-28　骨痂三维重建图及参数图

（3）骨痂愈合指数，即骨痂平均 CT 值与骨痂体积的乘积反映骨愈合情况。证明了骨痂组织的杨氏弹性模量和屈服应力与骨密度的相关性与骨密度一样强。有限元研究验证了将骨密度值转换为材料性质的方程。

$$
y_{\mathrm{mod}}(x) = y_0 + \frac{y_1 - y_0}{2}\left\{1 + erf\left[\frac{x - \left(x_1 - \dfrac{1}{2}\right)}{\sigma\sqrt{2}}\right]\right\} +
$$

$$
\frac{y_2 - y_1}{2}\left\{1 + erf\left[\frac{x - \left(x_1 + \dfrac{1}{2}\right)}{\sigma\sqrt{2}}\right]\right\} \tag{4.20.4}
$$

除了明确骨密度与骨愈合组织的杨氏弹性模量和屈服应力之间的关系外，还将结果与之前的骨材料性能转换方程的结果进行了比较。非杨氏弹性模量方程是骨骼的混合物，并近似于骨痂组织的指数函数。推测当 CT 值较低时，骨的杨氏弹性模量保持不变，而骨痂组织比骨更软，且杨氏弹性模量明显较低。组织学研究显示，骨痂组织在炎症反应阶段的 CT 值较低。此外，大部分的炎症反应阶段被软骨成分所占据。当 CT 值增加时，骨密度相应增加，形成骨小梁和层状骨结构。这些变化可能解释了杨氏弹性模量的指数增长，成熟骨痂组织的杨氏弹性模量与骨的几乎相同。另一方面，骨痂组织的屈服应力服从幂函数（4.20.4），在骨中也观察到，骨痂组织和骨的屈服应力也表现出相同的趋势（图 4-20-29）。

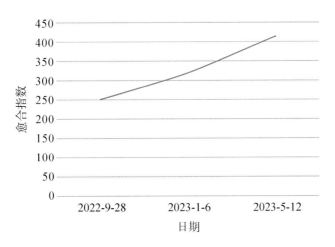

图 4 - 20 - 29　愈合指数

通过连续观察愈合指数,可以判断骨痂愈合是否停滞或者还在进行愈合。

20.5　骨痂地形图分析对于骨愈合定量分析的总结

骨折愈合的过程是一个骨痂重塑和骨化的过程,骨痂地形图去除了目标骨段骨组织及内固定干扰,专项对骨痂进行仿真,既可以直观描述骨愈合过程中的骨痂生长变化过程,也能反映出受力状态对骨痂塑形的影响。骨痂地形图研究中证明了通过调整窗宽、窗位方法,结合三维空间结构,定量的观察骨愈合过程中的 CT 值的变化趋势;持续观察重要骨折间隙上骨桥的形成和演化过程及骨痂硬度增加,骨痂组织刚度与愈合阶段之间具有相关性,通过四维骨痂地形图连续观察,利用骨痂组织 CT 值(刚度)、体积变化,是评估骨折愈合过程以及愈合结果的一个非常重要的参数。

由于在机械试验中处理的试样非常小且不规则,因此骨痂地形图的分析报告可能会出现实验误差,如果仅以此判断骨痂愈合,不结合整个骨段的全面分析就会产生误差。该分析结果的实际临床意义也受限,只能反映骨愈合趋势,并不能确定骨折是否愈合。

（童梁成）

第 20 章　骨痂地形图判断骨愈合程度分析技术

第21章　壁厚分析法判断骨愈合程度分析技术

长管骨愈合过程主要是骨折部位骨皮质管壁的修复重建过程,骨折愈合过程中骨皮质管壁的厚度与硬度的变化是一个连续的过程。有学者利用骨皮质厚度、皮质体积骨密度和体积骨密度的空间分布差异判断股骨粗隆骨折风险;利用 CT 图像构建模型,测量骨骨皮质厚度和密度,提出骨皮质厚度和密度是决定骨结构强度的关键因素,该方法可作为临床常规影像学定量分析骨皮质厚度和密度的一种有效方法。基于以上原理,采用有限元壁厚分析法,可以实现骨愈合程度的快速计算,能够更快用于判断骨愈合的程度。

21.1　壁厚分析法的概念与应用

21.1.1　壁厚分析法在工业中应用

壁厚分析法在工业判断工件强度中应用广泛,如航空发动机叶片不同型面、腔道、截面位置上的叶片壁厚只能采用超声回波反射技术定点测量和工业 CT 截面成像测量。CT 测量叶片壁厚利用尺寸测量软件,可获得更加直观的图像和结果,其测量精度取决于 CT 空间分辨率、透照场大小和叶片轮廓形状对散射所形成图像的不清晰度。利用 VG Studio MAX 软件对空心涡轮叶片进行壁厚测量,不仅能够得到二维平面的测量值,还可以得到三维的壁厚分布。壁厚检测是保证叶片强度的一个十分关键的参数。对于空心涡轮叶片这样铸造成形且带薄壁特征的产品,若壁厚太薄则会导致塑型难度过大,若壁厚太厚则易导致塑型不足,产生孔洞类缺陷。往往在产品的设计阶段就需要进行壁厚相关的面向制造的设计(design for manufacturing,DFM)分析,检查壁厚的变化趋势、最大壁厚以及最小壁厚,评估之后的铸造工艺是否能够达到设计要求。而在产品检测阶段,主要测量涡轮叶片的壁厚并得到其与设计要求的壁厚的偏差值,检查壁厚偏差是否在所要求的壁厚偏差范围内。涡轮叶片壁厚检测参数利用三维可视化 VGStudio MAX 软件对重建图像进行表面测定,确定壁厚范围,调节测定表面的范围时尽可能贴近工件表面且保证截面完整,尽可能保证测厚范围的准确度。在选取几个特征截面的进行涡轮叶片壁厚测量的基础上,与涡轮叶片壁厚的三维重建检测相结合,既能提供微观上的测量的具体数值,又能反映其宏观上壁厚范围与变化情况,为分析空心涡轮叶片的成形精度,提供参考数据(图 4 - 21 - 1,图 4 - 21 - 2)。

四维骨愈合

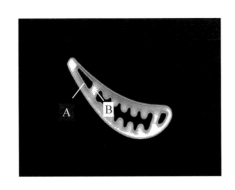

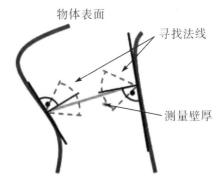

图 4-21-1 空心涡轮叶片壁厚情况

图 4-21-2 寻找两边内侧壁的法线,进行壁厚的测量

21.1.2 壁厚分析法在骨结构强度中应用

壁厚分析法的计算原理是利用壁厚变化来推算结构的密度、刚度和载力特性,内固定物的形状和材料属性,以及与骨接触面的限定方式都会影响计算结果。因此,如何能够保证结果的精度和效度,值得探讨。正是因为上述影响因素的存在,每个"目标骨段"计算出中位数值并不大,本章策略性地采用相同阈值条件下比值方法对结果进行二次分析,在相同的扫描和阈值条件下,上述的影响因素对于结果影响的偏移度是一致的。通过比值可以有效地消减误差的影响,故比值的大小能够得出临床所需要的结论。

使用 CT 观察骨折术后骨愈合程度是临床上常用的技术手段,目前临床使用 CT 主要用于个体骨折区域的形态变化。事实上,CT 扫描的信息中涵盖了目标骨段的三维形态信息和即时的密度厚度信息。Cortet 等人采用定量 CT 测量法测量骨密度,利用骨结构分析提供的更多骨量数据来解释骨强度。结果表明,骨皮质厚度和密度是决定骨结构强度的关键因素,可以用于提高骨折风险的预测。林燕语等人利用 CT 值转化成体素化的骨密度和骨皮质厚度值,为髋部骨折风险评估提供有效手段,具有较好的可重复性。有学者通过常规影像学检查获得股骨颈和股骨粗隆骨折间骨分布的空间差异,从而预测髋部骨折风险。叶春晓等人通过 X 线检查测量桡骨远端骨皮质厚度,结果发现骨皮质变薄与骨质疏松相关。Treece 等人通过 16 个尸体股骨,进行高分辨率 CT 扫描绘制股骨近端,采用一种模型拟合技术来测量皮质厚度。

21.2 壁厚分析法对骨愈合程度的分析方法

通过有限元壁厚分析法判读骨皮质壁厚薄弱区的情况,利用材料的密度与刚度的转化关系,可以直观、定量地观察骨愈合过程,判断骨愈合程度,并且得出骨愈合、愈合不良、骨不愈合的分界点,减少人工干预,降低主观性因素影响,实时、定量、客观地给出评判标准。

21.2.1 技术路线

运用壁厚分析方法进行骨皮质厚度的测量,进行骨愈合情况判断分析,其技术路线及具体步骤如下(图4-21-3)。

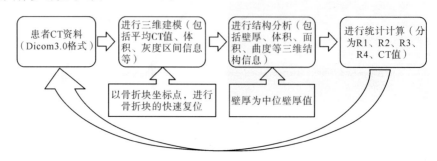

图4-21-3 利用壁厚、CT值的差别进行骨愈合判断

21.2.2 壁厚分析的方法步骤

21.2.2.1 数据采集与处理

1.数据采集 将患者双侧下肢平行摆放,脚尖向上,进行全长扫描,CT机扫描间距为0.625mm,共获得512×512像素CT断层图片,扫描电压140kV、曝光量为100mAs(此方法可以减少金属伪影)。

2.三维建模 利用Mimics软件直接读取DICOM 3.0格式CT图像。经过对图像定位、组织以及三维计算,生成包括患侧有内固定、不含内固定和健侧三维几何模型,三角面片优化网格划分。

3.有限元壁厚分析 将健侧、患侧有内固定、不含内固定模型的3组数据导入3-matic分别进行壁厚分析,它通过判读骨皮质壁厚薄弱区的情况,以及材料密度与刚度转化关系,对健侧肢体、患肢含内固定、不含内固定模型的中位壁厚值进行比值分析。

21.2.2.2 Mimics建模分析方法

(1)患肢全长平行CT扫描,三维重建利用Mimics软件直接读取DICOM 3.0格式的CT图片。

(2)运用相同CT值范围取值,金属内固定材料取值在1900HU以上进行建模(必要时进行去伪影优化)。

(3)模型属性中可以读取物体体积、平均CT值、网格数,再分别导入3-matic Research进行壁厚分析。分析前先进行三角形网格优化,边长设定为1mm,优化一次,壁厚分析时将最大壁厚阈值设定为10000。

①选择"File"—"New Project Wlzaed"(图4-21-4)。

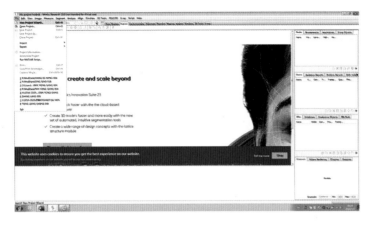

图 4-21-4　建立新的任务

②选择 CT 资料（图 4-21-5）。

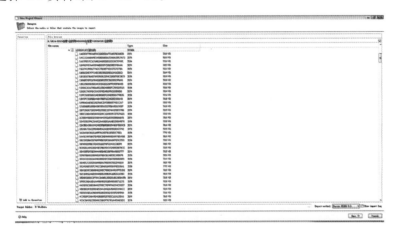

图 4-21-5　读取 CT 原始数据（DICOM 3.0 格式）

③选择 CT 序列。"Continue"—"Convert"—"Open"（图 4-21-6）。

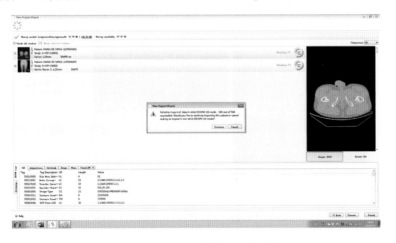

图 4-21-6　选择 CT 序列

第 21 章　壁厚分析法判断骨愈合程度分析技术

④选择"Thresholding"—"OK"(图4-21-7,图4-21-8)。

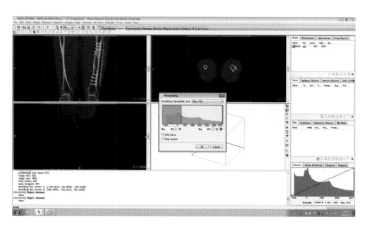

图4-21-7 现在CT值范围

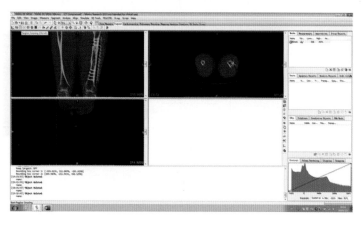

图4-21-8 确认CT值范围

⑤区域选样。"Region Growing"—"Keep Original Mask"—"Multiple Layer"—"6-connectivity"—"Close"(图4-21-9,图4-21-10)。

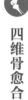

图4-21-9 区域选择(选择)

四维骨愈合

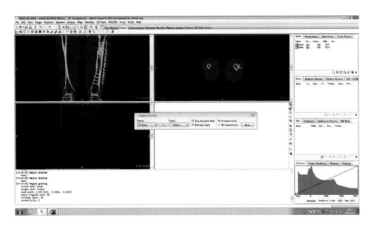

图 4-21-10　区域选择(确认)

⑥选择右下方"Calculate Part from Mask"—"Colculate",建立模型(图 4-21-11 至图 4-21-13)。

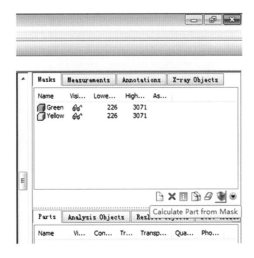

图 4-21-11　选择序列

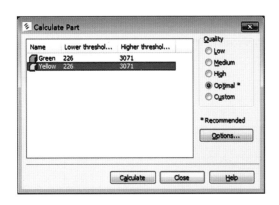

图 4-21-12　选择计算

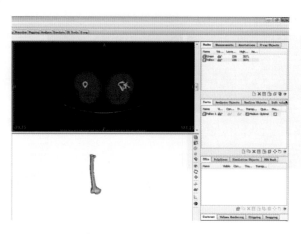

图 4-21-13　建立模型

⑦建模过程后进入 3 – matic，选择"Remesh"—"Inspect part"—"Adaptive Remesh"（图 4 – 21 – 14，图 4 – 21 – 16）。

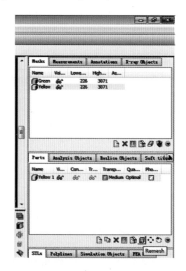

图 4-21-14　网格重建

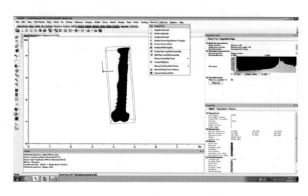

图 4-21-15　检查零件及自适应网格

四维骨愈合

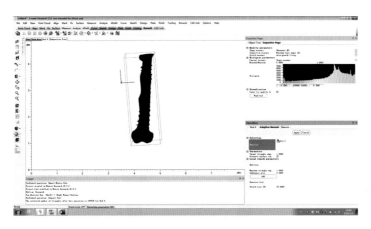

图 4 - 21 - 16　选择接受

⑧结束后选择"Analyze"—"Greate Wall Thickness Analysis"—"Apply"(图 4 -
21 - 17,图 4 - 21 - 18)。

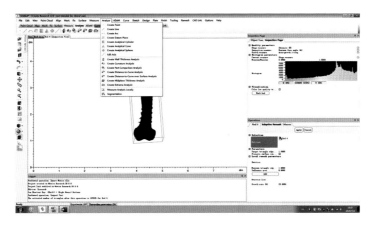

图 4 - 21 - 17　选择计算

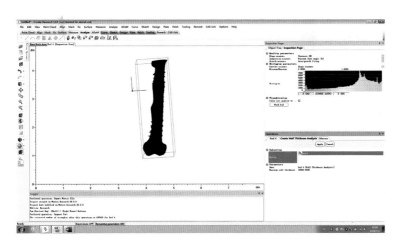

图 4 - 21 - 18　创建壁后分析

将相同条件下健康侧骨段 CT 扫描数据进行三维重建,得到的分析图称为健侧图。将患肢骨段 CT 扫描数据进行三维重建,得到的分析图称为目标位相图。将患侧目标骨段 CT 扫描数据,进行计算机模拟下取出内固定及三维重建,得到的分析图称为患侧无内固定图。红色区为壁厚较大区、绿色为壁厚较薄弱区,红色顶部数值为最大壁厚分值(图 4 - 21 - 19)。

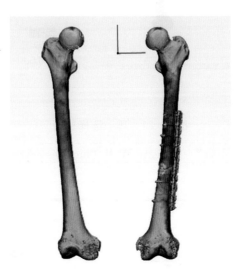

图 4 - 21 - 19　健康侧与患侧的壁厚云图

红色区域提示骨皮质较厚,绿色区域提示骨皮质较薄。

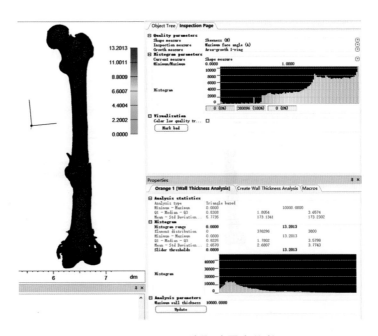

图 4 - 21 - 20　读取壁厚中位数

在"Properties"中找到"Analysis statistics"表格中的"Q1 – Median – Q3",以中位数(median)值为该骨段壁厚中位数(图 4 – 21 – 20)。

21.3 壁厚分析法评估结果及意义

21.3.1 壁厚分析法关键参数

通过有限元壁厚分析法判读骨皮质壁厚薄弱区的情况,通过材料的密度与刚度的转化关系,给出"壁厚分析报告",对健侧肢体、患肢含内固定、不含内固定进行三者的壁厚比值分析,直观判读出骨愈合程度及内固定的稳定性程度(图 4 – 21 – 21)。

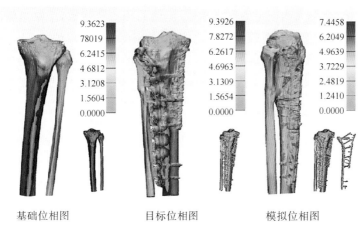

基础位相图   目标位相图   模拟位相图

图 4 – 21 – 21   基础位相、目标位相机模拟位相的壁厚云图

(1)结构云图:直观提示目标骨段的皮质厚薄结构情况,用以推断"目标骨段"的骨愈合及载力情况。

(2)壁厚中位数(median wall thickness):有限元网格化后,目标结构体的全部厚数中最中间一个壁厚值,而不是目标结构体平均壁厚,反映了目标结构体真实的壁厚水平。中位壁厚反映的是设定 CT 值范围内平均壁厚的理论模型的厚度,反映了该结构体在指定密度范围内的体积信息,在相同材质的条件下该值大小与目标结构体的强度成正相关。

(3)中位壁厚比值:判断患侧的骨愈合、内固定物是否有效、内固定有无松动的主要指标,为患侧在有或无内固定与健侧的壁厚差异。

(4)目标骨段平均 CT 值(average CT value of the target bone segment):指目标骨段 CT 值的平均值,它可以反映出目标骨段密度的变化,间接反映目标骨段的骨质情况。

(5)壁厚愈合指数(wall thickness healing index):将平均 CT 值与中位壁厚值的乘积定义为壁厚愈合指数,反映骨的质量及患侧骨愈合强度。

(6)R1 值:患侧的中位壁厚值与健侧的中位壁厚值,反应含内固定患侧与健侧壁厚中位数的比值,以及患侧有内固定与健侧的壁厚差异,辅助判断骨愈合情况。

(7)R2 值:患侧无内固定的中位壁厚值/健侧的中位壁厚值,反应模拟下取出内固定,无内固定患侧与健侧壁厚中位数的比值,以及患侧无内固定与健侧的壁厚差异,为主要判断骨愈合指标。当 R2 值达到 0.84 时可判断为骨折愈合,当 R2 值低于 0.74 时可以判断为骨不愈合,当 R2 值位于 0.74~0.84 时,为骨愈合不良,可对患者进行临床随访,继续观察 R2 值变化。若 R2 值继续增大至 0.84 以上时可考虑拆除内固定,当 R2 值变化不大时可考虑行植骨手术。

(8)R3 值:患侧无内固定的中位壁厚值/患侧有内固定的中位壁厚值,反映患侧有内固定和无内固定情况下的壁厚差异。在 R1 及 R2 值小于愈合值时,可以判断患侧内固定物是否有效,有无松动。

(9)R4 值:患侧无内固定的愈合指数/健侧的相愈合指数,反映患侧内固定取出后骨愈合情况和健侧进行骨质量进行比较,即骨密度与骨壁厚的关系。

(10)R5 值:患侧无内固定的平均 CT 值/健侧的平均 CT 值。将患侧无内固定图中的平均 CT 值与健侧图中对应值,进行比值运算,用于判断骨密度的差异。

21.3.2 壁厚分析法意义

中位壁厚反映的是设定 CT 值范围内平均壁厚的理论模型的厚度,反映了该结构体在指定密度范围内的体积信息,在相同材质的条件下该值大小与目标结构体的强度成正相关。关于这些参数对应物理含义,设计了标准构建的实际 CT 扫描后重建方法,验证有关参数的实际物理意义。

壁厚分析法的计算原理是利用壁厚变化来推算结构的密度、刚度和载力特性,内固定物的形状和材料属性以及与骨接触面的限定方式都会影响计算结果。因此,如何能够保证结果的精度和效度,值得探讨。正是因为上述影响因素的存在,每个"目标骨段"计算出中位壁厚的绝对值意义并不大,采用相同阈值条件下比值方法对结果进行二次分析,在相同的扫描和阈值条件下,上述的影响因素对于结果影响的偏移度是一致的。通过比值可以有效地消减误差的影响,故比值的大小能够得出临床所需要的结论。

测定骨愈合过程中骨痂薄厚的变化,可以判断骨折愈合情况,有助于进行无创性评价骨折愈合以及对骨折内固定术后,指导在合理的时间内进行外加无创性干预治疗以及确定治疗强度。壁厚分析法没有给予单元格材料赋值计算,提高了分析效率,但同时也在一定程度上牺牲了材料的一些力学属性。通过同等条件下的比值计算,能够消除一些影响因素,减少有限元载力分析中金属内固定物伪影、材料属性赋值混乱以及内固定物与骨接触面限定方式等产生的计算误差。

21.4 壁厚分析法主要参数的验证

随着影像技术的发展,测量骨皮质厚度的速度和准确性得到显著提高,相应地对骨结构的评估准确性也得到提高。骨皮质厚度测量技术已经应用于身体很多部位。Rausch 等人对 12 具老年尸体标本的桡骨远端进行 X 线及骨密度检查,通过单骨皮质厚度测量,发现桡骨皮质厚度与桡骨骨密度相关。Ward 等人采用外周定 CT

对桡骨中段进行活体测量，发现 50 岁以后，成年人骨皮质的厚度每 10 年减少 14％。Pistoia 等人应用薄层 CT 扫描桡骨，提取桡骨远端三维结构数据并建立骨结构变化模型，发现骨皮质厚度、骨小梁数量以及骨小梁厚度的下降均会引起骨强度下降，在同下降 20％体积的情况下进行比较，骨皮质厚度下降引起骨强度下降最为明显，下降程度约为后两者的 4 倍。通过研究骨皮质厚度与骨密度的关系，进而探讨骨皮质厚度与骨质疏松的关系有一定的实际意义。

在 Mimics 的手册中对于壁厚的定义为：应用解析几何，将几何面分解成三角面，求三角面边的向量，循环分组找到最小距离的两个三角面，通过余弦定理计算向量角度，如果向量角度接近 180°，即是壁厚的相对面，将三角面的三个点投影的另一个三角面，通过线段相交的方式判断三角面是否相交，如果相交，判断为壁厚。壁厚中位数为所有壁厚值中间的一个数值，可以用于表示四分位数范围，为统计离散度的度量。直接用微分方程来描述客观物理现象，同时通过微分近似公式来直接辨识微分方程的系数。但是，由于骨组织是形态不规则、组织不均一的复合组织体，在长管骨的中位值对应的物理模型尚有模糊空间，是否可以用"一段均匀质地的标准管件结构体作为长管骨段的力学特性模型体"，为了进一步验证这个假设，设计了标准化构件的扫描和重建，以验证模型的意义和精确的建模条件。

21.4.1 壁厚及密度验证

采用硬质聚氯乙烯管（PVC）和丙烯腈-丁二烯-苯乙烯共聚物管（ABS）进行标准件壁厚分析，测试管状结构物的力学模型以及在特定建模条件下中位壁厚的意义（图 4 - 21 - 22）。

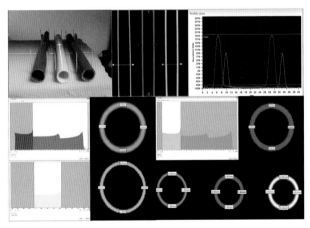

图 4 - 21 - 22　CT 扫描结果、CT 值范围与物体密度的关系
实际测量的厚度与 CT 值范围有关（紫色：3mm 硬质 PVC 管；
蓝色：3mmABS 管；黄色：2mm 硬质 PVC 管）。

硬质聚氯乙烯管壁厚 2.0mm、硬质聚氯乙烯管壁厚 3.0mm 和丙烯腈-丁二烯-苯乙烯共聚物管壁厚 3.0mm 同样长度各 10 根。其硬质 PVC 密度值为 1.4g/cm³，ABS 管常温下密度值为 0.9g/cm³ 的标准件，建立 2 组数据。A 组：相同材质，相同管径,不同壁厚组;B组:不同材质,相同管径,相同壁厚组。

　　分别导入 3 - matic Research 分别进行壁厚分析(create wall thickness analysis),它通过判读管壁厚度的情况,记录平均 CT 值、最大壁厚、壁厚中位数、体积等数值。

　　在没有限制 CT 值范围(表 4 - 21 - 1)和限制 CT 值范围(表 4 - 21 - 2)的情况下,对具有不同参数的管进行了建模和分析(表 4 - 21 - 3)。

表 4 - 21 - 1　不限制 CT 值范围的测量结果

不同取值范围	平均 CT 值	体积(mm³)	测量壁厚(mm)	最大壁厚(mm)	壁厚中位数(mm)
3mm 硬质 PVC 管	1372.57	33767.93	3.08	55.79	3.18
3mmABS 管	−218.14	29056.34	2.96	148.54	2.73
2mm 硬质 PVC 管	610.71	19634.05	1.99	1.89	1.74

表 4 - 21 - 2　限制 CT 值范围的测量结果

同一取值范围	平均 CT 值	体积(mm³)	测量壁厚(mm)	最大壁厚(mm)	壁厚中位数(mm)
3mm 硬质 PVC 管	897.79	45168.51	4.53	149.01	4.18
3mmABS 管	−313.34	35880.77	3.71	148.64	3.27
2mm 硬质 PVC 管	171.52	32572.42	3.17	148.29	2.87

表 4 - 21 - 3　平均 CT 值、最大壁厚、壁厚中位数、体积等数值

	平均 CT 值	体积(mm³)	测量壁厚(mm)	最大壁厚(mm)	壁厚中位数(mm)
3mm 硬质 PVC 管	1.53±0.087	0.75±0.074	0.68±0.036	0.37±0.043	0.76±0.056
3mmABS 管	0.70±0.061	0.81±0.083	0.80±0.049	0.99±0.038	0.84±0.050
2mm 硬质 PVC 管	3.56±0.060	0.60±0.027	0.63±0.018	0.13±0.033	0.60±0.046

　　从实验结果可以了解到,中位壁厚反映的是设定 CT 值范围内平均壁厚的理论模型的厚度,反映了该结构体在指定密度范围内的体积信息,在相同材质的条件下该值大小与目标结构体的强度成正相关。实际物体厚度和建模中 CT 值选择密切相关,建模条件设置可以获得较好的建模结果。自动提取建模可以得到仿真目标物体实际壁厚,可以使仿真数据相似度达 90%。在此建模条件下,中位壁厚数近似于该管状物的物理壁厚。中位壁厚与平均 CT 值是管状结构物力学模型的特异性指标(图4 - 21 - 23)。

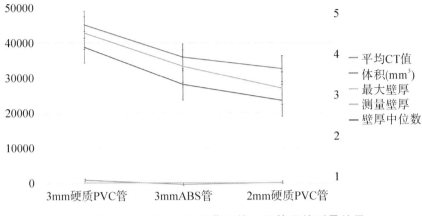

	—— 平均CT值
	—— 体积(mm³)
	—— 最大壁厚
	—— 测量壁厚
	—— 壁厚中位数

3mm硬质PVC管　　3mmABS管　　2mm硬质PVC管

图 4-21-23　限制 CT 值范围的不同管子的测量结果

21.4.2　壁厚分析法在判断下肢长管骨愈合程度的验证

标准工业构建已经验证了上述壁厚参数的意义,通过比格犬股骨愈合模型进一步验证壁厚分析法的有关参数的临床意义。利用 CT 扫描数据,判断骨折处的密度及刚度仿真进行了实验研究,通过连续观察骨愈合过程中,骨折处骨痂 CT 值,骨皮质的壁厚变化,利用比值分析法定量判断骨愈合程度,通过该方法连续观察来判断骨愈合程度。

21.4.2.1　建立比格犬骨折模型

(1)骨愈合不良组:对犬的患侧和健侧进行建模及有限元分析(图 4-21-24,表 4-21-4)。

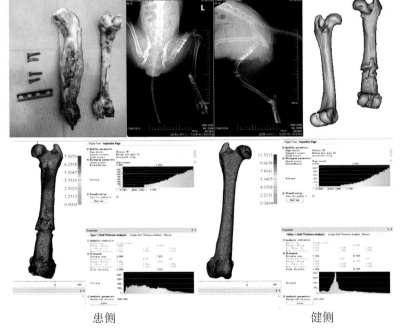

患侧　　　　　　　　　　　　　健侧

图 4-21-24　患侧壁厚分析及健侧壁厚分析

表 4 - 21 - 4　骨愈合不良目标骨段 Micro - CT 测量结果

平均值	正常骨		骨折骨		
	骨体	股骨头	骨体(骨皮内)	骨体(骨皮外)	股骨头
骨体积/总体积	0.092	0.586	0.668	0.798	0.312
骨表面积/骨体积	21.086	13.016	12.325	9.958	21.997
骨小梁厚度(mm)	0.095	0.153	0.1623	0.201	0.091
骨小梁的数量	0.974	3.814	4.116	3.973	3.432
骨小梁间距(mm)	0.932	0.109	0.081	0.051	0.201
骨小梁模式因子	10.595	−1.004	−3.5591	−1.164	3.511
骨皮质壁厚(mm)	2.273		1.679		

(2)骨愈合组:对犬患侧和健侧进行建模及有限元分析(图 4 - 21 - 25,表 4 - 21 - 5,表4 - 3 - 6)。

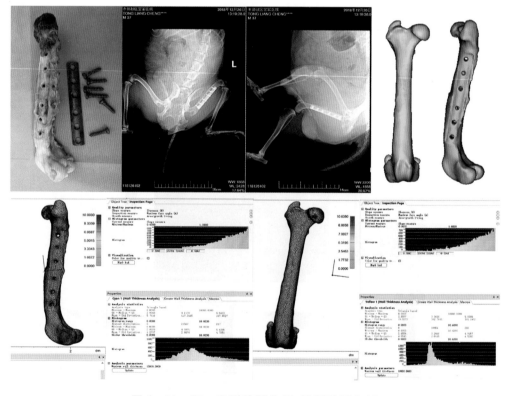

图 4 - 21 - 25　患侧壁厚分析、健侧壁厚分析

表 4 - 21 - 5 　骨愈合目标骨段 Micro - CT 测量结果

平均值	正常骨		骨折骨		
	骨体	股骨头	骨体(骨皮内)	骨体(骨皮外)	股骨头
骨体积/总体积	0.023	0.453	0.529	0.504	0.449
骨表面积/骨体积	26.868	17.593	13.515	14.859	18.645
骨小梁厚度(mm)	0.074	0.114	0.148	0.135	0.107
骨小梁的数量	0.305	3.981	3.576	3.741	4.188
骨小梁间距(mm)	3.203	0.137	0.132	0.133	0.132
骨小梁模式因子	20.740	2.178	1.450	2.366	1.685
骨皮质壁厚(mm)	2.284		2.273		

表 4 - 21 - 6 　有限元壁厚分析结果、Micro - CT 测量结果及临床判断结果进行比较分析

样本		最大壁厚(mm)	壁厚中位数(mm)	最大壁厚 B2(mm)	中位数 R2	壁厚分析结果	Micro CT 测量结果	临床诊断结果
犬 1	患侧	8.729	2.453	0.754	0.853	骨愈合	骨愈合	骨愈合
	健侧	11.580	2.88					
犬 2	患侧	7.507	2.351	0.651	0.779	骨愈合不良	骨愈合不良	骨愈合不良
	健侧	11.531	3.019					
犬 3	患侧	10.003	4.097	0.940	1.224	骨愈合	骨愈合	骨愈合
	健侧	10.639	3.347					
犬 4	患侧	14.104	3.415	1.3654	1.120	骨愈合	骨愈合	骨愈合
	健侧	10.331	2.871					
犬 5	患侧	10.222	3.636	0.9144	1.777	骨愈合	骨愈合不良	骨愈合不良(膨大性)
	健侧	11.180	2.047					
犬 6	患侧	6.905	2.431	0.8064	0.871	骨愈合	骨愈合	愈合
	健侧	8.565	2.790					

　　从壁厚分析法、Micro - CT 测量结果与临床判断结果可以看出,壁厚分析法在膨大性骨愈合不良中存在判断不一致性,需要通过多结果进行评估,但壁厚分析对目标骨段具有较好的仿真模拟,具有较高的可靠度,可以较好地模拟骨折端受力条件。 在不同时间点的 R2 和 R3 的变化趋势如图 4 - 21 - 26,图 4 - 21 - 27 所示。

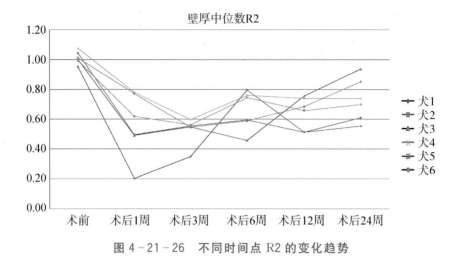

图 4-21-26 不同时间点 R2 的变化趋势

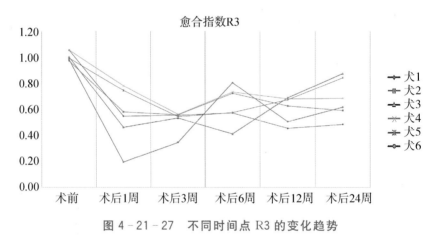

图 4-21-27 不同时间点 R3 的变化趋势

21.4.2.2 壁厚及愈合指数比值分析法

本法为中位壁厚比值(R2)和愈合指数比值(R3)判断结果。通过临界点可以对骨愈合及骨不愈合进行判断,对于愈合不良的患者可以在时间轴上连续观察进行判断,能够有效直观地绘制出骨愈合过程中骨皮质薄厚变化的过程,能够分析出愈合过程是否正在进行。为控制测量误差,在相同扫描和阈值条件下,选取模拟取出内固定一侧的壁厚中位数与健侧壁厚中位数的比值作为评价指标。

21.5 壁厚分析法的总结

壁厚比值法同样利用有限元前处理技术,但不需要修正模型数据,利于有限元计算,其只分析目标节段骨组织的结构,在个体化建模过程中只需将伪影去除,选取相同骨 CT 值范围,进行建模,画出三角形网格,便可以进行形态分析。无须进行骨材料赋值及优化模型,极大地减少模型失真及分析步骤的复杂性,可以将分析时间大为缩短,具有快速、简单的特点。利用 CT 扫描数据,既有骨形态学数据也有骨密度信

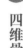

息,将骨皮质中位壁厚和愈合指数比进行连续观察,可以直观、定量观察骨愈合过程,判断骨愈合程度。通过骨愈合中复查 CT 的三维建模中的壁厚和密度的即时壁厚值比值作为观察愈合过程的窗口,具有较好的实用性。反应不同时间点骨组织形态及骨密度在时间轴上的连续变化,也显示骨愈合进展的进程。其缺点主要在肥大性骨痂分析时存在参数偏差,需结合有限元载力分析、骨痂地形图和临床影像判断作为综合判断之一。

(童梁成)

第22章 骨愈合的四维比值分析法

骨愈合是一个逐渐发展的过程,本质上是一个时间轴上的四维空间事件。前面几章所介绍的几种技术手段,各有优缺点。如果进一步系统化整理,从不同的角度对于骨愈合进程中的既定时刻进行全面的定量分析,并将以后所有复查时间点的一些技术参数的条件固定后,在控制技术参数的前提下,对于目标骨段所有指标,在时间轴的方向上进行对比研究,就能排除一些系统性偏差,得到一些有用的结论,我们将这类研究方法统一定义为四维比值分析法(time series ratio-analysis,TSRA)。该方法对于骨不连和骨愈合不良的诊断会更为准确,会直观地观察到骨愈合的停止还是延缓,将能准确地判断骨不连。

22.1 骨愈合四维分析法的概念以及重要参数

骨折是时间轴上的四维事件,就时间轴而言,我们将受伤前尚未骨折的时刻定义为 T0 时刻;将骨折当时定义为 T1 时刻;将经过内、外固定,骨折修复完成后的时刻称为 T2 时刻;将以后复查时间段得到的 CT 数据分别称为 T3、T4、T5 乃至 Tx 时刻;将目标相在软件中进行模拟内固定装置取出后的状态称为模拟位相称为 TM2 至 TMX;内固定取出后骨折完全愈合称为 T 时刻(图 4 - 22 - 1)。

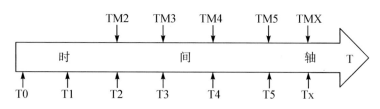

图 4 - 22 - 1 四维比值分析法时间轴上的四维参数

22.1.1 基础位相(T0)

将相同条件下骨折部位复原至未骨折时的数据为基础项,或对侧相同镜像后作为标准原始骨段,得到基础位相。该位相是后面所有分析时刻的基础数值状态,基本与健侧的数值相同,但是从逻辑上更加符合的四维的时间轴的概念,同时参考健侧与虚拟复原的结果,基础值的准确性也有所提高。

患肢未骨折时状态的数据为基础项,作为标准原始骨段或对侧镜像骨段 CT 扫描数据进行三维重建,得到的壁厚分析图称为基础位相图(T0 期)(图 4 - 22 - 2)。

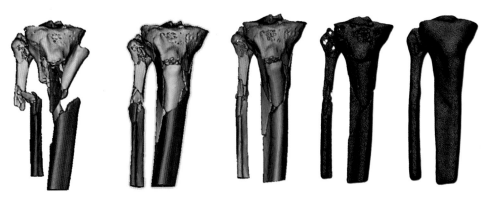

图 4 - 22 - 2　患肢骨折处复位后形成基础项(T0 期)

22.1.2　目标定位相(T1 至 Tx)

将患肢骨段每次复查的 CT 扫描数据进行三维重建,称之为目标位相。目标位相和基础位相的比值反映了钉-骨复合物的目标骨段的力学特性(图 4 - 22 - 3)。

22.1.3　模拟位相(TMX)

将目标相在软件中进行模拟内固定装置取出后的状态称为模拟位相。模拟位相与基础位相的比值反映目标骨段模拟取出内固定以后的力学特点,是判断骨愈合程度的主要指标。模拟位相与目标位相的比值是目标骨段内固定物是否失效的判断指标(图 4 - 22 - 4)。

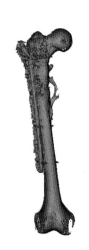
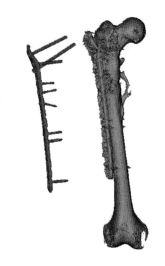

图 4 - 22 - 3　目标位相骨段模型　　　图 4 - 22 - 4　模拟位相骨段模型

22.1.4　四维比值分析法

无论是载力法和壁厚分析法的计算原理都是通过壁厚或载力值来推测目标骨段结构的密度、刚度和载力特性,但是内固定物的形状和材料属性以及与骨接触面的限定方式都会影响计算结果。因为上述影响因素的存在,每个"目标骨段"计算出的绝对值意义并不大,采用相同阈值条件下比值进行前后比值分析。在相同的扫描和阈值条件下,上述的影响因素对于结果影响的偏移度是一致的。通过比值可以有效地消减误差的影响,故比值的大小能够得出临床所需要的结论(图4-22-5)。

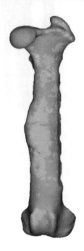

图4-22-5 需要全长骨段进行对比计算,减少误差

将Tx位相的载力分析的绝对值与T0位相的绝对值相比,可以得到B1值,将壁厚分析中的Tx位相的壁厚中位数绝对值与T0位相的绝对值相比,可以得到R1。将TMX位相的载力分析的绝对值与T0位相的绝对值相比,可以得到B2值,将壁厚分析中的TMX位相的壁厚中位数绝对值与T0位相的绝对值相比,可以得到R2。将TMX位相的载力分析的绝对值与Tx位相的绝对值相比,可以得到B3值,将壁厚分析中的TMX位相的壁厚中位数绝对值与Tx位相的绝对值相比,可以得到R3(图4-22-6)。

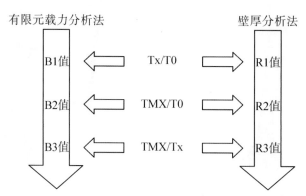

图4-22-6 相位比值关系图

在有限元分析结果中,利用载力-位移曲线,应用GraphPad计算曲线下总面积进行比值分析:B1=目标位相图面积/基础位相图面积,B2=模拟位相图面积/基础位相图面积,B3=模拟位相图面积/目标位相图面积。进行研究后发现,B2比值更能反映骨愈合情况,且结果准确、有效。

22.1.5 比值中注意控制参数

①目标骨段采用全长骨段,避免数据差异带来偏移。②CT 扫描条件相同,用同一台 CT 数据进行对比,避免 CT 值差异带来的偏移。③为避免不同时期引起的扫描条件差异,建议同一时刻扫描双侧目标骨段全长,以对侧目标骨段作为 T0 时刻。④扫描时尽量薄层扫描(0.625mm 以下),利用骨细节重建,减少金属伪影干扰(图 4-22-7)。

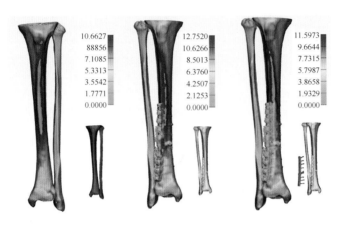

图 4-22-7　三相图

22.2　四维比值法判断骨不连与骨愈合不良

22.2.1　四维骨承载力骨愈合曲线分析图

运用四维有限元骨承载力技术,进行了连续性观察,对同一个体不同时间段进行对比,测算骨折端密度变化何时会停止,这种方法给我们提供了一个清晰和客观的判断指标。同时,该技术也有助于系统全面地判断骨折端的生物力学环境,能够有效直观地绘制出骨愈合过程中骨折端的抗形变能力逐渐增高的过程,分析出内固定物是否仍发挥着正常的效用。利用有限元载力分析技术在临床应用中采用了两个维度上的比值计算阐释临床意义,即使在相同时间点上通过患侧和健侧的载力对比和不同时间点相同肢体的前后对比,有效规避了计算过程中的模拟误差对绝对值的仿真意义的影响,解决临床难题。

目标骨段最大屈服强度分别在时间轴上进行描绘,得到上述理论曲线,其中蓝色为正常愈合,淡蓝色为延迟愈合,黄色为愈合不良可进行干预,灰色为骨不连(图 4-22-8)。

在有限元分析结果中,利用载力-位移曲线,应用 GraphPad 计算曲线下总面积进行比值。我们的经验认为基于 B2 值诊断标准为:①比值差别在 80% 以上,认为骨愈合,可以安全取内固定。②如果两线比值差别在 30%~80%,认为内固定有效,无须更换内固定;如果术后 1 年,二次复查分析无明显增长,考虑骨延迟愈合。③如果骨延迟合患者两线比值差别在30%以下,考虑骨不连,此时需重新手术植骨或更换内固定。

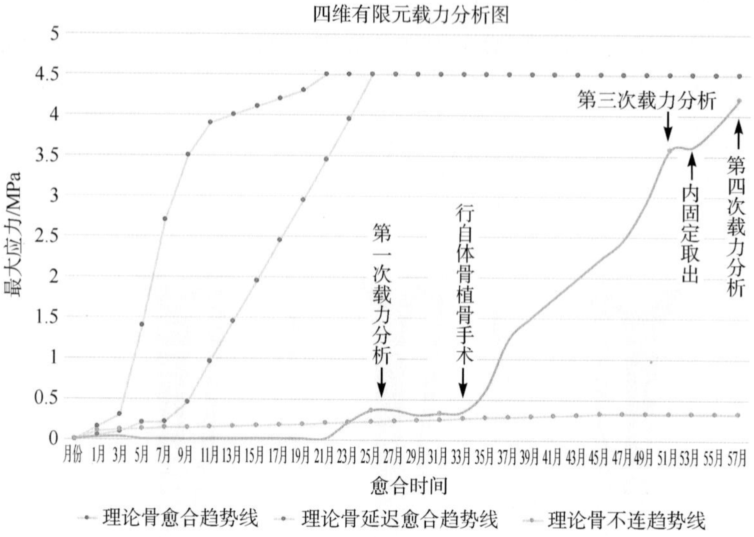

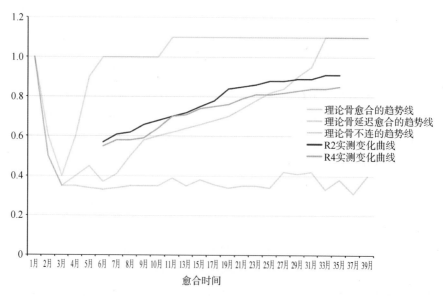

图4-22-8 四维骨承载力在骨愈合时间轴上,建立力学参数图,观察骨愈合过程

22.2.2 四维壁厚骨愈合曲线分析图

运用壁厚分析技术进行了连续性观察,对骨愈合不良不同时间段进行对比,分析R2变化,对骨愈合、骨不愈合及骨愈合不良进行鉴别诊断,这种方法给我们提供了一个清晰和客观的判断指标。该技术能够有效直观地绘制出骨愈合中壁厚变化的过程,能够分析出愈合过程是否正在进行(图4-22-9)。为减轻测量误差,在相同扫描和阈值条件下,我们选取模拟取出内固定一侧的壁厚中位数与健侧壁厚中位数的比值作为评价指标。

图4-22-9 四维壁厚分析法在时间轴上连续观察R2、R4值变化

22.2.3　四维骨痂地形图骨愈合曲线分析

通过不同时段骨痂地形图愈合指数进行连续观察,判断骨愈合、骨愈合不良及骨不连趋势。

在 CT 值范围内可见骨痂呈持续生长,平均 CT 值为 242.29HU,体积为 3865.14mm³,呈环形分布,二期骨痂,在骨折端边缘分布,为软性骨痂(图 4-22-10)。

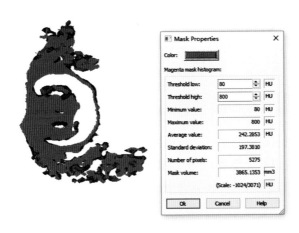

图 4-22-10　局部骨痂情况(2022 年 11 月 12 日)

在 CT 值范围内可见骨痂呈持续生长,平均 CT 值 235.60HU,体积为 5396.31mm³,呈环形分布,二期骨痂,在骨折端边缘分布,内部人工骨吸收,但骨缺损周围骨痂形成环形包绕,体积较前增加,均为混合骨痂(图 4-22-11)。

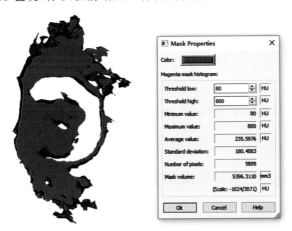

图 4-22-11　局部骨痂情况(2023 年 1 月 12 日)

在 CT 值范围内可见少量骨痂,平均 CT 值为 344.76HU,体积为 4576.82mm³,呈环形分布,三期骨痂,骨痂塑形期,骨痂吸收体积减小,成骨分化,骨痂密度增加,该部分骨痂为硬骨痂,为混合骨痂中后期(图 4-22-12)。

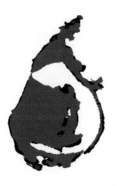
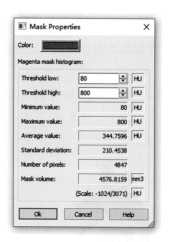

图4-22-12　局部骨痂情况(2023年6月2日)

骨痂呈持续增长,目前处于混合骨痂中后期,前、后壁可见愈合征象,内侧部分骨痂连接,外侧存在缺损部分吸收,骨折端部分骨溶解吸收,部分区域有膨大生长的迹象。愈合指数呈上升趋势,骨折在愈合中(图4-22-13)。

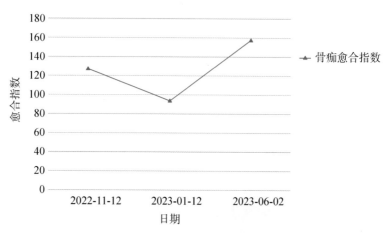

图4-22-13　骨痂愈合指数总体印象

22.3　四维比值分析法的临床回顾性研究

对临床骨折患者运用四维比值分析法进行回顾性研究,采用了两个维度上的比值计算阐释临床意义。在患者个体化在骨愈合时间轴上,建立力学参数图,最终为骨愈合提供一个判断的客观指标,分别对R1、R2、R3分别进行了相关分析和单因素方差分析。结果显示,R1、R2和R3各组不全服从正态分布。相关性分析显示,骨愈合程度与R1相关系数分别为0.060($P=0.529$),无相关性;愈合程度与R2、R3相关系数分别为0.654($P<0.001$)和0.542($P<0.001$),三组的R1的中位数分别是0.933、

0.932、0.932，两两比较均没有统计学差异(图 4-22-14)。

三组的 R2 的中位数分别为 0.907、0.799、0.667，差异有统计学意义($P<0.05$)，各组的平均值不全相同。两两比较结果显示，A 组 R2 的中位数显著大于 B 组及 C 组，B 组 R2 的中位数显著大于 C 组(图 4-22-15)。

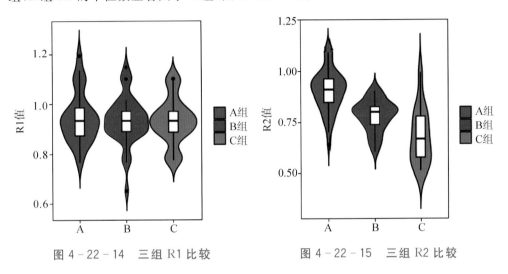

图 4-22-14　三组 R1 比较　　　图 4-22-15　三组 R2 比较

三组的 R3 中位数分别为 0.850、0.735、0.568，差异有统计学意义($P<0.05$)，各组的平均值不全相同。两两比较结果显示，A 组 R3 的中位数显著大于 B 组及 C 组，B 组 R3 的中位数显著大于 C 组(图 4-22-16)。

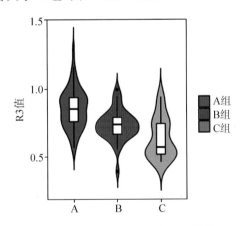

图 4-22-16　A、B、C 组 R3 比较

为了明确 R2、R3 对愈合程度的诊断效能及诊断临界值，首先将患者分为骨愈合组(A 组)和非骨愈合(B 组和 C 组)，用纵坐标代表真阳性(敏感度)，横坐标代表假阳性(1-特异性)，以不同 R2、R3 为诊断界点绘制预测骨折是否愈合的 ROC 曲线。R2 和 R3 的曲线下面积分别为 0.858(95%CI:0.788~0.929)($P<0.001$)和 0.784(95%CI:0.700~0.868)($P<0.001$)(图 4-22-17)，R2 对于骨愈合的诊断效能强于 R3。按照 Youden 指数最大法选取最佳诊断结点，R2 诊断骨愈合的诊断值为 0.836

时,最大 Youden 指数为 0.637,敏感度为 0.796,特异度为 0.841。R3 诊断骨愈合的诊断值为 0.796 时,最大 Youden 指数为 0.478,敏感度为 0.653,特异度为 0.175。

将所有患者分为骨不愈合组(C 组)和非骨不愈合组(A 组和 B 组)进行 ROC 曲线分析,判断 R2、R3 对于骨不愈合的诊断效能。R2 和 R3 的曲线下面积分别为 0.831(95%CI:0.727~0.934,$P<0.001$)和 0.781(95%CI:0.671~0.892,$P<0.001$)(图 4 - 22 - 18),R2 对于骨不愈合的诊断效能强于 R3。按照 Youden 指数最大法选取最佳诊断结点,R2 诊断骨不愈合的诊断值为 0.743 时,最大 Youden 指数为 0.541,敏感度为 0.849,特异度为 0.308。R3 诊断骨不愈合的诊断值为 0.582 时,最大 Youden 指数为 0.530,敏感度为 0.953,特异度为 0.423。

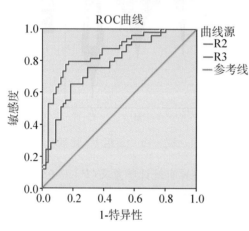
图 4 - 22 - 17　R2、R3 对于骨愈合诊断的ROC 曲线分析

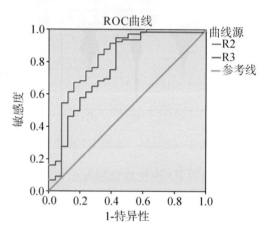
图 4 - 22 - 18　R2、R3 对于骨不愈合诊断的ROC 曲线分析

利用有限元载力分析技术,在临床应用中,采用了两个维度上的比值计算,阐释临床意义,即在相同时间点上通过患侧 Tx 时刻和 T0 时刻的载力对比和不同时间点相同肢体的前后对比,有效地规避了计算过程中的绝对值差对临床意义的影响,解决了仿真数据的临床意义的难题。对下肢骨折术后恢复情况,运用三维有限元骨承载力分析技术,进行了连续性观察,对同一个体不同时间段进行对比,测算骨折端密度变化何时会停止,这种方法给提供了一个清晰和客观的判断指标。同时,该技术也有助于系统全面地判断骨折端的生物力学环境,能够有效直观地绘制出骨愈合过程中骨折端的抗形变能力逐渐增高的过程,能够分析出内固定物是否仍发挥着正常的效用。运用四维有限元骨承载力分析技术,在患者个体化在骨愈合时间轴上,建立力学参数图,最终为骨愈合提供一个判断的客观指标。

有限元分析法建模、网格生成技术及运算方法越来越成熟,但是需要对材料进行赋值,赋值过程中需要将组织简单划分,模型部分失真,且计算繁琐运算时间长,有一定弊端。所以通过进一步研究,根据患者 CT 断层扫描数据下载后利用软件个体化建模分析目标节段骨皮质壁厚,在个体化建模过程中只需将伪影去除,选取相同骨CT 值范围,进行建模,画出三角形网格,便可以进行壁厚分析。无须进行骨材料赋值及优化模型,极大地减少模型失真及分析步骤的复杂性,可以将分析时间大为缩短,具有快速、简单的特点。此外,可以通过对不同时间点 CT 进行分别建模,反应不同时间点骨皮质壁厚在时间轴上的连续变化,显示骨愈合进展是否正在进展。对骨愈合及骨不愈合可以通过临界点进行判断,对于愈合不良的患者可以在时间轴上连续观察进行判断。

有限元壁厚分析法对比有限元静载力分析法,可以看出壁厚分析法能更快速及系统全面地判断骨折端的生物力学环境。对比可见,壁厚分析法是一个判断骨愈合程度的较为实用方法。为了缩短技术时间及骨骼生长差异带来的误差偏移,采用骨痂地形图技术可以快速地进行分析,通过对骨折愈合过程中骨痂密度、骨痂体积、愈合指数的变化,可快速判断骨愈合情况。

应用四维比值分析法,对应解剖部位的 CT 值作为自身对比的 CT 值比率方法,仅受全身骨密度状况的影响,在临床应用中具有非常重要的意义。所以,将目标骨段的骨皮质壁厚中位数变化测定、骨承载力分析、骨痂地图分析,均采用四维连续观察的方法应用于临床时,减少了性别、年龄等客观因素的影响,可以作为骨愈合的判断标准。

知识要点

- 在骨折愈合过程中观察骨痂各期的强度变化,根据目标骨段的体积、密度、生物力学强度等改变,定量判断骨折愈合的程度。
- 利用 GraphPad 计算应力-应变曲线下总面积进行比值分析,进行两条曲线所对应的结构的力学特性无差别,证明模拟预测精度可以达到 90%,所以两条曲线差 10% 认为已陷入计算精度误差范围,差 20% 是有差别,差 30% 是差别显著。也证实了在 20%~30% 的显效区分度上观察临床的骨愈合程度是可行和有效的。
- 壁厚分析法对比分析各阶段相同部位的骨皮质厚度分析,根据不同愈合阶段追踪分析长管骨骨皮质厚度,可以直观地观察了骨愈合过程中骨痂组织的密度及刚度变化情况,虚拟受力趋势。表明当 R2 值达到 0.84 时,可判断为骨折愈合;当 R2 值低于 0.74 时,可以判断为骨不愈合,以此量化评估骨愈合程度,可以给骨不连和骨延迟愈合的诊断提供一个相对客观的诊断依据。
- 应用四维比值分析法,有效消除系统误差,克服了性别、年龄、体重的影响,在临床应用中具有非常重要的意义。

（童梁成）

参考文献

[1] 童梁成,杨智伟,汪剑龄,等.有限元骨承载力分析法与壁厚分析法预测骨愈合程度的比较研究[J].中国骨与关节损伤杂志,2021,36(10):1035-1039.

［2］李颖,童梁成,薛庆,等.利用壁厚分析法定量判断胫骨骨折骨愈合程度［J］.医用生物力学,2021,36(3):365－370.

［3］蒋继亮,汪剑龄,杨俊生,等.四维有限元骨承载力分析技术在判断长管骨愈合程度中的应用［J］.中华老年骨科与康复电子杂志,2020,6(6):312－320.

［4］袁新平,邵艳波,吴超,等.骨折端CT扫描参数个性化微分建模仿真目标骨段的准确性［J］.中国组织工程研究,2021,25(6):912－916.

［5］童梁成,薛庆,杨智伟,等.四维壁厚分析法在判断股骨愈合程度中的应用［J］.中华创伤骨科杂志,2020,22(9):746－752.

［6］李颖,童梁成,薛庆,等.有限元壁厚分析法诊断股骨干骨折术后骨愈合程度的应用价值［J］.中国骨与关节损伤杂志,2020,35(6):569－572.

［7］夏超,童梁成,温垚珂,等.飞行人员L4椎体承载力比较研究［C］/第23届中国康协肢残康复学术年会暨换届会议论文汇编,2017:84.

［8］童梁成,李颖,温垚珂,等.下肢长管骨的三维有限元赋值方法研究［C］/第23届中国康协肢残康复学术年会暨换届会议论文汇编,2017:81－82.

［9］童梁成,杨俊生,夏超,等.数字骨科技术在下肢骨折愈合评估方法的探索［C］/第23届中国康协肢残康复学术年会暨换届会议论文汇编.,2017:82.

［10］施斌斌,童梁成,缪冬梅,等.有限元分析法在脊柱病变飞行员航空医学鉴定中的应用［J］.中华航空航天医学杂志,2017,28(2):124－124.

［11］庞智晖,魏秋实,周广全,等.个体股骨头坏死三维有限元模型的建立与应用［J］.生物医学工程学杂志,2012,29(2):251－255.

［12］樊黎霞,丁光兴,费王华,等.基于CT图像的长管骨有限元材料属性研究及实验验证［J］.医用生物力学,2012,27(1):102－108.

［13］李颖,费王华,樊黎霞,等.新鲜长管状骨的三维有限元分析［J］.中国骨与关节损伤杂志,2010,25(11):991－993.

［14］FREEMAN T A,PATEL P,PARVIZI J,et al. Micro-CT analysis with multiple thresholds allows detection of bone formation and resorption during ultrasound-treated fracture healing［J］. Journal Orthopaedic Research,2009,27(5): 673－679.

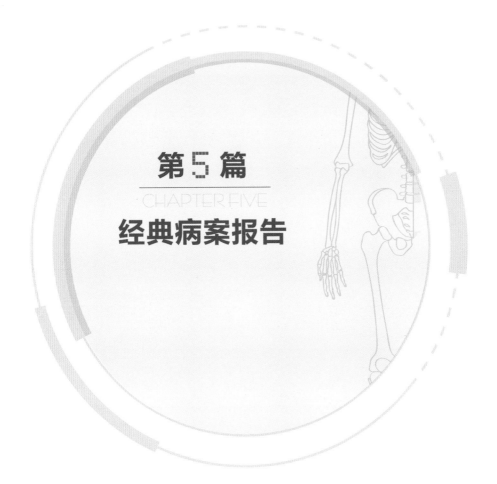

第 5 篇

CHAPTER FIVE

经典病案报告

病案 1 冠状面骨不连临床观察案例

冠状面骨不连

由于现代高能损伤造成的骨折类型较多,骨折线较为复杂,有部分患者在横断面骨愈合状况较好,但是在冠状面存在较长、较大的裂隙,其间无有效的骨痂生长。X线上很难观察到此骨不连改变,在CT扫描中有时也无法发现,临床上常常判断为骨愈合,取出内固定后易发生再次骨折,造成医疗纠纷或不良事件。

本病例为冠状面骨不连诊断与治疗过程,该患者随访5年,第一次手术后2年左右,反复复查X线片不能确定骨愈合,连续3次复查CT数据三维重建载力分析后发现"骨载力"无增长。通过载力分析判断骨愈合不良,经三维CT的仔细判读和三维打印的证实在冠状面上存在一条螺旋形横贯全骨的长裂隙,确诊为冠状面骨不连,植骨手术中证实冠状面骨不连的结果。植骨手术后复查骨承载力持续增高,植骨术后2年对测健康肢体承载力水平,取出内固定。取出内固定后跟踪随访半年,未发现有再骨折。本案例显示通过有限元载力分析可以警示冠状面骨不连的发生。

案例报告

徐某某,男,38岁,因高空坠落伤致右大腿肿痛畸形、活动受限4天入院。诊断为右股骨干粉碎性骨折(AO分型:32-C1),行切开复位内固定术(图5-1-1)。

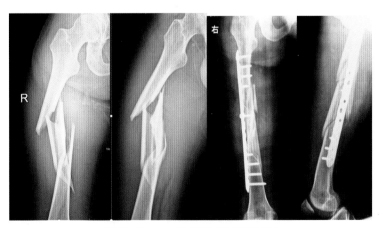

图5-1-1 X线片(入院当天)

术后26个月,复查X线片及CT,做载力分析,B2值为30%(图5-1-2,图5-1-3)。

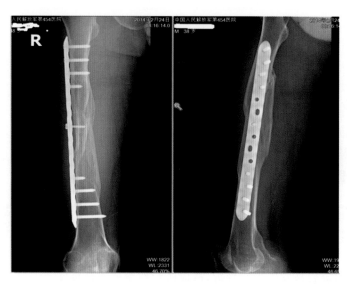

图 5-1-2　X线片(术后26个月)

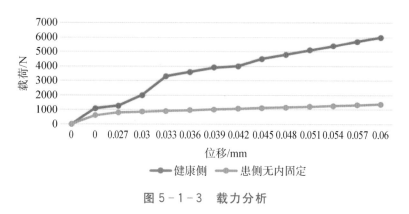

图 5-1-3　载力分析

　　术后31个月,复查CT并进行有限元载力分析,B2值约为30%(图5-1-4至图5-1-6)。

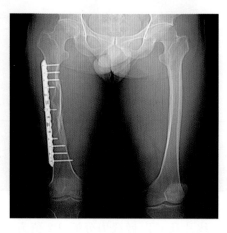

图 5-1-4　X线片(术后31个月)

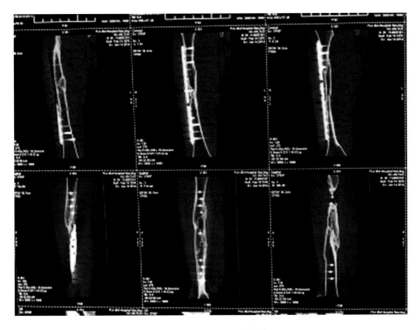

图 5-1-5　CT 影像

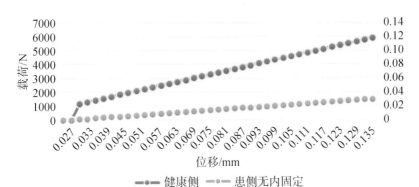

图 5-1-6　有限元载力分析

　　有限元载力分析,B2 值为 30%,提示取出后有较大再次骨折风险,间隔半年的B2 无明显增长,判断为骨不连,而不是骨延迟愈合。通过仔细 CT 判读,发现骨折处局部有缺损,但是在 CT 片上由于内固定遮挡,很容易被误判为骨愈合,进行三维打印,证实冠状面上存在大裂隙,存在冠状面骨不连,建议择期行植骨手术(图 5-1-7,图 5-1-8)。

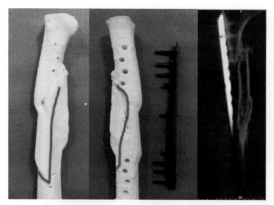

图 5-1-7　三维打印

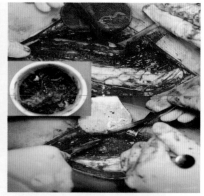

图 5-1-8　植骨手术证实三维
打印结果

植骨术后 1 年,复查 X 线片及 CT。CT 可见植骨处有骨痂形成,骨折线模糊,B2 值约 80%,且模拟取钢板后,骨承载力无明显下降(图 5-1-9 至图 5-1-11)。

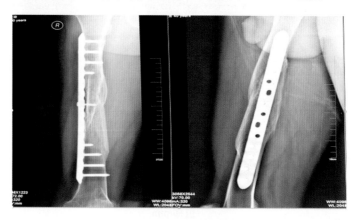

图 5-1-9　X 线片(植骨术后 1 年)

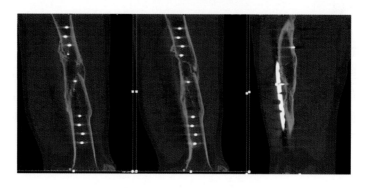

图 5-1-10　CT(植骨术后 1 年)

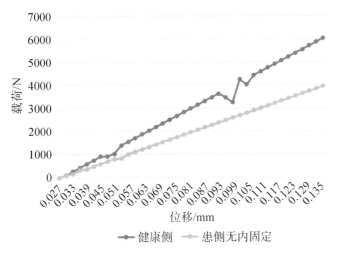

图 5-1-11 有限元分析(植骨术后 1 年)

植骨术后 2 年取出钢板,术后复查 X 片及 CT,B2 值约为 90％。该病例总共观察 60 个月,再次进行有限元骨承载力分析,B2 值约为 90％。患者共进行了 4 次力学分析,最终患者植骨后骨愈合。运用四维有限元骨承载力分析技术,在患者个体化骨愈合时间轴上,建立力学参数图,观察骨愈合过程(图 5-1-12,图 5-1-13)。

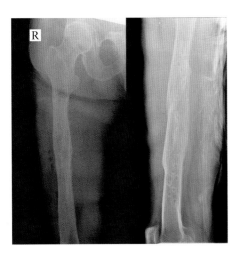

图 5-1-12 X 线片(植骨术后 2 年)

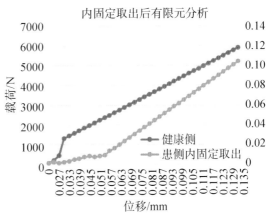

图 5-1-13 内固定取出后有限元分析

经验总结

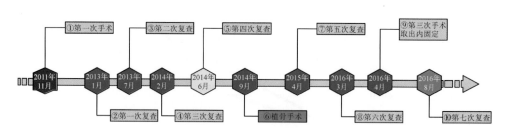

图 5-1-14　病程回顾

　　从图 5-1-14 可以看出,患者 CT 值记录了骨愈合过程的密度的微小变化,但是这个变化,很难被肉眼区分开,载力分析能够以力的数值的形式呈现这个变化。本病例术后 24 个月复查 X 线片及 CT,临床诊断不能确定骨愈合,分别在术后 26 个月、31个月,2 次复查 CT 数据三维重建载力分析后发现"骨载力"严重不足。通过三维 CT的仔细判读和三维打印的证实,发现在冠状面上存在一条螺旋形横贯全骨的长裂隙,确诊骨不连,术后 33 个月时行自体髂骨植骨术。第一次术后 51 个月复查骨承载力持续增高,达对测健康肢体承载力水平。患者第一次术后 52 个月行内固定取出术,取内固定后跟踪随访半年时间,未发现有再骨折。本例病例共随访观察 60 个月,通过连续载力分析持续观察成功地避免了取内固定后再骨折。

(杨智伟)

病案 2　骨肿瘤大段缺损的愈合过程案例

大段骨缺损病例的骨愈合特点

骨病病例中常合并有大段骨缺损,存在不同程度的骨延迟愈合现象,如何确认骨缺损区域的骨愈合进程是否还在进行中、骨生长有无停滞、是否需要手术干预及干预时机等均是临床医师面临的难题。骨愈合四维比值分析法为解决上述难题提供了有力的工具。

本病例为一例左侧股骨下段骨样骨瘤切除加植骨术后的患者。经过 3 年的密切观察,连续 9 次 CT 复查并进行骨愈合壁厚及骨痂地形图分析,提示骨愈合进程一直在进行中,辅助合适的应力训练,最终确定为骨愈合。

案例报告

赵某某,男,20 岁,因左股骨中下段骨样骨瘤复发于 2013 年 12 月入院。再次进行肿瘤根治术,给予扩大刮除、植骨术,术后给予钢板内固定。于 2016 年 6 月取出内固定。术后观察 1 年无并发症。

图 5-2-1 至图 5-2-3 为同时期的 X 线片、CT 影像及壁厚分析。

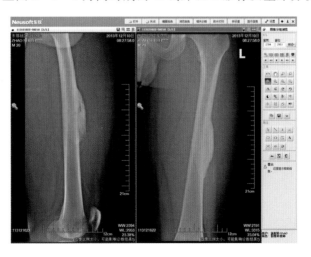

图 5-2-1　X 线片(术前)

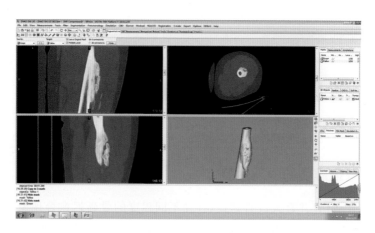

图 5-2-2　骨段通过 CT 数据进行建模

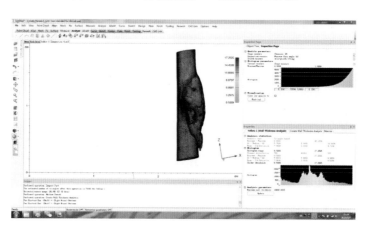

图 5-2-3　壁厚分析(TO＝7.67)

入院后行肿瘤根治术:扩大刮除、植骨术及钢板内固定(图 5-2-4,图 5-2-5)。

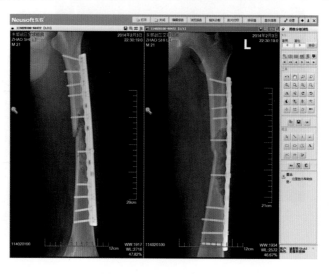

四维骨愈合

图 5-2-4　X 线片(术后)

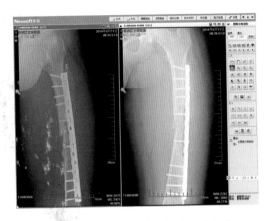

图 5-2-5　X 线片(术后 6 个月)

2014 年 9 月随访,T0 值为 7.67,T1 值为 3.48,TM1 值为 2.07,R2 值为 2.07。对其骨段 CT 数据进行连续及壁厚分析(图 5-2-6 至图 5-2-8)。

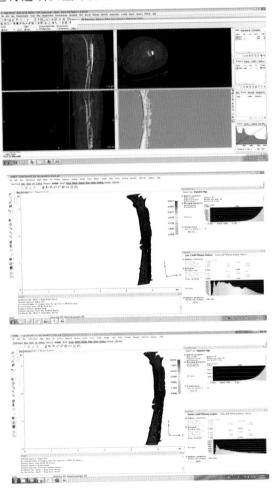

图 5-2-6　壁厚分析

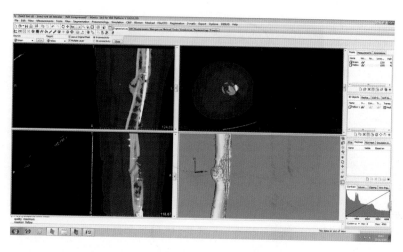

图 5-2-7　骨段通过 CT 数据进行建模

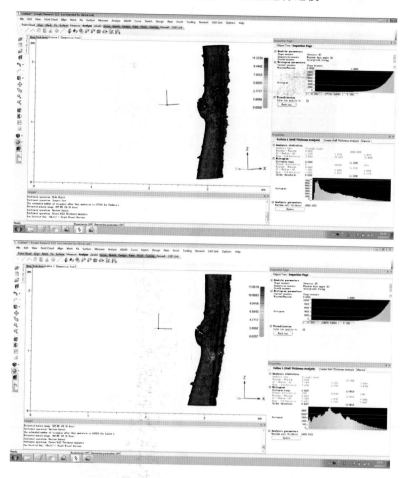

图 5-2-8　壁厚分析

2014 年 11 月随访，T0 值为 7.67，T2 值为 4.82，TM2 值为 2.72，R2 值为 0.35。
2016 年 6 月随访，T0 值 5.18，T5 值 4.54，TM5 值 3.48，R2 值 0.67，骨痂愈合指数

1.56（图5-2-9）。

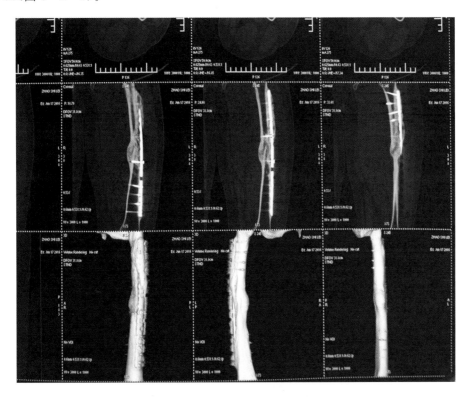

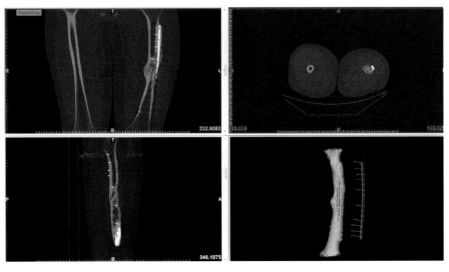

图5-2-9　CT影像（2016年6月）

　　2017年4月随访，T0值为5.00，T8值为3.00，R2值为0.6（图5-2-10）。患者骨功能及伤口如图5-2-11。

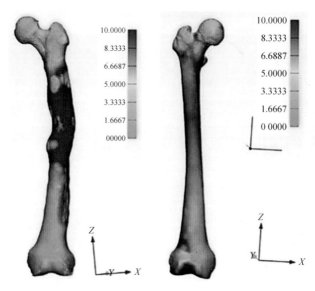

图 5-2-10 壁厚分析(2017 年 4 月)

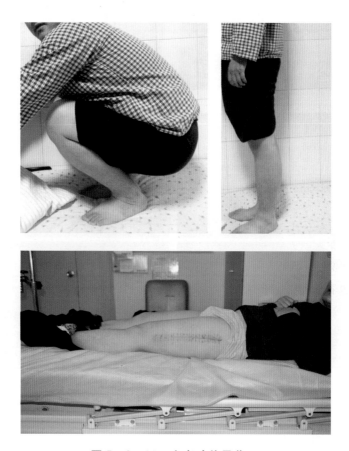

图 5-2-11 患者功能及伤口

利用建模软件可以直接读取 DICOM 3.0 格式的 CT 断层图片。经过对图像定位、去除伪影、建模、生成三维几何模型、网格划分、有限元壁厚分析。

骨愈合中各期复查原始 R2 值（中位壁厚分值）绘制四维骨愈合曲线（表 5-2-1，图 5-2-12）。

表 5-2-1　骨愈合中各期复查原始 R2 值

随访时间	2014.9	2014.11	2015.5	2016.3	2016.6	2016.7（取出）	2016.11（取出后）	2017.4（取出后）
T0	7.67	7.67	7.67	5.18	5.18	5.18	5.34	5.00
Tx	3.48	4.82	3.66	4.05	4.54	3.56	3.85	3.00
TMX	2.07	2.72	2.96	3.18	3.48	3.56	3.85	3.00
R2 值	0.27	0.35	0.39	0.61	0.67	0.69	0.72	0.6
骨痂愈合指数			110.81	141.80	156.32			

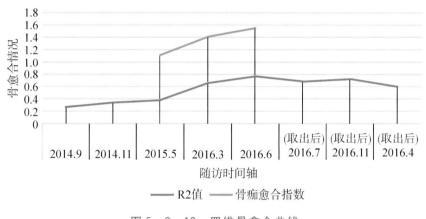

图 5-2-12　四维骨愈合曲线

从图 5-2-12 中可以看到 R2（TMX/T0）值持续增长，反映了模拟取出内固定后骨段的骨痂生长过程，内固定取出后实测该值也持续增长，符合前一时间段的趋势，证明模拟取出算法合理。

本案例患者内固定取出术后 1 年复查 CT 提示：内固定在位，骨折处可见肥大性骨痂形成，部分骨愈合不良。单纯依照 X 线片和 CT 的诊断中具备了骨不连诊断的要件，符合再次外科干预的条件，但是四维壁厚分析 R2 值和骨痂地形图中骨痂愈合指数结果提示骨痂生长进行中，未予以手术干预，最终达到骨愈合状态。

经验总结

本案例通过壁厚及骨痂地图法，确认了骨愈合在持续进行中，通过应力训练等康复手段，最终获得骨愈合。通过壁厚比值分析提示，选取患者各时期复查的 CT 资料，进行同一时期两侧股骨数据为研究对象，依据骨皮质刚度与密度之间的关系进行线性回归分析，刚度随着密度的增加而增加，呈正态分布。从骨愈合处不同时期壁厚比值变化结果可以看出,目标骨段的壁厚和刚度呈不断增长的状态,推测该患者的骨愈合过程并没有停止,所以通过单纯应力康复治疗取得最后的骨愈合。

（杨智伟）

病案 3　内固定有效性的判断案例

内植物稳定性判断

在骨折内固定术后，早期以内固定承载负荷，骨折愈合后期主要以骨承担负荷，何时内固定不再承担负荷是临床上常见的难题。特别是在骨不连病例需要二次植骨手术时，术者是否要更换内固定是一个尖锐且不可回避的问题。如果所有手术都更换内固定，客观上扩大了手术范围，同时增加了费用；如果不更换，则有内固定疲劳断裂、再次骨折等风险。骨愈合四维比值分析法中 B3 与 R3 可以协助判断内固定有效性，解决上述问题。以下两个病案为如何准确判断骨不连内固定更换时机及是否更换提供思路。

案例报告

内固定有效，仅行单纯植骨治疗

李某，男，64 岁，因撞伤致右小腿肿痛畸形活动受限 2 小时入院。诊断为右胫腓骨上段粉碎性骨折（AO：41 - C2）（图 5 - 3 - 1）。

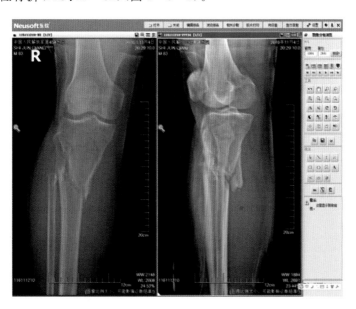

图 5 - 3 - 1　X 线片(入院时)

CT 提示内固定在位,原骨折处愈合不良,骨硬化明显。通过有限元壁厚分析结果可以看出,R1 大于 0.9,R2 小于 0.74,R3 小于 0.9,可直接判定骨不连,建议植骨手术干预治疗。并且影像学检查见骨缺损及骨不连,内固定稳定,可以建议重新植骨手术,不更换内固定(图 5-3-2 至图 5-3-4)。

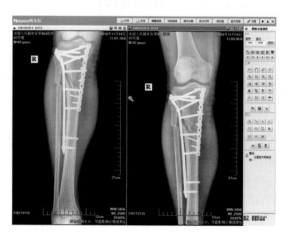

图 5-3-2　术后 X 线片

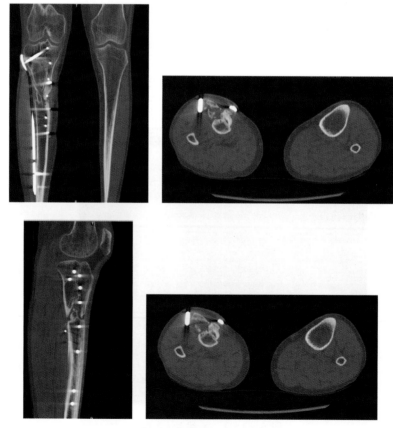

图 5-3-3　术后 CT 图

四维骨愈合

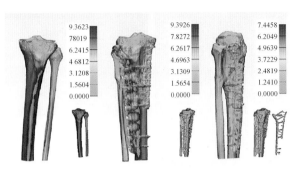

| 基础位相图 | 目标位相图 | 模拟位相图 |

图 5-3-4 有限元壁厚分析

内固定失效,需行植骨加更换内固定

王某,女,45岁,因车祸伤致全身多部位疼痛伴活动受限20周入院。诊断为左胫骨平台陈旧性骨折(AO:41-C3)(图5-3-5),进行左胫骨平台切开复位内固定加取髂骨植骨术。

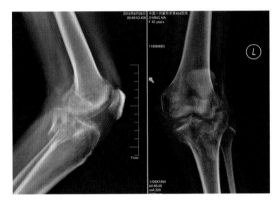

图 5-3-5 术前 X 线片

术后5个月复查CT提示:内固定在位,周围见骨溶解区,左膝关节平台塌陷,膝关节稳定性丢失(图5-3-6,图5-3-7)。

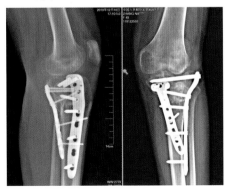

图 5-3-6 术后5个月 X 线片

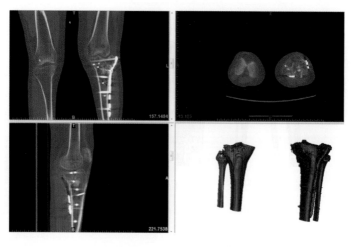

图 5 - 3 - 7　CT 影像

通过有限元壁厚分析结果可以看出，R3 在 0.9 以上，且 R1 或 R2 均小于 0.74，可判定为内固定失效，并且影像学检查见骨缺损及骨不连，内固定不稳定，二次手术进行关节置换术（图 5 - 3 - 8）。

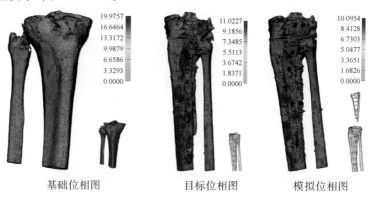

基础位相图　　　　　　　目标位相图　　　　　　模拟位相图

图 5 - 3 - 8　有限元壁厚分析

经验总结

R1 值反映含内固定患侧与健侧壁厚中位数的比值，反应患侧含内固定与健侧的壁厚差异，辅助判断骨愈合情况。

R2 值反映模拟下取出内固定，无内固定患侧与健侧壁厚中位数的比值，反映患侧无内固定与健侧的壁厚差异。当 R2 值低于 0.74 时可以判断为骨不愈合。

R3 值反映患侧有内固定和无内固定情况下的壁厚差异，可以判断内固定是否有效。在判断骨不连的病例中，如果 R3 小于 0.9，且 R1 及 R2 小于 0.74，可判定为内固定有，可植骨或观察。如果 R3 大于 0.9，且 R1 及 R2 小于 0.74，可判定为内固定失效，二次手术中需更换内固定。

四维骨愈合

（杨智伟）

病案 4 内置物折断风险的预测案例

内固定装置疲劳断裂

随着医疗技术的发展,许多骨折患者经过手术和内固定治疗得到了很好的救治,但随之而来的术后内固定物(钢板、螺钉或髓内钉等)断裂情况频频出现,往往需取出断裂的内固定装置再次手术,而再次手术时间长、失血多,临床治疗效果差。如何预测内固定应力集中或断裂风险,是临床急需解决的问题。骨愈合四维比值分析法中的骨承载力分析技术为解决上述难题提供了有力的工具。

本案例模型建立根据一位患者的 CT 扫描数据进行。该患者在内固定后的愈合过程中进行内固定应力集中风险分析,考虑存在内固定断裂风险,并告知患者,但患者由于康复训练中不当受力,导致钢板发生断裂。

案例报告

王某,男,55 岁,外伤致左侧肢体疼痛伴活动受限 6 小时入院。诊断为全身多发伤(ISS 评分 11 分)。①四肢多发骨折(AIS 评分 3 分):左股骨中段骨折(32.A3)、左外踝骨折(33.B2)、左桡骨远端骨折(2.C3)、左腕钩骨骨折、右腓骨头骨折、右股骨内侧髁撕脱性骨折;②双肺挫伤;③多次软组织挫伤(图 5-4-1,图 5-4-2)。

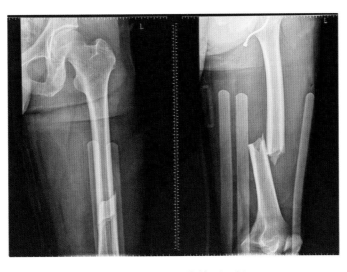

图 5-4-1　X 线片(入院)

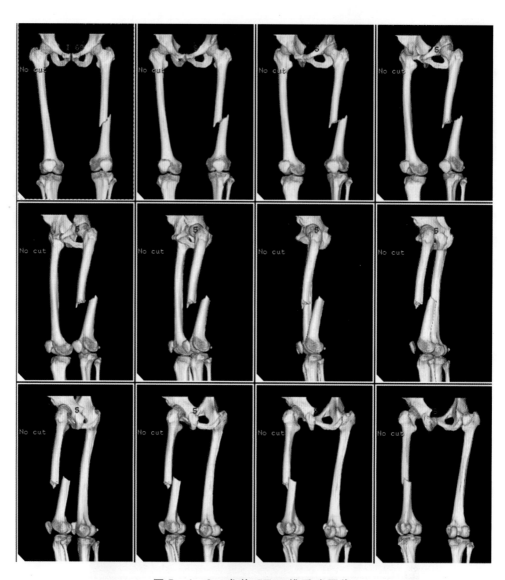

图 5 - 4 - 2　术前 CT 三维重建图像

2022 年 5 月,在全身麻醉下行左股骨中段骨折切开复位内固定术(图 5 - 4 - 3)。

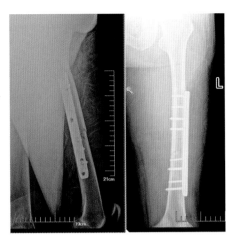

图 5-4-3　X 线片(2022 年 5 月)

2022 年 7 月,指导患者行功能康复训练。2022 年 7 月 5 日患者诉左下肢活动后出现疼痛不适(图 5-4-4)。

2022 年 8 月 1 日及 2022 年 8 月 10 日摄片(图 5-4-5)提示钢板轻度变形,建议患者停止下地活动训练,卧床休息。有限元载力分析(图 5-4-6,图 5-4-7)后发现内固定有应力集中表现,最大承载力为 123.16kg。考虑患者体重为 80kg,此时进行负重行走有极高的内置物折断风险。风险应力点在第 5~6 孔,有内固定屈服断裂风险,告知患者卧床避免剧烈运动。

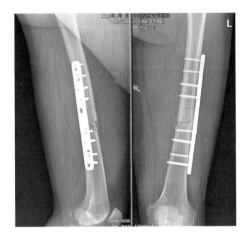

图 5-4-4　X 线片(2022 年 7 月)

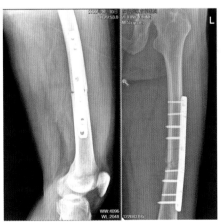

图 5-4-5　X 线片(2022 年 8 月)

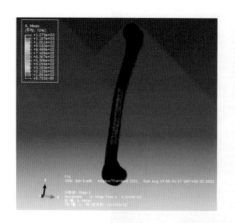
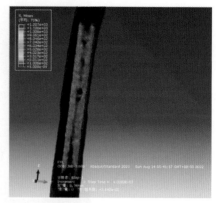

图 5-4-6 术后患肢有限元载力分析　　图 5-4-7 红色区域为应力集中区

2022 年 8 月 12 日患者在无拄拐辅助下下地行走,起身时突感左股骨疼痛,摄片示:左股骨内固定断裂(图 5-4-8)。

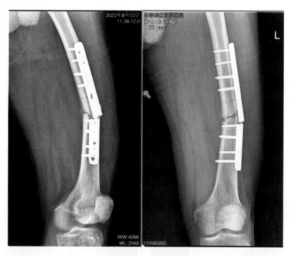

图 5-4-8 内固定断裂后复查 X 线片

有限元分析回顾

将网格模型导入 Abaqus 中,复制到同一模型文件下,模型按原坐标系自动装配(图 5-4-9)。本案例设置两个分析步,且为了便于模拟损伤,使用动力显示求解器。设置第一分析步为位移,以使模型实现稳定接触,设置第二分析步实现工况模拟。

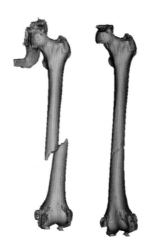

图 5 - 4 - 9　骨折复位后进行建模分析

关于相互接触的设置,采用通用接触。为了便于后续载荷和应力场输出的设置,在股骨断裂处、股骨头和股骨膝端分别设置参考点并与股骨各区域进行耦合(图 5 - 4 - 10)。股骨断裂处参考点与股骨下段靠近断裂处的表面耦合,股骨头参考点与股骨头的部分表面耦合,膝端的参考点则与股骨下端表面耦合。

在场输出设置中,添加场输出和历程变量输出,设置输出中间参考点的作用力与反作用力。

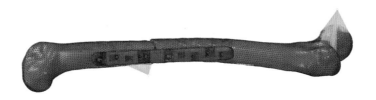

图 5 - 4 - 10　模型相互作用设置示意图

在第一分析步中,对膝端参考点设置固定,对股骨头端参考点设置位移载荷,使模型轴向压缩 0.1mm 以形成稳定接触。第二分析步设置模型的受力。据患者描述,钢板断裂发生在蹲起的过程中,断裂位置为靠近股骨断裂处。因此取蹲起时股骨与地面平行的时刻,对股骨受力过程进行分析,认为在钢板断裂的瞬间,受力近似为三点弯折。为了模拟这个瞬间,设置股骨膝端表面完全固定。股骨断裂处位于肌肉包裹中,断裂瞬间受到肌肉收缩的压迫力,此力大小与方向复杂难以分析,简单地将股骨下段靠近断裂处进行固定。对于股骨头端,认为在人蹲起时,受肌肉牵拉作用,股骨头端受到轴向压缩力,此外还受到躯干对股骨头端的施加的切向力。所以对模型的载荷设置具体如图 5 - 4 - 11,对中间和膝端的参考点施加固定边界条件,对股骨头端的参考点设置轴向压力 500N,切向力 900N。

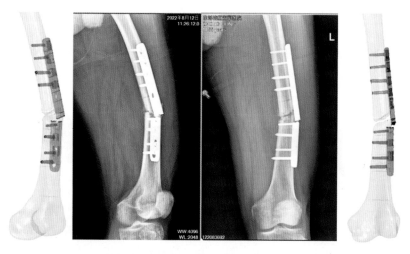

图 5 - 4 - 11　载荷设置

图 5 - 4 - 12 为仿真与 CT 影像的对比图,从图中可见钢板断裂后,钢板和股骨的位置、角度与 CT 影像相似度较高,可见对股骨蹲起时的受力分析是合理的。图 5 - 4 - 13 为第一分析步时,位移压缩过程的应力云图。此过程主要目的是使模型产生稳定的接触,但可以看到,在压缩到 0.04s 时,钢板第五钉所在地孔开始产生明显的应力,随着载荷的继续增加,此处的应力快速上升,表现出明显的应力集中。压缩 0.08s 后,钢板第五钉孔上的圆孔也出现了应力集中现象,到 0.1s 位移加载结束,钢板第五钉孔和圆孔为应力集中区域,第五钉孔的应力要稍高于中间圆孔。从该过程可以推断,当股骨承受轴向的压缩载荷时,第五钉孔和圆孔由于应力集中,易发生金属疲劳现象,且第五钉孔金属疲劳的速度会更快。

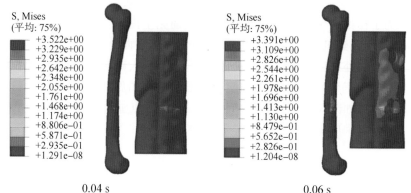

图 5 - 4 - 12　仿真与 CT 影像对比

S, Mises (平均:75%)	
+3.522e+00	
+3.229e+00	
+2.935e+00	
+2.642e+00	
+2.348e+00	
+2.055e+00	
+1.761e+00	
+1.468e+00	
+1.174e+00	
+8.806e-01	
+5.871e-01	
+2.935e-01	
+1.291e-08	

S, Mises (平均:75%)	
+3.391e+00	
+3.109e+00	
+2.826e+00	
+2.544e+00	
+2.261e+00	
+1.978e+00	
+1.696e+00	
+1.413e+00	
+1.130e+00	
+8.479e-01	
+5.652e-01	
+2.826e-01	
+1.204e-08	

0.04 s　　　　　　0.06 s

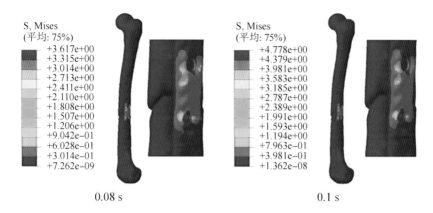

0.08 s   0.1 s

图 5 - 4 - 13   压缩过程云图

图 5 - 4 - 14 为第二分析步弯折过程的应力云图。从图 5 - 4 - 14(b) 中可以看到,与压缩工况下不同,弯折时,高应力区域最先出现在钢板中间无钉的孔周围。随着钢板变形增加,高应力区域向第五钉方向扩散,如图 5 - 4 - 14(c),此时应力最高的区域在钢板无钉的孔和第五钉孔上下方区域,当第五钉孔处应力达到约 800MPa 时,钢板开始断裂。

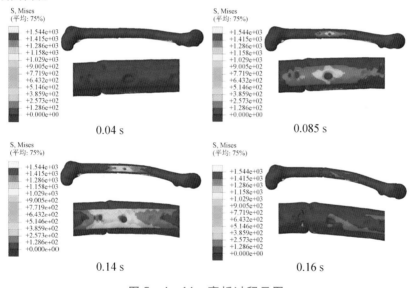

0.04 s   0.085 s

0.14 s   0.16 s

图 5 - 4 - 14   弯折过程云图

图 5 - 4 - 15 为下段股骨靠近断裂处耦合区域所受的合力和钢板最大应力点处的应力曲线。从中可以看到,当股骨开始弯折后,合力与钢板应力开始迅速上升;当 0.14s 时,钢板开始发生断裂,此时该区域合力达到 1280N,且合力上升速度有所下降。此时,钢板未完全断裂,合力还在上升。到 0.16s 时,合力最大值达到了 3200N,随后钢板完全断裂,耦合区域合力开始下降。事实上,股骨所受的力不可能达到这个值,所以推测钢板因疲劳导致的强度下降十分严重。结合上述压缩工况的模拟,可以推断,患者在日常行动中使钢板受到反复的压缩载荷,出现了非常严重的金属疲劳,最终导致断裂。

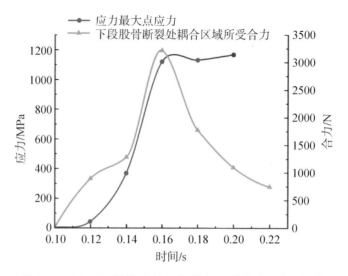

图 5 - 4 - 15　下段股骨断裂处耦合区域合力-时间曲线

治疗方案选择

由于患者内固定断裂为非计划二次手术，后期治疗方案需更加慎重，通过有限元载力分析（图 5 - 4 - 16 至图 5 - 4 - 18，表 5 - 4 - 1）拟定后期方案：第一方案为取出断裂内固定后，植骨后更换更长钢板；第二方案为取出断裂内固定后，更换原长度内固定，在骨折前内方增加辅助钢板；第三方案为取出断裂内固定后，更换髓内钉。

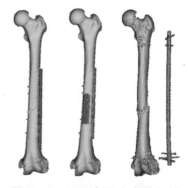

图 5 - 4 - 16　内固定术前规划

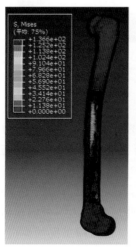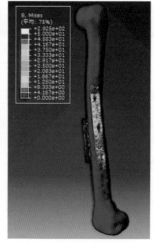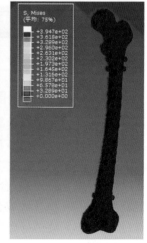

图 5 - 4 - 17　三种内固定方式有限元分析

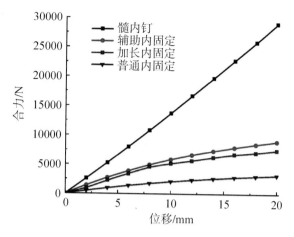

图 5 - 4 - 18　三种内固定方式有限元分析结果

表 5 - 4 - 1　不同内固定方式的力学分析

项目	髓内钉	辅助内固定	加长内固定	普内固定（原）
曲线下面积（mm²）	279733	106846	91291	38145
力（N）	28991.1	8942.29	7436.29	3183.675

上述分析数据表明：第一方案股骨整体结构较原内固定强度提高 23.5%，应力集中点上移；第二方案股骨整体结构较原内固定强度提高 28%，应力集中点未改变，但内侧钢板协助分担载荷；第三方案股骨整体结构较原内固定强度提高 82%，应力集中点分散（图 5 - 4 - 19），故采用第三方案。

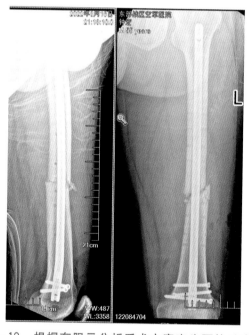

图 5 - 4 - 19　根据有限元分析手术方案定为更换髓内钉固定

经验总结

本病例存在特殊性，多发伤合并有双上肢骨折。在后期康复过程中因无法通过双上肢负重分散下肢的载力，间接导致了下肢的过度负重及钢板断裂。

骨承载力分析技术可以实时、定量分析骨折内固定载力负荷，显示应力集中部位及最大屈服强度，基于上述结果，患者临床表现及训练特点，可以明确预测内植物断裂风险、康复训练恰当的负重时机，在更换内固定的二次手术前分析各种固定方案的固定效率，指导骨折内固定选择。

（杨智伟）

病案5 壁厚分析下肢骨折骨愈合案例

壁厚分析法评估骨折愈合

骨折内固定后大量患者需要了解愈合程度,有些急于取出内固定装置,比如位于软组织较少部位的内固定、面临工伤或者交通事伤残鉴定的患者,需快速判断骨愈合程度。四维壁厚比值分析法直接采用 CT 数据进行比值分析,对比患肢和患肢未受伤前相同部位的骨皮质厚度变化,根据不同愈合阶段追踪分析长管骨骨皮质厚度,虚拟受力趋势,及时为"骨不连"和"骨延迟愈合"的诊断提供一个客观诊断依据。采用有限元壁厚分析法,可以实现骨愈合程度的快速计算。

案例报告

熊某某,男,25 岁,右股骨干中段骨折(AO:32 - B2),外院行股骨干髓内钉固定术。术后 6 个月、9 个月、15 个月于我院行 X 线及 CT 影像学检查(图 5 - 1 - 1 至图 5 - 1 - 3),四维壁厚比值分析法提示 R2、R4 增长,诊断骨愈合不良。术后第 2 年于我院行近端锁定取出行动力化处理,术后复查 R2、R4 呈快速增长(图 5 - 1 - 4,图 5 - 1 - 5)。动力化 1 年后诊断为骨折愈合,取出全部内固定。内固定取出术后观察 1 年无并发症。

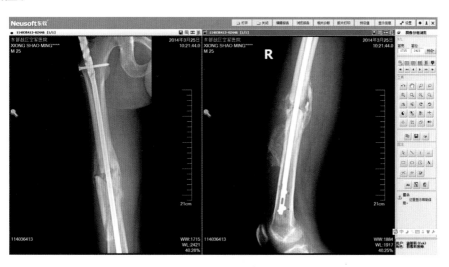

图 5 - 5 - 1　X 线片(术后 6 个月)

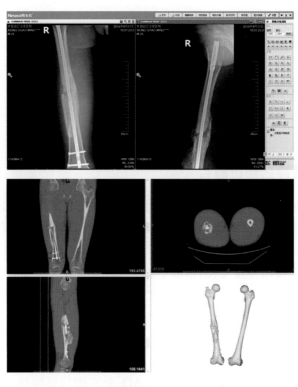

图 5-5-2 X线片及CT(术后9个月)

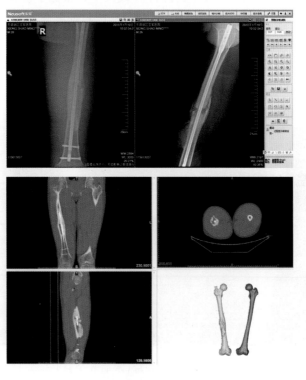

图 5-5-3 X线片及CT(术后 15 个月)

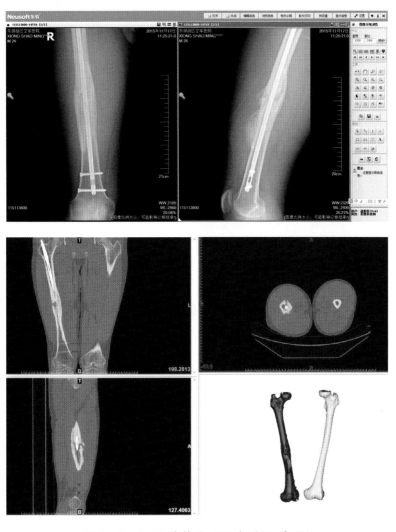

图 5-5-4　X 线片及 CT(术后 23 个月)

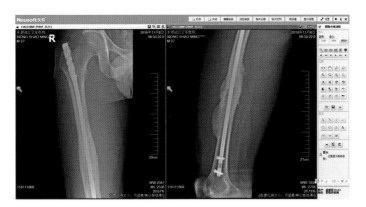

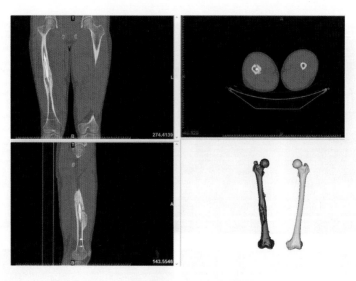

图 5-5-5　X 线片及 CT 影像(术后 35 个月)

对术后各个复查时间的 CT 进行分析得出不同时间的 R2,随着愈合进程的进展,R2 逐步增大(表 5-5-1,图 5-5-6)。

表 5-5-1　不同时间点复查时 R2、R4、R5 数据

术后时间	术后 6 个月	术后 9 个月	术后 15 个月	术后 23 个月	术后 35 个月
R2	0.57	0.66	0.75	0.86	0.91
R4	0.55	0.59	0.74	0.81	0.85
R5	0.96	0.89	0.98	0.94	0.93

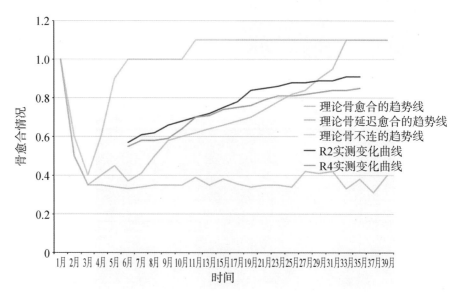

图 5-5-6　不同时间点复查时 R2、R4 变化示意图

经验总结

对骨愈合及骨不愈合可以通过临界点进行判断,对于愈合不良的患者可以在时间轴上连续观察进行判断。本案例对下肢骨折术后恢复情况,运用壁厚分析技术,进行连续性观察,对骨愈合不良不同时间段进行对比,分析 R2 变化,经过 35 个月的随访诊断为骨愈合不良而不是骨不连,故只进行动力化处理加速骨愈合,未进行植骨手术。

本案例提示对骨不连及骨愈合不良进行鉴别诊断十分重要,如果误诊为骨不连,则需要进行局部手术干预,增加了患者的治疗费用及痛苦。四维壁厚比值法为医师提供了一个清晰和客观的判断指标,给患者提供正确的诊断及合适的治疗。

（杨智伟）

病案 6 两种方法联合判断骨愈合案例

两种判断骨愈合方法的比较

骨愈合四维比值分析法提供了两种连续量化分析骨愈合程度的工具,其中骨承载力分析法侧重于骨的力学评估;壁厚分析法直接采用 CT 数据分析,速度更快。两种方法均可以对骨愈合程度进行定量分析。两种方法的诊断效果是否一致是值得关注的一个问题,本案例采用以上两种方法进行分析。

案例报告

朱某某,女,65 岁,车祸伤致右胫骨上段粉碎性骨折(AO41 - C2 型)。进行手术后 6 个月复查,X 线片及三维 CT 重建(图 5 - 6 - 1)。

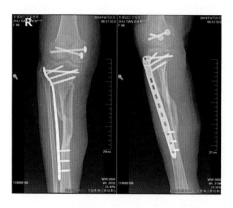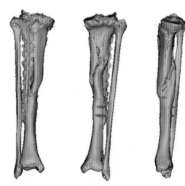

图 5 - 6 - 1 术后 6 个月复查 X 线片及三维重建结果

将 CT 数据进行壁厚分析法及有限元载力分析法进行对比,壁厚分析法计算 R1 为 1.022,R2 为 0.569,R3 为 0.850。当 R1 大于 0.9,R2 小于 0.74,R3 在 0.9 以下时,考虑诊断为"骨愈合不良"。R3 认为内固定稳定有效,结合影像学资料可见骨折处畸形愈合,建议不予外科干预继续观察等待(图 5 - 6 - 2)。

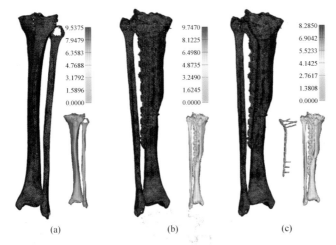

图 5 - 6 - 2 　该病人壁厚分析结果

(a)基础位相图;(b)目标位相图;(c)模拟位相图。

将 CT 数值导入软件计算后得到载力云图及载力分析三线图(图 5 - 6 - 3,图 5 - 6 - 4)。

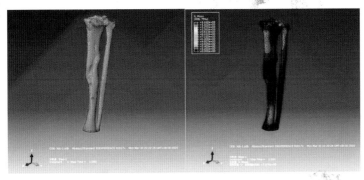

图 5 - 6 - 3 　载力云图

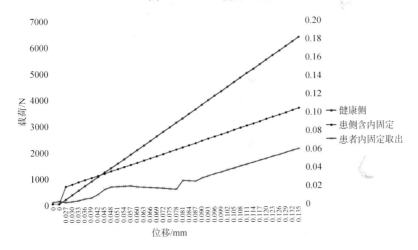

图 5 - 6 - 4 　载力分析三线图

图例:健康侧;患侧含内固定;患者内固定取出

载荷/N;位移/mm

两种方法联合判断骨愈合案例

病案 6

363

通过有限元载力分析,B1 为 0.66,B2 为 30,考虑诊断为"骨愈合不良",力学分析认为内固定稳定有效,建议不予外科干预继续观察等待表 5-6-1。

表 5-6-1　曲线下面积分析

项目	健侧曲线	有内固定曲线	模拟取出后曲线
总面积(mm²)	335.8	222.4	100.2
面积百分比(%)	100.0	100.0	100.0

注:利用 GraphPad 准确计算曲线下总面积进行比值分析:B1=0.66,B2=30。

术后 18 个月复诊,患者影像资料以及分析结果如图 5-6-5。

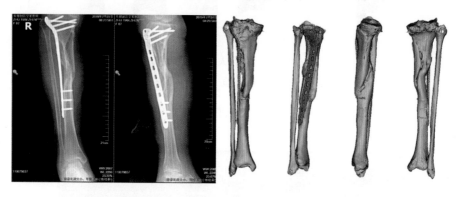

图 5-6-5　术后 18 个月复查 X 线片及三维重建结果

通过壁厚比值分析,R1 为 0.953,R2 为 0.840,R3 为 0.945。当 R2 大于 0.84,R1 和 R3 在 0.9 以上(图 5-6-6)时,考虑诊断为"骨愈合",内固定稳定有效,结合影像学资料可见骨折处畸形愈合,内固定可以取出。

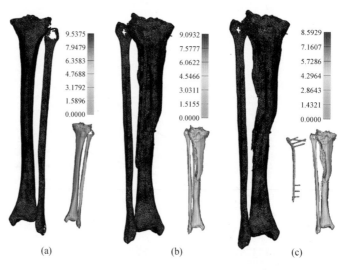

(a)　　　　　　　　(b)　　　　　　　　(c)

图 5-6-6　术后 18 个月壁厚分析结果

(a)基础位相图;(b)目标位相图;(c)模拟位相图。

通过两条曲线下面积分析,B1 为 0.87,B2 为 0.84(图 5-6-7,表 5-6-2),认为内固定有效,骨折处畸形愈合,力线可,患者行走无明显不适,诊断为"骨愈合"内固定可以取出。

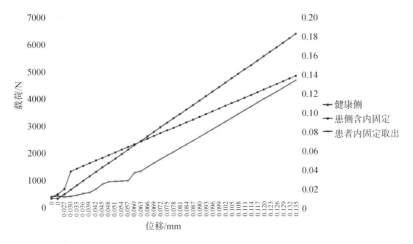

图 5-6-7　术后 18 个月载力分析三线图

表 5-6-2　曲线下面积分析

项目	健侧曲线	有内固定曲线	模拟取出后曲线
总面积(mm²)	335.8	291.9	280.4
面积百分比(%)	100.0	100.0	100.0

注:利用 GraphPad 准确计算曲线下总面积进行比值分析:B1＝0.87,B2＝0.84。

内固定取出术后半年 X 光片情况如图 5-6-8,患者功能活动正常,无二次骨折,无疼痛等其他主观不适。

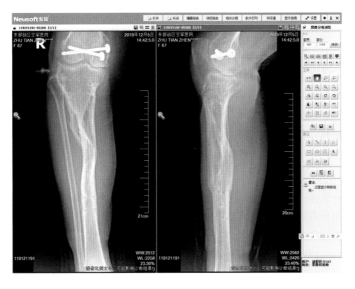

图 5-6-8　内固定取出术后半年复查结果

经验总结

相同模型患者分别用有限元骨承载力分析法与壁厚分析法进行分析，得到结论相符合。为骨愈合恢复过程中，可以连续性观察，对骨愈合、骨不连及骨延迟愈合的鉴别诊断标准提供一个清晰和客观的判断指标。

应用有限元法分析对骨的应力分布虽取得很好的结果，但是其建模优化、网格划分、材料赋值、内固定接触、边界条件设定等问题，会造成分析步骤繁琐、模型失真、计算结果有差异。同时，对比壁厚分析法，可以看出壁厚分析法能更快速及系统全面判断骨折端的生物力学环境，不失为一个判断骨愈合程度的较为实用的方法。

虽然本病例两种分析方法的结论是完全相符的，但是在临床某些特定案例中两种方法分析的结论有可能不全一致，这时需综合骨痂地形图、临床表现等指标综合判断，必要时延长观察时间等待两种方法的结论达到一致。总之，两种方法各有特点，互有补充。基于上述考虑，我们的正式报告以多维度格式进行呈现，具体参考附录。

（杨智伟）

参考文献

［1］TONG L C，YANG Z W，DAI W，et al. Experimental study on determining the degree of bone healing by wall thickness ratio analysis.［J］. J Orthop Surg Res，2024，19：0. doi：10. 1186/s13018－024－04565－7

［2］LI Y，YANG Z W，TONG L C，et al. Wall thickness analysis method for judging the degree of lower extremity long bone healing.［J］. Sci Rep，2023，13：20650.

［3］童梁成，杨智伟，汪剑龄，等.有限元骨承载力分析法与壁厚分析法预测骨愈合程度的比较研究［J］.中国骨与关节损伤杂志，2021，36(10)：1035－1039.

［4］李颖，童梁成，薛庆，等.利用壁厚分析法定量判断胫骨骨折骨愈合程度［J］.医用生物力学，2021，36(3)：365－370.

［5］李颖，童梁成，杨智伟，等.四维有限元骨承载力分析技术在判断长管骨愈合程度中的应用［J］.中华老年骨科与康复电子杂志，2020，6(6)：312－320.

［6］袁新平，邵艳波，吴超，等.骨折端CT扫描参数个性化微分建模仿真目标骨段的准确性［J］.中国组织工程研究，2021，25(6)：912－916.

［7］童梁成，薛庆，杨智伟，等.四维壁厚分析法在判断股骨愈合程度中的应用［J］.中华创伤骨科杂志，2020，22(9)：746－752.

［8］李颖，童梁成，薛庆，等.有限元壁厚分析法诊断股骨干骨折术后骨愈合程度的应用价值［J］.中国骨与关节损伤杂志，2020，35(6)：569－572.

［9］樊黎霞，丁光兴，费王华，等.基于CT图像的长管骨有限元材料属性研究及实验验证［J］.医用生物力学，2012，27(1)：102－108.

［10］李颖，费王华，樊黎霞，等，牛军涛.新鲜长管状骨的三维有限元分析［J］.中国骨与关节损伤杂志，2010，25(11)：991－993.

附录 A：骨愈合四维定量报告范例

骨愈合程度分析报告

姓名		性别		年龄	
ID 号		病案号		索引号	
分析部位					
数据采集时间					
术后 1 个月					
术后半年					
术后 1 年					

综合结论：根据分项评估结果，骨折处在愈合过程中愈合指数呈持续增长，骨痂处于混合骨痂中期，骨折段在塑形改造中，骨折端部分骨溶解吸收，部分区域有膨大生长的迹象，左股骨远端存在失用性骨质疏松。分类加权分析后，总体印象认为：截至 2023 年 5 月 11 日骨愈合程度大约在 60％，骨愈合不良风险在 20％，钉骨复合体受力，髓内钉承受较大载荷，再骨折风险约为 10％。

报告时间　　年　月　日

（以上结果仅为数字模拟计算结果，仅供临床参考）

一、简要病史

主诉:因外伤致左侧肢体疼痛伴活动受限6小时。

诊断:全身多发伤(ISS评分11分)。1.四肢多发骨折(AIS评分3分):左股骨中段骨折(32.A3)、左外踝骨折(33.B2)、左桡骨远端骨折(2.C3)、左腕钩骨骨折、右腓骨头骨折、右股骨内侧髁撕脱性骨折;2.双肺挫伤;3.多次软组织挫伤。

简要病史:患者在全麻下行左股骨中段骨折切开复位内固定术。术后指导患者进行功能康复训练。术后第10天患者诉左下肢活动后出现疼痛不适。术后1个月患者在无拐拐辅助下下地行走,起身时突感左股骨疼痛,摄片示:左股骨内固定断裂。行左股骨内固定钢板取出,股骨干骨折髓内钉固定术。再次术后2周行床上应力训练及其他康复治疗。术后1个月在扶拐保护下逐步下地训练。术后2个月开始脱拐行走。

二、查体

骨折部位(有、无✓),叩击痛(有、无✓),局部反常活动(有、无✓),伤口及软组织愈合情况(好✓、中、差)

下肢查体:

不扶拐杖在平地能连续步行3分钟或不少于30步(能✓、不能)。

髋关节活动范围:(正常✓、不正常)。

膝关节活动范围:左膝关节轻度受限,有阵发性酸痛。

踝关节活动范围:(正常✓、不正常)

足部情况:(正常✓、不正常),肌张力5级,肌肉萎缩(有✓、无),肢体畸形(有、无✓),肢体红肿情况(有、无✓),感觉及血运障碍(有、无✓)

其他情况:无

三、基于CT三维重建的影像学评估

在CT三维重建影像下进行骨形态学评估,对骨折端的前、后、内、外侧壁的皮质桥接情况,骨折线消失情况,骨小梁情况进行分别评分(附表A-1至附表A-4),其中没有为1分,部分有为2分,完全有为3分,10分以下为不愈合,30分为完全愈合。

总体印象:采用影像学评估方法(附图A-1,附图A-2),骨痂呈持续增长,目前评分为术后1个月为10分,术后半年为13分,术后1年为17分,目前评分的愈合度约56%。

附表A-1 皮质指数(桥接)

皮质	没有皮质桥接(1分)	部分皮质桥接(2分)	完全皮质桥接(3分)	总分(4～12分)
前方皮质	1			
后方皮质		2		
内侧皮质		2		
外侧皮质	1			
总体评分	2	4		6

附表 A-2　皮质指数(骨折线消失)

皮质	骨折线完全可见(1 分)	有骨折线存在的证据(2 分)	没有骨折线存在的证据(3 分)	总分(4～12 分)
前方皮质		2		
后方皮质		2		
内侧皮质		2		
外侧皮质	1			
总体评分	1	6		7

附表 A-3　小梁指数(联合)

项目	没有联合(1 分)	部分联合(2 分)	完全联合(3 分)	总分(1～3 分)
联合的数量		2		2

附表 A-4　小梁指数(骨折线消失)

项目	骨折线完全可见(1 分)	有骨折线存在的证据(2 分)	没有骨折线存在的证据(3 分)	总分(1～3 分)
骨折线		2		2

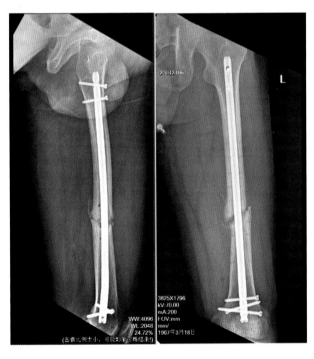

附图 A-1　X 线片(2023 年 1 月 6 日)

附录 A：
骨愈合四维定量报告范例

369

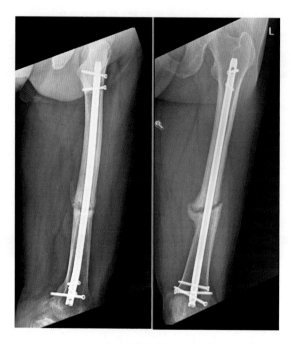

附图 A-2　X线片(2023 年 5 月 11 日)

四、骨痂质量评估

采用 CT 骨痂的数据,设定 CT 值取值范围为 80～1400HU,对矢状面、冠状面、横断面的图像进行骨痂测量,获得相关参数,以骨痂 CT 值与骨痂体积的乘积为愈合指数(附图 A-3)。

总体印象:骨痂呈持续增长,目前处于混合骨痂中后期,前、后壁可见愈合征象,内侧部分骨痂连接,外侧存在缺损部分吸收,骨折端部分骨溶解吸收,部分区域有膨大生长的迹象。愈合指数呈上升趋势,骨折在愈合中,骨痂密度愈合度为 68%,骨痂体积愈合度为 61%。

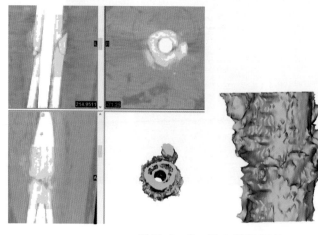

附图 A-3　骨痂质量评估

术后 1 个月局部骨痂情况：在 CT 值范围内可见少量骨痂，平均 CT 值为 607.72HU，体积为 41059.81mm³，呈环形分布，二期骨痂，在骨折端散点分布，为软性骨痂（附图 A-4）。

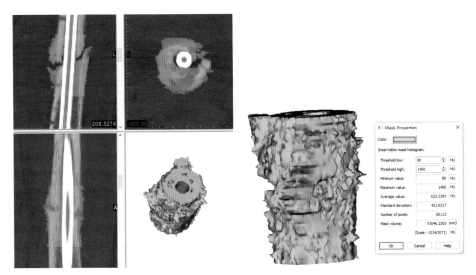

附图 A-4　骨痂质量评估（术后 1 个月）

术后半年局部骨痂情况：在 CT 值范围内可见骨痂呈持续生长，平均 CT 值为 623.33HU，体积为 51046.23mm³，呈环形分布，二期骨痂，在骨折端连续分布，但骨折段前、后壁可见连续骨痂，内、外壁可见不连续区域，均为混合骨痂（附图 A-5）。

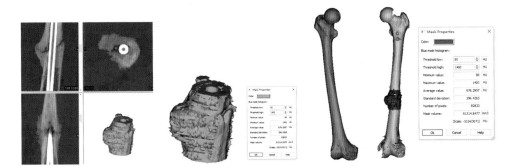

附图 A-5　骨痂质量评估（术后半年）

术后 1 年局部骨痂情况：在 CT 值范围内可见骨痂呈持续生长，平均 CT 值为 676.30HU，体积为 61314.85mm³，呈环形分布，三期骨痂，在骨折段前、后壁可见连续分布，外侧壁可见不连续区域，内侧壁可见骨性连接区约占周径的 15%，其 CT 值范围在 800HU 左右。该部分骨痂为硬性骨痂，余为混合骨痂中后期。骨折端有骨溶解吸收，部分区域有膨大生长迹象（附图 A-6）。

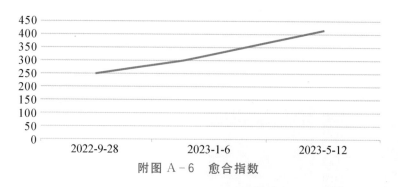

附图 A-6　愈合指数

五、壁厚分析结果

采用患者同期双侧全长骨 CT 数据进行建模,采用分析软件进行壁厚分析,对健侧、患侧含、患侧模拟取出内固定后的壁厚中位数进行对比分析,其中 R2 为患侧无内固定壁厚中位数与健侧壁厚中位数比值表示(附图 A-7 至附图 A-10)。

总体印象:壁厚分析结果提示患者目前骨愈合进行中,骨折段与术后 1 个月(R2＝0.97)数据进行对比,为骨愈合早期(血肿吸收期及骨痂生长期);术后半年(R2＝0.89)和术后 1 年(R2＝0.88)分析比较,目前在骨愈合中期(骨痂塑形期及平台期)。模拟内置物取出后,患肢骨量及强度较对侧显著下降,内固定分担承载力较大,处于有效固定期,不可取出内固定。

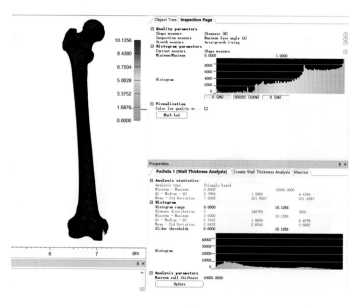

附图 A-7　正常侧

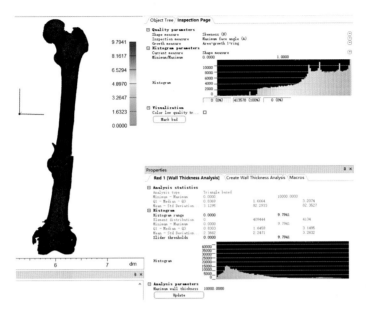

附图 A-8　患侧含内固定

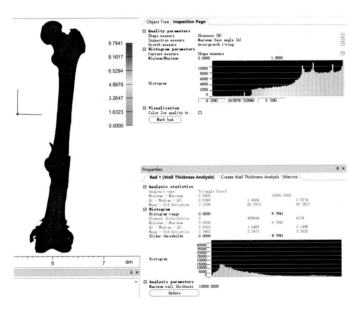

附图 A-9　患侧模拟取出内固定

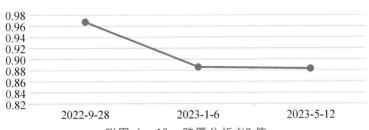

附图 A-10　壁厚分析 R2 值

六、应力分析

采用患者同期双侧全长骨 CT 数据进行建模,用力学分析软件进行骨折处应力分析。

总体印象:比较两次骨痂应力云图(术后半年骨痂应力约为 59kN,1 年骨痂应力约为 89kN)。术后 1 年健侧、患侧模拟取出内固定后的最大载力及应力集中区域云图提示:模拟患肢理论最大应力为 93kN,理论屈服区域在患侧股骨中下段,骨折端仍有折断风险,屈服风险率约为 10%(附图 A-11)。

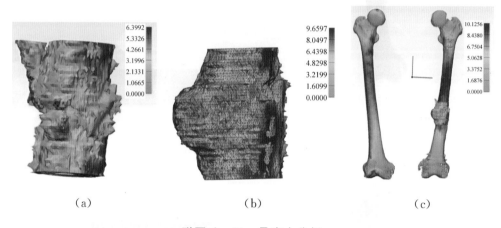

(a)　　　　　　　　(b)　　　　　　　　(c)

附图 A-11　骨应力分析

(a)术后半年骨痂应力云图;(b)术后 1 年骨应力云图;(c)术后 1 年患侧模拟取出内固定后的最大载力及应力集中区域云图。

附录 B：名词释义

B

棒断裂（fracture）　如果棒承受负荷，在整个材料中，仅应力-应变曲线的弹性区才存在应力，通过横杆任何横切面的应力分布与横杆中心的距离成比例分布。在横杆材料的表面，承受的应力最大。如果弯曲力增加，会发生横杆断裂，断裂最先发生在横杆表面。棒承受纯弯曲时，沿棒长度的任何部位，均可发生棒断裂。

壁厚分析（create wall thickness analysis）　通过判读管壁厚度的情况，记录平均CT 值、最大壁厚、壁厚中位数、体积等数值。

壁厚愈合指数（wall thickness healing index）　指平均 CT 值与中位壁厚值的乘积，反映骨的质量及患侧骨愈合强度。

壁厚中位数（median wall thickness）　有限元网格化后，目标结构体的全部壁厚数中最中间一个壁厚值，而不是目标结构体平均壁厚，反映了目标结构体真实的壁厚水平。中位壁厚反映的是设定 CT 值范围内平均壁厚的理论模型的厚度，反映了该结构体在指定密度范围内的体积信息，在相同材质的条件下，该值大小与目标结构体的强度成正相关。

病理性骨折（pathological fracture）　指已有病变的骨，在通常不足以引起骨折的外力作用下发生的骨折，或没有任何外力而发生的自发性骨折。病理性骨折时，骨的原有病变往往使骨折愈合迟缓，甚至几乎没有修复反应。

泊松比（Poisson's ratio）　是指材料在单向受拉或受压时，横向正应变与轴向正应变的绝对值的比值，也叫横向变形系数，它是反映材料横向变形的弹性常数。

C

长链非编码 RNA（long non‑coding RNA，lncRNA）　指一类本身不编码蛋白、转录本长度超过 200nt 的长链非编码 RNA 分子，它可在多层面上调控（如表观遗传调控、转录调控以及转录后调控等）基因的表达。

超氧化物歧化酶 2（super oxide dismutase 2，SOD2）　是一种源于生命体的活性物质，能消除生物体在新陈代谢过程中产生的有害物质。

成骨细胞（osteoblast）　即骨母细胞，起源于生骨节，常见于生长期的骨组织中，大都聚集在新形成的骨质表面，由骨肉膜和骨外膜深层的成骨性细胞分化而成，包体呈矮柱型，碱性磷酸酶阳性。所有骨基质的有机成分均由骨母细胞合成和分泌。除合成骨基质外，还有一种引起骨质矿质化和调节细胞外液与骨液间电解质的流动作用。成骨细胞形成一单层细胞，通过未矿质化的骨样组织使其与矿质化的骨基质分开。

雌激素（estrogen）　主要通过与雌激素受体作用发挥骨代谢调节作用。雌激素可抑制氧化应激反应，促进成骨细胞增殖，抑制成骨细胞凋亡，延长成骨细胞生存时间，促进胶原合成，促进骨形成蛋白（BMP）合成，提高骨矿化。雌激素对破骨细胞的抑制作用可分为直接作用和间接作用，直接作用是通过雌激素与雌激素受体结合介导产生的；间接作用主要是利用成骨细胞与免疫细胞分泌的细胞因子，通过抑制破骨细胞活性，诱导破骨细胞凋亡维持骨密度，保护骨组织。雌激素还可通过钙代谢调节系统影响骨代谢。雌激素自然缺乏（如绝经后女性）或病理性缺乏（如卵巢切除、卵巢早衰等）时，不仅生殖器官会发生明显变化，其他组织也会产生显著变化，最明显的变化之一是骨形成受抑制，骨吸收增强。雌激素缺乏是绝经后骨质疏松症发生的主要原因。

D

蛋白多糖类（protein polysaccharides）　指一类由氨基酸聚糖和核心蛋白所组成的化合物。这些糖蛋白复合物依其分布不同有很大的差异，如软骨中主要为蛋白聚糖，骨组织中主要为糖蛋白。这些糖蛋白复合物占骨有机物的 $4\%\sim5\%$，是由一条复杂的多肽链组成，还有几个硫酸多糖侧链与其共价链连接。骨主要的多糖是硫酸软骨素 A，它的作用尚未明了，但有资料表明，通过强烈而复杂的钙离子转运机制，抑制骨的矿质化过程。在某些疾病（如黏多糖类病）时，多糖类在尿中排泄增多，导致骨与软骨多糖类丢失，发生特殊的骨骼畸形。

定量计算机断层扫描（quantitative computed tomography，QCT）　是一种医学成像形式，通过一系列 X 射线图像的数据建立身体某一部分的二维或三维模型。

短发夹 RNA（short hairpin RNA，shRNA）　指能够形成发夹结构的非编码小RNA 分子，可通过 RNA 干扰来抑制基因的表达。

F

峰值骨量（peak bone mass）　指在骨骼成熟期获得的最大骨量，一般在青春期后至成年早期达到。

G

刚度（stiffness）　指使物体产生单位变形所需要的外力值。物体的刚度与材料性质、几何形状、边界情况及外力作用形式有关。材料的弹性模量和剪切模量越大，刚度越大。具有足够的刚度是物体保持一定形状的必要条件。

高效液相色谱分析（high performance liquid chromatography，HPLC）　以液体为流动相，采用高压输液系统，将具有不同极性的单一溶剂或不同比例的混合溶剂、缓冲液等流动相泵入装有固定相的色谱柱，在柱内各成分被分离后，进入检测器进行检测，从而实现对试样的分析。

睾酮（testosterone）　是男性体内主要的性激素，在骨骼的生长代谢、骨量维持及抑制骨量丢失方面均起着重要作用。儿童期表现尤为突出，如促进骨骼肌发育、促进骨骼中钙盐沉积,使骨骼增厚生长等作用;青春期主要增加松质骨与骨皮质的骨量,对达到骨峰值起着重要作用;成年后则主要促进骨形成并抑制骨吸收,并与其他调节骨代谢的激素共同维持骨量,调节骨代谢。

枸橼酸铁铵(ferric ammonium citrate,FAC)　为铁、氨和柠檬酸的复合盐,一般用作补血剂。

谷胱甘肽过氧化物酶 1(glutathione peroxidase 1,GPX1)　机体内广泛存在的一种重要的过氧化物分解酶。GSH-Px 的活性中心是硒半胱氨酸,其活力大小可以反映机体硒水平。硒是 GSH-Px 酶系的组成成分,它能催化 GSH 变为 GSSG,使有毒的过氧化物还原成无毒的羟基化合物,从而保护细胞膜的结构及功能不受过氧化物的干扰及损害。

骨保护素(osteoprotegerin,OPG)　也称为破骨细胞抑制因子(osteoclasto-genesis inhibitory factor,OCIF),属于 TNF 受体家族,对破骨细胞和破骨前体细胞有抑制作用。它作为一种可溶性诱导因子受体,存在于多种组织中,如心、肺、肾、骨、肝、胎盘和脑。OPG 抑制 RANK 与 RANKL 的结合,从而抑制破骨细胞的补充、增殖和活化。

骨被覆细胞(bone lining cell)　是扁平的上皮样细胞在静止骨(即不出现骨基质沉积和吸收)的骨表面形成连续的一层。骨被覆细胞的胞质和细胞器较少,细胞有突起,相邻细胞的突起之间及其与邻近的骨细胞突起之间有缝隙连接。骨被覆细胞是停止成骨后仍存留在骨表面的静止成骨细胞。也有人认为它是一种特殊的骨祖细胞,在适当的刺激下能转变或分化为功能活跃的成骨细胞。骨被覆细胞还能吸引破骨细胞贴附于骨表面,从而参与正常的成骨和破骨过程。此外,这些细胞还有分隔骨细胞周液和骨髓腔内组织液的作用,维持骨细胞周液的钙离子浓度。

骨不连(bone ununion)　指超过 9 个月未达到愈合标准者。

骨代谢(bone metabolism)　指骨组织的新陈代谢过程,主要观察代谢过程中成骨细胞、破骨细胞的各自功能和相关作用。

骨刚度(bone stiffness)　指弹性阶段骨组织抵抗变形的能力,和骨的弹性成反比,可以采用应力-应变曲线弹性阶段的斜率-弹性模量(杨氏弹性模量)反映。骨密度、骨钙含量越高(中老年人),杨氏弹性模量越大,骨的刚度越硬,弹性也越低。相反,骨密度、骨钙含量越低(儿童),杨氏弹性模量越小,骨的刚度越低,弹性也越高。

骨基质(bone matrix)　为骨组织的基础,其化学成分包括有机成分和无机成分两种。有机成分包括大量的骨胶纤维和少量无定形基质。骨胶纤维占有机质的 90%,主要由Ⅰ型胶原蛋白组成,基质呈凝胶状,主要含中性和弱酸性的糖胺多糖,以及多种糖蛋白,最重要的是骨钙蛋白;无机成分主要是骨盐,约占骨组织干重的 65%,主要有磷酸钙等。由于骨盐的沉淀,而使骨组织质地坚硬,所以骨组织非常坚硬。

骨生物力学(orthopedic biomechanics)　以骨骼为对象,研究骨的机械运动规律的科学。它通过对骨和骨骼系统力学性质的剖析和研究,不断揭示骨骼生长、发育、畸变、衰退等一系列进程中与力作用之间的相互关系。骨科生物力学理论研究中的另一分支为在进行细胞、基因层次的力学研究,表现为研究力学刺激对细胞的功能及活性的影响,希望通过一系列研究,既能对细胞特性了解的更加透彻,也能理清细胞在受力后的调控机制。

骨矿含量(bone mineral content,BMC)　骨健康状况的指标之一,即骨中钙、磷、镁等矿物质含量。反映钙潴留状况,是生长发育期儿童的有用指标。成年人骨矿物质约占骨干重的 65%。其中钙占 37%～40%,磷占 50%～58%,碳酸盐占 2%～8%,此外,还有少量钠、钾、镁和柠檬酸盐等。骨矿物质主要以羟基磷灰石结晶和无定形磷钙形式存在。

骨密度(bone mineral density,BMD)　为骨骼强度的一个重要指标,以 g/cm^3 表示,是一个绝对值。在临床使用骨密度值时,由于不同的骨密度检测仪的绝对值不同,通常使用 T 值判断骨密度是否正常。T 值是一个相对值,正常参考值在 -1～$+1$。当 T 值低于 -2.5 时,为不正常。

骨强度(bone strength)　指骨组织抵抗外力破坏的能力,可以通过应力-应变曲线上纵向极限应力及屈服应力反映。骨密度越高,极限应力及屈服应力就越大,骨组织强度就越高。

骨韧性(bone ductility)　指骨组织在塑性变形阶段和断裂过程中吸收能量的能力,可通过应力-应变曲线上横向极限应变、屈服应变、屈服后应变及应力-应变曲线之下的面积积分等参。

骨细胞(osteocyte)　数量最多,分布于骨质内,扁卵圆形,位于骨陷窝中通过骨小管相连,接受双相调节。骨细胞是骨组织中的主要细胞,被认为是在成骨细胞谱系中最为成熟和终极分化细胞。它不但参与骨形成与骨吸收,而且在传导信号和启动骨更新修复过程中起重要作用,可防止疲劳性骨折的发生,维持骨结构的完整性。

骨形态发生蛋白(bone morphogenetic protein,BMP)　是一组具有类似结构的高度保守的功能蛋白,属于 TGF-β 家族。BMP 能刺激 DNA 的合成和细胞的复制,从而促进间充质细胞定向分化为成骨细胞。它还是体内诱导骨和软骨形成的主要因子,并在肢体生长、软骨内骨化、骨折早期、软骨修复时表达,对骨骼的胚胎发育和再生修复起重要作用。

骨延迟愈合(delayed union)　标准的骨愈合时间是 3 个月,超过 6 个月未达到骨愈合标准者即为骨延迟愈合。

骨重建单位(basic multicellular unit,BMU)　骨吸收及骨形成总是相继发生在同一部位,而且是以相同顺序进行的,即破骨细胞的破骨作用到成骨细胞的成骨作用过程,这种顺序的细胞活动合称为骨重建单位,又称骨重建的基础多细胞单位,其含义是着重反映多细胞参与的细胞活动过程。

骨转换(bone turnover)　骨的新陈代谢包括旧骨的吸收和新骨的形成,分别由破骨细胞和成骨细胞完成。骨转换量的表达形式是骨转换率,指单位时间内总骨量被新骨取代的百分率（%/年）。在正常激活频率下，整个转换周期约需 600 天，其中重建期 120 天，占 20%，静止期 480 天，占 80%。

骨组织细胞（bone cell）　骨组织的细胞有骨祖细胞、成骨细胞、骨细胞、骨被覆细胞和破骨细胞。前 4 种细胞实际上是骨形成细胞的不同分化和功能状态，而破骨细胞的来源不同，它主要参与骨的吸收。骨细胞包埋于骨基质内，其他细胞均位于骨组织的表面。

骨祖细胞（osteoprogenitor）　由间充质细胞分化而来，位于骨组织的表面。细胞小，呈梭形，胞质弱嗜碱性，仅含少量核糖体和线粒体；胞核染色淡，椭圆形或扁平形。当骨组织生长和改建或骨折愈合时，骨祖细胞在骨形态发生蛋白等因子的刺激下活跃分裂，并分化为成骨细胞。

H

核因子-κB 受体激活因子配体（receptor activator of NF-κB ligand，RANKL）　一种 Ⅱ 型跨膜蛋白，是 NF-κB（RANK）受体的配体。RANKL 是 NF-κB 的激活剂。RANKL 可与 NF-κB 结合并诱导单核细胞/巨噬细胞谱系细胞分化为破骨细胞，进一步导致破骨细胞前体成熟。

霍普金森压杆（split Hopkinson pressure bar，SHPB）　广泛应用的测试材料高应变率下拉伸力学性能的实验装置，它可以用来测试材料的应力-应变关系。

J

机械性损伤（mechanical failure）　骨在任何一点遭受力产生的应变，从数学上说，与任何一点的应力有关。在应力和应变之间的定量关系，受组成整个骨的物质特性的影响，如果整个骨承受很重的力，就会超出骨组织所能耐受的极限应力或应变。在这一点上，将会产生机械性损伤，骨的断裂也会发生。如果组成骨的物质特性很差，如骨软化，造成骨断裂的应力和应变要比正常组织构成的骨要低。

基础位相（T0）　将相同条件下骨折部位复原至未骨折时的数据为基础项，或对侧相同镜相后作为标准原始骨段，得到基础位相。该位相是后面所有分析时刻的基础数值状态，基本与健侧的数值相同，但是从逻辑上更加符合的四维的时间轴的概念，同时参考健侧与虚拟复原的结果，基础值的准确性也有所提高。

甲状旁腺激素（parathormone，PTH）　是影响血钙水平的主要激素，主要的生物作用是直接影响骨钙的水平以及小肠内靶细胞的功能，维持血浆钙的正常水平，保证身体各种细胞发挥生理功能。一般认为，PTH 最重要的生物效应有：①升高血钙浓度；②降低血磷浓度；③通过降低肾小管对磷的再吸收，增加尿中磷的排泄量；④增加肾小管对钙的再吸收，降低钙经尿丢失；⑤增加骨的改建和骨的吸收率；⑥增加骨溶解和骨表面的破骨细胞数目；⑦增加尿中羟脯氨酸的排泄；⑧激活靶细胞内腺嘌呤环化酶；⑨加速维生素 D 的形成。

间充质干细胞（mesenchymal stem cells，MSC）　中胚层来源的具有高度自我更新能力和多向分化潜能的多能干细胞，广泛存在于全身多种组织中，可在体外培养扩增,并能在特定条件下分化为神经细胞、成骨细胞、软骨细胞、肌肉细胞、脂肪细胞等。

剪力应变(shear strain) 指一微小材料元素承受剪应力时所产生的角变形量,是一个无量纲的物理量。

碱性磷酸酶(alkaline phosphatase,ALP) 血清中的 ALP 主要来自肝脏和骨骼。生长期儿童血清内的 ALP 大多数来自成骨细胞和生长中的骨软骨细胞,少量来自肝。尿中的 ALP 直接来自于肾小管细胞,并非来源于血液。

降钙素(calcitonin) 由甲状腺滤泡周围的 C 细胞分泌,但也存在于其他部位,如甲状旁腺与胸腺等处,但很难证实。降钙素通过靶细胞发挥其功能,这些靶细胞主要在骨和肾脏,少部分在小肠,降钙素和 PTH 对骨吸收有拮抗作用,但对降低肾小管对磷的再吸收有协同作用。降钙素所致的低血钙,主要是暂时地抑制了 PTH 刺激骨吸收的作用,减少了钙从骨进入血浆的量。低血磷的发生,是由于降钙素直接作用的结果,增加了磷排出血浆进入软组织和骨的量,以及抑制了骨的吸收。降钙素的作用与维生素 D 无关,因为降钙素对维生素 D 缺乏的动物和服用大剂量维生素 D 的动物都能发挥作用。

角偏向(angular deviation) 加在立方体表面的剪式应力会使立方体前面变形,使正方体变为平行六面体。剪式应力被称之为原来直角位立方体一侧的角偏向。

结直肠肿瘤差异表达基因(colorectal neoplasia differentially expressed,CRNDE) 为一种保守的心脏特异性 lncRNA,参与调节缺氧时心脏祖细胞的增殖和迁移。

胫骨骨折愈合 X 线(radiographic union scale,RUST)**评分** 根据前后位和侧位 X 线上四个骨皮质上是否有骨痂形成及骨折线是否清晰进行。最低分 4 分意味着骨折未见愈合,最高分 12 分为骨折已愈合。RUST 评分的观察者间一致性也较高(ICC ≥ 0.8)。

竞争内源性 RNA(competing endogenous RNA,ceRNA) 一种基因表达调控模式,共享 miRNA 结合位点的转录本会竞争结合相同的 miRNA,由此调控彼此的表达水平。

巨噬细胞集落刺激因子(macrophage colony stimulating factor,M-CSF) 又称集落刺激因子-1(CSF-1),是一种造血生长因子,调节单核吞噬细胞系细胞的生存、增殖、分化和功能。M-CSF 由多种细胞类型产生,以自分泌和旁分泌的方式在局部和体液中起作用。通过不同的 mRNA 剪接,翻译后蛋白水解加工和修饰,M-CSF 呈现 3 种生物活性亚型:分泌的糖蛋白、分泌蛋白多糖,以及跨越细胞膜的细胞表面糖蛋白。

L

lncRNA 小核仁 RNA 宿主基因 1(lncRNA small nucleolar RNA host gene 1,SNHG1) 一种新发现的 lncRNA,在多种肿瘤中具有异常高表达和致癌特性,参与肿瘤细胞增殖、凋亡和转移。

力变形曲线(force - deformation curve) 受力和增加棒长度之间的关系,用力变形曲线来表示。力变形曲线开始部分基本上是直线形,直线形曲线部分代表结构的弹性行为。如果先在曲线弹性区承受负荷,然后去除负荷,棒就会恢复原来的长度。但是如果承受足够的力,棒的结构会造成损害逐渐产生失控或屈服。

M

膜联蛋白 A2(annexin2,ANXA2) 一类分布广泛的钙依赖性磷脂结合蛋白,与磷脂酰丝氨酸(PS)能特异性结合,参与一系列钙离子依赖型的膜相关的过程。

模拟位相(TMX) 将目标相在软件中进行模拟内固定装置取出后的状态。模拟位相与基础位相的比值反映目标骨段模拟取出内固定以后的力学特点,是判断骨愈合程度的主要指标。模拟位相与目标位相的比值是目标骨段内固定物是否失效的判断指标。

目标定位相(T1～Tx) 将患肢骨段每次复查的 CT 扫描数据进行三维重建。目标位相和基础位相的比值反映了钉-骨复合物的目标骨段的力学特性。

目标骨段平均 CT 值(average CT value of the target bone segment) 指目标骨段 CT 值的平均值,它可以反映出目标骨段密度的变化,间接反映目标骨段的骨质情况。

N

N - 乙酰半胱氨酸(N - acetylcysteine,NAC) 一种含巯基的抗氧化剂,能增加细胞库的自由基捕获剂。同时也是一种黏液溶解剂,作用原理在于其可断裂黏蛋白肽键的二硫键(—S—S—),使得黏蛋白变成小分子肽链,放松并清除痰液的黏滞性。

内骨痂(internal callus) 由骨内膜细胞及骨髓未分化间叶细胞演变成为骨母细胞,形成编织骨。内骨痂内也可由软骨形成,但数量比外骨痂为少。

内固定研究协会(Association for the Study of Internal Fixation,AO) 成立于1958 年,总部设在瑞士达沃斯,专门致力于骨折手术治疗的研究和发展。其核心理念在于在保护组织并允许早期功能康复训练的同时,为骨折提供安全的切开复位和牢固的内固定。

内皮祖细胞(endothelial progenitor cells,EPC) 又称内皮前体细胞,能自我更新、增殖分化为内皮细胞,与血管新生关系密切,在发育成熟体内,其主要存在于骨髓中。

凝溶胶蛋白(gelsolins,GSN) 一种肌动蛋白结合蛋白,是肌动蛋白丝装配和解聚调节的关键。凝溶胶蛋白表达在细胞内(细胞质基质和线粒体)及细胞外(血浆)。

P

Perren 应变原理 远端和近端骨痂之间的骨性桥接,只有在局部应变小于间隙内编织骨形成所能耐受的应变时才能发生。随着骨折的愈合,骨折间隙变窄,骨折间隙内的应变增加。在骨折端之间的应变过大时,硬骨痂无法桥接骨折间隙,会阻止骨折愈合,导致骨折不愈合。机体自然状态下解决这个问题的方法是增加软骨痂的容积,使得骨痂外围组织的应变降低至可以形成骨性桥接的水平。然后在骨痂外周的骨折间隙形成骨性桥接,随着应变不断降低,骨单位在骨折间隙内不是直线排列,而是呈螺旋形,像弹簧一样跨过骨折间隙,从而创造出一个可以允许骨折桥接的低应变环境。

疲劳(fatigue)　指在循环加载下在材料某点处发生局部的、永久性的损伤传递过程。与静力破坏相比,疲劳破坏的不同之处有三点:①破坏时的应力远小于材料的强度极限;②经历循环应力作用的时间较长;③破坏前并没有显著的残余变形。疲劳损伤总是发生在有应力集中的地方,从起始点出现初始裂纹,然后扩展,最后发生断裂。

破骨前体细胞(preosteoclast cell,POC)　由骨髓中的造血干细胞生成,许多细胞因子或生长因子可直接或间接地诱导破骨细胞前体细胞形成破骨细胞介导骨吸收。

破骨细胞(osteoclast)　可移动的多核巨细胞、嗜酸性胞浆,接受甲状旁腺体素调节。破骨细胞的主要功能是吸收矿化的骨、牙本质和钙化的软骨。矿化组织的吸收是正常骨骼成熟所必需的,目前认为,破骨细胞是能够吸收骨的唯一细胞。

R

R1 值　患侧的中位壁厚值与健侧的中位壁厚值的比值,反应含内固定患侧与健侧壁厚中位数的比值,反应患侧有内固定与健侧的壁厚差异,辅助判断骨愈合情况。

R2 值　患侧无内固定的中位壁厚值与健侧的中位壁厚值的比值,反应模拟下取出内固定,无内固定患侧与健侧壁厚中位数的比值,患侧无内固定与健侧的壁厚差异。当 R2 值达到 0.84 时,可判断为骨折愈合。当 R2 值低于 0.74 时,可以判断为骨不愈合。R2 值位于 0.74~0.84 时,为骨愈合不良。可对患者进行临床随访,继续观察 R2 值变化。若 R2 值继续增大至 0.84 以上时,可考虑拆除内固定。当 R2 值变化不大时,可考虑行植骨手术。为主要判断骨愈合的指标。

R3 值　患侧无内固定的中位壁厚值与患侧有内固定的中位壁厚值的比值,反映患侧有内固定和无内固定情况下的壁厚差异。在 R1 及 R2 值小于愈合值时,可以判断患侧内固定物是否有效,有无松动。

R4 值　患侧无内固定的愈合指数与健侧的相愈合指数的比值,反映患侧内固定取出后骨愈合情况和健侧进行骨质量进行比较,即骨密度与骨壁厚的关系。

R5 值　患侧无内固定的平均 CT 值与健侧的平均 CT 值的比值,将患侧无内固定图中的平均 CT 值与健侧图中对应值进行比值运算,用于判断骨密度的差异。

RNA 结合蛋白(RNA binding proteins,RBP)　细胞中一类重要的蛋白质,RBP通过识别特殊的 RNA 结合域与 RNA 相互作用,广泛参与到 RNA 的剪切、转运、序列编辑、胞内定位及翻译控制等多个转录后调控过程中。

Runt 相关转录因子 2(runt‐related transcription factor 2,RUNX2)　转录因子RUNX 家族的一员,参与成骨细胞分化和骨骼形态发生过程。RUNX2 对于成骨细胞的成熟，以及膜内和软骨内的骨化至关重要。

热休克蛋白 27（heat shock protein，HSP27） 属于低分子量热休克蛋白家族的成员，HSP27 是一个涉及药物抗性、细胞生长、细胞凋亡、肿瘤的发生和转移等功能的重要蛋白，HSP27 介导的这些功能可能与其对其它蛋白质的影响有关。

人体全身有限元模型（total human model for safety，THUMS） 具有精确的人体解剖学结构和良好的生物逼真度，可大大缩短人体有限元建模时间。

S

Ⅲ型胶原氨基端肽（Collagen Ⅲ amino‑terminal propeptide，PⅢNP） Ⅲ型前胶原蛋白（PⅢP）分泌到肝细胞外沉积前，经氨基端肽酶裂解所产生的氨基端多肽。在此过程中，PⅢNP 和Ⅲ型胶原呈等分子浓度，并进入血液循环。因此血清 PⅢNP 水平可作为检测Ⅲ型胶原合成情况的指标。

生长分化因子 5（growth differentiation factor5，GDF5） 属于 TGF‑β 超家族。GDF‑5 对于软骨发育和稳态至关重要，可以调节软骨形成的初始阶段（通过增加细胞黏附的间质凝集），或促进骨骼发育过程中的软骨细胞增殖。

生长激素（growth hormone） 人生长激素具有促进骨的线性生长、骨重建、骨骼肌生长糖脂代谢及免疫调节作用。可直接、间接地对破骨细胞的前体细胞与成熟破骨细胞进行作用，并对骨吸收进行调控，同时也可对前体细胞向成骨细胞分化进行刺激，从而更好地促进软骨细胞和骨细胞增殖。

生物成骨（biological osteosynthesis，BO） 其核心理念在于间接复位、生物学固定，不追求坚强固定，以寻求骨折稳固和软组织完整之间一种平衡。

生物力学（biomechanics） 应用力学原理、方法对生物体中的力学问题定量研究的生物物理学分支。

双磷酸盐（bisphosphonates，BP） 一大类常用于抑制骨吸收的药物。大量随机临床试验证实，BP 可以有效增加骨密度和降低脊柱部位、非脊柱部位以及髋关节骨折的发生。

双能 X 射线吸收法（dual‑energy X‑ray absorptiometry，DXA） 利用高低两种能量的 X 射线透过人体时的能量衰减来计算扫描区域中骨矿物质含量和软组织成分的一种方法。由于骨骼和软组织成分的衰减系数不同，DXA 扫描可区分全身和局部骨骼及软组织成分。

丝裂原活化蛋白激酶（mitogen activated protein kinase，MAPK） 是信号从细胞表面传导到细胞核内部的重要传递者，其调节转录因子和相关酶的活性，参与细胞增殖、分化、转化及凋亡的调节，并与炎症、肿瘤等多种疾病的发生密切相关。

四维比值分析（time series ratio analysis，TSRA） 无论是载力法还是壁厚分析法的计算原理，都是通过壁厚或载力值来推测目标骨段结构的密度、刚度和载力特性，但是内固定物的形状和材料属性以及与骨接触面的限定方式都会影响计算结果。这是由于上述影响因素的存在，每个"目标骨段"计算出的绝对值意义并不大，采用相同阈值条件下比值进行前后比值分析,在相同的扫描和阈值条件下,上述的影响因素对于结果影响的偏移度是一致的。通过比值可以有效地消减误差的影响,故比值的大小能够得出临床所需要的结论。

T

T 细胞因子 1(tcell factor1,TCF1)　作为一个重要的 T 细胞调节因子,不仅在 T 细胞的分化发育中不可或缺,更是作为一个重要的肿瘤抑制因子确保 T 细胞沿着正常的轨迹发育。

统计外观模型(statistical appearance model,SAM)　指一个设计为空间统计分析工具包的程序,主要用于表面模式空间分析。

弹性流体动力现象(elastic fluid dynamic phenomenon)　在压渗润滑中,液体不是由后向前推入接触面之间,而是从接触面本身挤压出来。关节负重时,接触面的润滑剂受压,软骨变形,软骨基质内的液体被压渗到邻近接触面的周围。两个有顺应性的面相对滑动时,水平地允许一些变形,减少摩擦阻力,可以认为这是对润滑作用的一个额外辅助,称为弹性流体动力现象。

统计形状模型(statistical shape model,SSM)　一种几何模型,它以一种非常紧凑的方式描述了一组语义相似的对象。SSM 代表了一系列三维物体的平均形状以及它们在形状上的变化。

W

外骨痂(external callus)　又称骨外膜骨痂(periosteal callus),是由骨外膜的内层即成骨层细胞增生,形成梭形套状,包绕骨折断端。这些细胞主要分化为骨母细胞形成骨性骨痂,但也可分化为软骨母细胞,形成软骨性骨痂。在长骨骨折时以外骨痂形成为主。

外伤性骨折(traumatic fracture)　指骨骼由于意外事故或暴力造成的断裂。暴力或车祸引起的骨折还易引起伤肢的肌腱损伤、神经损伤、血管损伤、关节脱位,严重的还可引起内脏损伤、休克甚至死亡。

X

新技术虚拟应力测试(virtual stress testing,VST)　一项以 CT 扫描为基础的有限元分析法,可显著提高 CT 扫描的图形分辨率。该技术早前被应用于判断骨折风险,后来也可以通过其来评估骨折愈合。在一项大型虚拟应力测试临床研究中,研究人员发现复杂胫骨骨折采用环形外固定架进行治疗后,拆除外固定架,其再骨折、骨折畸形愈合或是二次手术的风险明显更高。

雄激素受体(androgen receptor,AR)　属于核受体超家族中的类固醇受体,作为转录因子调控真核生物基因表达,在生殖、骨骼肌、心血管、神经、免疫、造血系统的发育和稳态维持方面起重要作用。

选择性雌激素受体调节剂(selective estrogen receptor modulator,SERM)　SERM 结构上是一类缺少类固醇结构的雌激素,它可以与雌激素受体结合并上调或

四维骨愈合

者下调其功能。主要通过调节雌激素受体影响骨量丢失,同时抑制骨骼吸收。与单纯的雌激素替代治疗相比,SERM 可以利用其对靶器官的选择性激素调节作用避免一些副作用的发生。通常情况下,SERM 一般需要与维生素 D 及钙剂联用,而且较长时间用药才能起效,所以 SERM 的主要应用场景还是预防骨质疏松及其相关骨折。在促进骨折愈合方面,尚没有研究能够证实 SERM 的有效性和适用性。

Y

Ⅰ型胶原蛋白(collagen Ⅰ,COL1A1)　作为一种纤维状胶原蛋白,是人体最丰富且重要的蛋白,对于皮肤、骨骼、结缔组织尤为重要。

压渗润滑(weeping lubrication)　指在承载面之间做相互垂直的运动,液体就会从两个承载面之间的间隙中被挤出的现象,这种润滑机制在于自身压迫的流体静力现象。

牙髓干细胞(dental pulp stem cell,DPSC)　牙髓组织位于牙齿内部的牙髓腔内,是牙体组织中唯一的软组织。这些由牙髓组织中分离出的成纤维状细胞就称为牙髓干细胞。

牙周膜干细胞(periodontal ligament stem cell,PDLSC)　是成人间质干细胞(MSC)的主要来源,在组织工程中发挥巨大作用,如促进血管生成和骨再生。

杨氏弹性模量(Yung's modulus of elasticity)　亦称之为相对硬度的量度,和应力的单位相同,也可以是和某一材料发生应力及应变过程有关的比例常数。该常数就是应力与应变(即弹性模量)的比值,用以说明不同材料的形变率。弹性模量越高,所需产生一定应变的应力就越大,材料就越坚强。

应变(stain)　任何物体承受力时,均会引起物体的变形,改变了原有的尺寸,在物体内将会产生内力,称为该点的应变。

应力(stress)　某点发生应变时内力强度称为该点的应力。

应力集中(stress concentration)　指在材料的局部区域发生应力增高的现象。应力集中通常出现在形状急剧变化的地方,如缺口、孔洞、沟槽及有刚性约束处。在应力集中处,峰值应力与物体几何形状及加载方式等因素有关。为避免应力集中可采取的措施为:①对材料表面做强化处理;②把尖角改为圆角;③孔边局部加强;④加强材料强度等。

硬度(hardness)　材料对外界物体机械作用的局部抵抗能力。材料的刚度可用金刚石划痕法、压入法、小锤下落回弹法等测试。用高温硬度实验可推断材料的抗蠕变强度。

有限元分析(finite element analysis,FEA)　一种将力学、计算数学和计算机软件相结合的高效数学模拟方法。它的基本概念是用较简单的问题代替复杂问题后求解。它将复杂的求解对象划分成有限个相互关联的简单元素,用既定的函数来指代元素间关系,通过输入初始作用条件,经过系列计算,得到整个问题的近似解,包括应力情况、形变大小、流体运动,以及结构、热、流体等多物理场的耦合效应等。

Z

脂质(lipids)　占骨有机物成分的不足 0.1%，主要为游离脂肪酸、磷脂类和胆固醇等。在电镜下发现，磷脂类正好在矿质化发生之前消失。但是脂质在佝偻病动物的骨髓生长板中缺乏，说明脂质在骨生长代谢过程中起一定作用。

质谱分析(mass spectrometry，MS)　将样品离子化后，通过质量分析器测定样品的分子离子及碎片的质量数，最终确定样品的相对分子质量或分子结构的方法。

中位轴(neutralaxis)　弯曲时，牵拉凸侧使之比原来变长，挤压凹侧使之比原来缩短。介于凸侧与凹侧之间，既无牵拉，又无挤压(即没有长度的变化)的应力及应变都等于零的中心层称为中位轴。

转化生长因子 β1(transforming growth factor - beta 1，TGF - β_1)　为转化生长因子 β 超家族的多肽成员，具有多种细胞学功能，包括调控细胞生长、增殖、分化和凋亡。

阻抗谱测量(electrical impedance spectroscopy，EIS)　是基于导电物质的电特性来评估物质属性的一种简便有效方法。细胞内外离子具有导电性能，相当于电路元件中的电阻，细胞膜的双层脂质则相当于电容装置。在骨愈合过程中，由于不同组织细胞内外基质与细胞膜的比例不同，组织成分不断改变导致了骨再生区域电阻性和电容性也随之改变，因此电阻抗性能检测可以评估骨折早期纤维组织转化及软骨细胞的增生、骨化等 X 线不可见的变化。

组蛋白去乙酰化酶(histone deacetylase，HDAC)　为一类蛋白酶，对染色体的结构修饰和基因表达调控发挥着重要的作用。一般情况下，组蛋白的乙酰化有利于 DNA 与组蛋白八聚体的解离，核小体结构松弛，从而使各种转录因子和协同转录因子能与 DNA 结合位点特异性结合，激活基因的转录。而组蛋白的去乙酰化则发挥相反的作用。

致 谢

经过数载不懈的耕耘与探索,《四维骨愈合》一书终得面世。回首二十余载的从医之路,心中满怀感激。首先,我要向我的导师范清宇教授致以最深的敬意。24 年前,我有幸成为范教授的门生,攻读硕士学位。正是他那睿智的引领,使我踏上了这一研究方向,并慷慨地资助我前往西安交通大学深造,学习工科基础知识,从而开启了我医工融合的探索之旅。

其次,我要衷心感谢南京理工大学的杨光新老师和樊黎霞教授。在我怀揣梦想、初出茅庐之时,是你们无私的帮助,为这个项目注入了宝贵的力量,助它度过了艰难的起步阶段,逐渐茁壮成长。

再者,感谢南京市科学技术局和原南京军区联勤部的支持。正是得益于这两个项目的鼎力支持,我们得以完成了一系列核心参数的验证,构建了坚实的理论体系。

此外,我还要对王少白博士、许建辉副会长以及丁关兴和费王华同学表示衷心的感谢。在项目早期的验证和改进过程中,你们提出了许多宝贵的意见,为项目的完善贡献了力量。

最后,我要向多年来一直关心本项目的各位专家学者致以诚挚的谢意。在审稿和交流中,你们提出了许多中肯的建议和意见,助力本项目一步步走向成熟。值此本书出版之际,我谨向所有给予帮助和支持的人们表示最衷心的感谢。

李　颖

2024 年 11 月于南京